U0217080

护理基础与
疾病护理要点

李 佳 主编

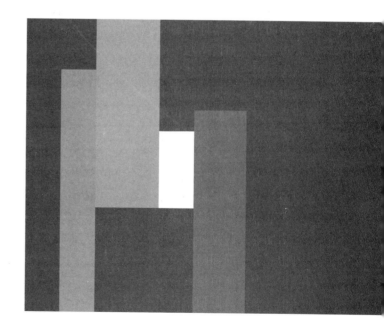

中国纺织出版社有限公司

图书在版编目（CIP）数据

护理基础与疾病护理要点 / 李佳主编. -- 北京：
中国纺织出版社有限公司, 2022.12
ISBN 978-7-5229-0163-3

Ⅰ.①护… Ⅱ.①李… Ⅲ.①护理学 Ⅳ.①R47

中国版本图书馆CIP数据核字（2022）第241791号

责任编辑：樊雅莉　　责任校对：高　涵　　责任印制：王艳丽

中国纺织出版社有限公司出版发行
地址：北京市朝阳区百子湾东里A407号楼　邮政编码：100124
销售电话：010—67004422　传真：010—87155801
http://www.c-textilep.com
中国纺织出版社天猫旗舰店
官方微博 http://weibo.com/2119887771
三河市宏盛印务有限公司印刷　各地新华书店经销
2022年12月第1版第1次印刷
开本：787×1092　1/16　印张：12.25
字数：320千字　定价：88.00元

凡购本书，如有缺页、倒页、脱页，由本社图书营销中心调换

编委会

主　编　李　佳　孙　晨　黄　澜
　　　　　刘俊梅　孙桂英　丁志兰

副主编　孟淑红　李琪琳　李　扬　于　冰
　　　　　郝秀婷　于　静　孙慧芳　蔺媛媛

编　委　(按姓氏笔画排序)

丁　晔　佳木斯大学附属第一医院
丁志兰　山西省儿童医院（山西省妇幼保健院）
万　歆　佳木斯大学附属第一医院
于　冰　佳木斯大学
于　静　佳木斯大学附属第一医院
刘占芬　佳木斯大学附属第一医院
刘俊梅　山西省儿童医院（山西省妇幼保健院）
刘雅静　哈尔滨医科大学附属肿瘤医院
孙　冠　哈尔滨医科大学附属第一医院
孙　晨　菏泽市立医院
孙丽娜　哈尔滨医科大学附属肿瘤医院
孙桂英　佳木斯大学附属第一医院
孙海燕　佳木斯大学附属第一医院
孙慧芳　佳木斯大学附属第一医院
吴丁贺　佳木斯大学附属口腔医院
张　宁　佳木斯大学
张学华　佳木斯大学附属第一医院

李　扬　佳木斯大学附属第一医院

李　佳　佳木斯大学附属第一医院

李欣璐　佳木斯大学附属口腔医院

李婷婷　佳木斯大学附属第一医院

李琪琳　佳木斯大学附属第一医院

孟淑红　佳木斯大学附属第一医院

胡佳鹤　佳木斯大学附属口腔医院

郝秀婷　佳木斯大学附属第一医院

唐　婧　佳木斯大学附属口腔医院

桑玉华　黑龙江省佳木斯大学附属第一医院

戚晓华　佳木斯大学附属第一医院

黄　澜　哈尔滨医科大学附属第一医院

程　成　佳木斯大学附属第一医院

蔺媛媛　佳木斯大学附属第一医院

前　言

　　现代医疗技术的快速发展势必会带动护理学的不断革新，各科护理学的新理论、新技术和新方法不断运用于临床。为使广大护理人员尽快适应现代医学及护理学的更新与发展，在临床护理行为过程中切实保障患者安全，特组织了一批资深的临床护理专家和高水平的护理管理者，在参考相关专业资料的基础上，编写了本书，旨在向临床一线护理人员提供一本具有实用性、指导性和可操作性的临床护理指南。

　　本书首先简要介绍护理基础操作技术、基础监测技术等护理基础知识，然后分别阐述临床各科常见疾病的护理要点。全书内容丰富，资料新颖，覆盖面广，科学实用，充分吸收近些年的护理新理论、新知识和新技术，以帮助临床护理人员培养良好的思维判断能力，使护理工作更加科学、规范。

　　在本书编写过程中，由于编者较多，写作方式和文笔风格不一，再加上时间有限，难免存在疏漏和不足之处，望广大读者提出宝贵的意见和建议，谢谢。

编　者

2022 年 10 月

目 录

第一章

护理基础操作技术

第一节　采血技术

一、一次性定量自动静脉采血器采血法

一次性定量自动静脉采血器用于护理和医疗检测工作，与注射器采血相比较，可预防交叉感染，特别是有各种已配好试剂的采血管，这不仅减少了化验和护理人员配剂加药工作量，而且可避免差错发生。

（一）特点

1. 专用性

专供采集静脉血样标本用。血液可直接通过胶管吸入负压贮血管内，血液完全与外界隔离，避免了溶血和交叉感染，提高了检测的准确度。

2. 多功能

配备各种抗凝剂、促凝剂，分别适用于各种检验工作，改变了长期以来存在的由于检验、护理人员相关知识不协调，导致试剂成分与剂量不规范，影响检测效果的现状。

3. 高效率

一次性定量自动静脉采血器不需人力拉引，不需另配试管、试剂和注射器，可一针多管采取血样标本，还可一针多用，采完血不必拔出针头，还可输液，采血时间是注射器的2/3，从而大大减轻护理、检验人员的劳动强度和患者痛苦，也不会因反复抽注造成溶血。

（二）采血管

1. 普通采血管

（1）适用检测项目：①血清电解质，如钾、钠、氯、钙、磷、镁、铁、铜离子测定；②肝功能、肾功能、总蛋白、A/G 比值、蛋白电泳、尿素氮、肌酐、尿酸、血脂、葡萄糖、心肌酶、风湿系列等生化测定；③各种血清学、免疫学等项目测定，如抗链 "O"、RF、ALP、AFP、HCG、ANA、CEA、Ig、T_3、T_4、补体 C_3 检测以及肥达试验、外斐反应及狼疮细胞检查等。

（2）采集方法：接通双针头至采血完毕，将贮血管平置、送检。

2. 3.8% 枸橼酸钠抗凝采血管

（1）适用检测项目：魏氏法血细胞沉降率测定专用。

（2）接通双针头至采血完毕，将贮血管轻轻倒置摇动 4 ~ 5 次，使抗凝剂充分与血液混匀，达到抗凝的目的后送检。

3. 肝素抗凝采血管

（1）适用检测项目：血流变学测定（采血量不少于 5 mL），红细胞比、微量元素检测。

（2）采集方法：接通双针头至采血完毕，将采血管轻轻抖动 4 ~ 5 次，使抗凝剂充分与血液混匀，达到抗凝的目的后送检。

注意：本采血管不适用作酶类测定。

4. EDTA（乙二胺四乙酸）抗凝采血管

（1）适用检测项目：温氏法红细胞沉降率及血细胞比容检查，全血或血浆生化分析，纤维蛋白原测定，各种血细胞计数、分类及形态观察，贫血及溶血检测，红细胞病理、血红蛋白检查分析。

（2）采集方法：同肝素抗凝采血管。

5. 草酸钠抗凝采血管

（1）适用检测项目：主要用于凝血现象的检查测定。

（2）采集方法：同肝素抗凝采血管。

（三）操作方法

（1）检查真空试管是否密封，观察试管密封胶塞的顶部是否凹平，如果凸出则说明密封不合格，需更换试管。

（2）按常规扎上止血带，局部皮肤消毒。

（3）取出小包装内双针头，持有柄针头，取下针头保护套，刺入静脉。

（4）见到小胶管内有回血时，立即将另一端针头（不需取下针头套）刺入贮血管上橡胶塞中心进针处，即自动采血。

（5）待达到采血量时，先拔出静脉上针头，再拔掉橡皮塞上的针头，即采血完毕（如果需多管采血时，不需拔掉静脉上针头，只需将橡胶塞上针头拔出并刺入另一贮血管）。

（6）如需采抗凝血，需将每支贮血管轻轻倒置摇动 4 ~ 5 次，使血液与抗凝剂完全混匀后，平置送检。如不需抗凝血，则不必倒置摇动，平置送检即可。

（四）注意事项

（1）包装破损严禁使用。

（2）一次性使用后销毁。

（3）环氧乙烷灭菌，有效期两年。

二、小静脉逆行穿刺采血法

常规静脉取血，进针的方向与血流方向一致，在静脉管腔较大的情况下，取血针的刺入对血流影响不明显。如果穿刺的是小静脉，血流会被取血穿刺针阻滞，针头部位就没有血流或血流不畅，不容易取出血来。小静脉逆行穿刺采血法的关键是逆行穿刺，也就是针头指向远心端，针头迎着血流穿刺，针体阻止血液回流，恰好使针头部位血流充盈，更有利于取血。

1. 操作方法

（1）选择手腕、手背、足腕、足背或身体其他部位充盈好的小静脉。

（2）常规消毒，可以不扎止血带。

（3）根据取血量选用适宜的一次性注射器和针头。

（4）针头指向远心端，逆行穿刺，针头刺入小静脉管腔 3 ~ 5 mm，固定针管，轻拉针栓即有血液进入针管。

（5）采足需要血量后，拔出针头，消毒棉球按压穿刺部位。

2. 注意事项

（1）尽可能选择充盈好的小静脉。

（2）可通过按压小静脉两端仔细鉴别血液流向。

（3）注射器不能漏气。

（4）固定针管要牢，拉动针栓要轻，动作不可过大。

（5）本方法特别适用于肥胖者及婴幼儿静脉取血。

三、细小静脉直接滴入采血法

在临床护理中，对一些慢性病患者特别是消耗性疾病患者常规静脉抽血采集血标本时，常因针管漏气、小静脉管腔等原因导致标本溶血，抽血不成功，给护理工作带来很大麻烦。而细小静脉直接滴入采血法，不仅能减轻患者的痛苦，而且能为临床提供准确的检验数据。

1. 操作方法

（1）选择手指背静脉、足趾背浅静脉、掌侧指间小静脉。

（2）常规消毒：在所选用的细小静脉旁或上方缓慢进针，见回血后立即用胶布将针栓固定，暂不松开止血带。

（3）去掉与针栓相接的注射器，将试管接于针栓下方约 1 cm 处，利用止血带的阻力和静脉本身的压力使血液自行缓缓沿试管壁滴入至所需量为止。

（4）为防凝血，可边接边轻轻旋转试管，使抗凝剂和血液充分混匀。

（5）操作完毕，松止血带，迅速拔出针头，用棉签压住穿刺点。

2. 注意事项

（1）选血管时，不要过分拍挤静脉或扎止血带过久，以免造成局部瘀血和缺氧，使血液成分遭破坏而致溶血。

（2）进针深浅度适宜，见回血后不要再进针。

（3）固定头皮针时，动作要轻柔，嘱患者不要活动，以达到滴血通畅。

（4）此方法适用于急慢性白血病、肾病综合征和消化道癌症等患者。

四、新生儿后囟采血法

在临床护理中，给新生儿特别是早产儿抽血采集血标本时，常因血管细小，管腔内血液含量相对较少而造成操作失败，以致延误诊断和抢救时机。后囟采血法是将新生儿或 2 ~ 3 个月以内未闭合的后囟作为采集血标本的部位，这种方法操作简便，成功率高，安全可靠。

1. 操作方法

（1）穿刺部位在后囟中央点，此处为窦汇，是头颈部较大的静脉腔隙。

（2）患儿右侧卧位，面向操作者，右耳下方稍垫高，助手固定患儿头及肩部。

（3）将后囟毛发剃净，面积为 5～8 cm²，用 2.5% 碘酒消毒皮肤，75% 乙醇脱碘。用同样的方法消毒操作者左手示指，并在后囟中央点固定皮肤。

（4）右手持注射器，中指固定针栓，针头斜面向上，手及腕部紧靠患儿头（作为固定支点），针头向患儿口鼻方向由后囟中央点垂直刺入，进针约 0.5 cm，略有落空感后松开左手，试抽注射器活塞见回血，抽取所需血量后拔针，用消毒干棉签按压 3～5 分钟，不出血即可。

2. 注意事项

（1）严格无菌操作，消毒皮肤范围应广泛，避免细菌进入血液循环及颅内引起感染。

（2）对严重呼吸衰竭，有出血倾向，特别是颅内出血的患儿禁用此方法。

（3）进针时右手及胸部应紧靠患儿头部以固定针头，避免用力过度进针太深而刺伤脑组织。

（4）进针后抽不到回血时，可将针头稍进或稍退，也可将针头退至皮下稍移位后再刺入，切忌针头反复穿刺，以防感染或损伤脑组织。

（5）操作过程中，严密观察患儿的面色、呼吸，如有变化立即停止操作。

五、脐带血采血法

人类脐带血含有丰富的造血细胞，具有不同于骨髓及外周血的许多特点，这种通常被废弃的血源，可提供相当数量的造血干细胞，用于造血干细胞移植。脐带血还可提供免疫球蛋白，提高机体免疫力，因而近年来已开始应用于临床并显示出广泛的应用前景。

1. 操作方法

（1）在胎儿着冠前，按无菌操作规程的要求准备好血袋和回输器，同时做好采血的消毒准备。

（2）选择最佳采集时间，在避免胎儿窘迫的前提下，缩短第二产程时间，胎盘剥离之前是理想的采集时机。

（3）胎儿娩出后立即用碘酒、酒精消毒脐轮端以上脐带约 10 cm，然后用两把止血钳夹住脐带，其中一把止血钳用钳带圈套好，距脐轮 1 cm 处夹住脐带，另一把止血钳与此相距 2 cm，并立即用脐带剪断脐。

（4）迅速选择母体端脐带血管暴起处作为穿刺部位，采血，收集脐带血适量后，再用常规消毒方法严格消毒回输器与血袋连接处，立即封口形成无菌血袋。

（5）采集后留好血交叉标本，立即送检、储存，冷藏温度为 -4℃，保存期 10 天。

2. 注意事项

（1）采集的对象应是各项检验和检查指标均在正常范围的产妇。

（2）凡甲肝、乙肝、丙肝患者，不得采集。羊水Ⅲ°污染及羊水中有胎粪者，脐带被胎粪污染者不采集。早产、胎盘早剥、前置胎盘、孕妇贫血或娩出呼吸窘迫新生儿的产妇不采集。

（3）脐带血的采集，应选择素质好、责任心强、操作技术熟练的护士专人负责，未经培训者不得上岗。

（4）严格把好使用检查关，脐带血收集后，须由检验科鉴定脐带血型。使用时须与受血者做交叉配血试验，血型相同者方可使用。

（李　佳）

第二节　注射技术

各种药物进行肌内注射时，都可采用乙型注射法。此法简便易行，可减少患者注射时疼痛，特别是可显著减轻注射后疼痛，尤其适用于需长期接受肌内注射者。

一、常规操作

1. 操作方法

（1）常规吸药后更换一无菌针头。

（2）选取注射部位，常规消毒皮肤，用左手将注射部位皮肤、皮下组织向一侧牵拉或向下牵拉，用左手拇指和示指拔掉针头帽，其余各指继续牵拉皮肤。

（3）右手将注射器内空气排尽后，刺入注射部位，抽吸无回血后注入药液，注射完毕立即拔针，放松皮肤，使药液封闭在肌肉组织内。

2. 注意事项

（1）如注射右旋糖酐铁时，注药完毕后需停留 10 秒后拔出针头，放松皮肤及皮下组织。

（2）禁止按摩注射部位，以避免药物进入皮下组织产生刺激而引起疼痛。

二、水肿患者的静脉穿刺方法

临床工作中，水肿患者由于明显的水肿，肢体肿胀，看不到也触摸不到静脉血管，患者需要静脉注射或滴注治疗时，就会遇到困难，现介绍一种简便方法。

用两条止血带，上下相距约 15 cm，捆扎患者的肢体，肢体远端一条最好选用较宽的止血带，捆在患者的腕部、肘部或踝部。捆扎 1 分钟后，松开下面一条止血带，便在此部位看到靛蓝色的静脉，行静脉穿刺。

该方法也适用于因肥胖而难以进行静脉穿刺的患者。

三、小静脉穿刺新法

患者因长期输液或输入各种抗癌药物，血管壁弹性越来越差，血管充盈不良，给静脉穿刺带来很大困难。此时如能有效利用小静脉，既可减轻患者痛苦，又能使较大血管壁弹性逐渐恢复。

方法是：用棉签蘸 1% 硝酸甘油均匀涂在患者手背上，然后用湿热小毛巾置于拟输液部位 3 分钟左右，表浅小静脉迅速充盈，此时可进行静脉穿刺。因湿热毛巾外敷促使血管扩张，并可增加硝酸甘油的渗透作用，而硝酸甘油具有扩张局部静脉作用。

此方法适用于慢性衰竭及末梢循环不良者，静脉不清晰的小儿患者，长期静脉输液或输入刺激性药物后血管硬化者，休克患者，术前需紧急输入液体但静脉穿刺困难而局部热敷按摩无效者。

四、氦氖激光静脉穿刺新法

氦氖激光治疗仪是采用特定波长的激光束，通过光导纤维置入人体血管内对血液进行净化照射的仪器。氦氖激光在治疗时是通过静脉穿刺来完成的。如采用激光套管针进行静脉穿刺，易造成穿刺失败，如改用9号头皮针进行静脉穿刺，取代套管针，不仅节省原材料，还能减轻患者痛苦。

1. 操作方法

（1）首先接通电源，打开机器开关，根据需要调节功率，一般为 $1.5 \sim 2.2$ mV，每次照射 $60 \sim 90$ 分钟。

（2）将激光针用2%戊二醛溶液浸泡30分钟后取出，用0.1%肝素盐水冲洗，以免戊二醛溶液损伤组织细胞。

（3）将9号头皮针末端硅胶管部分拔掉，留下带有约1 cm长塑料部分的针头。将激光针插入头皮针腔内，安置于纤维管前端的针柄上拧紧螺帽。

（4）选择较粗直的肘正中静脉、头静脉或手背静脉、大隐静脉，将脉枕放在穿刺部位下于穿刺点上方约6 cm处，扎紧止血带。

（5）常规消毒，针尖斜面向上使穿刺针与皮肤成15°角，刺入皮下再沿静脉走向潜行刺入静脉将激光针稍向外拉，见头皮针末端的塑料腔内有回血后，再轻轻送回原处。

（6）松止血带，胶布固定，将复位键打开使定时键为0并计时。

2. 注意事项

（1）每次治疗应随时观察病情变化，如患者出现兴奋、烦躁不安、心慌等可适当调节输出功率，缩短照射时间。

（2）为防止突然断电不能准确计时，应采用定时键与其他计时器同时计时。

（3）治疗结束后关闭电源，将头皮针和激光针一起拔出。将激光针用清水清洗干净后浸泡于2%戊二醛溶液中待用。

五、冷光乳腺检查仪用于小儿静脉穿刺

小儿静脉穿刺一直沿用凭肉眼及手感来寻找静脉的方法。由于小儿皮下脂肪厚，皮下静脉细小，尤其伴有肥胖、水肿、脱水时常给静脉穿刺带来困难。冷光乳腺检查仪不仅能把乳腺肿物的大小、透光度显示出来，还能清晰地显示出皮下静脉的分布走行。应用乳腺检查仪，可大大加快寻找静脉的速度，尤其能将肉眼看不到、手摸不清的静脉清晰地显示出来，提高了穿刺成功率。特别是为危重病患儿赢得了抢救时间，提高了护士的工作效率，可减轻患儿不必要的痛苦，取得家长的信任和支持，密切护患关系。

1. 操作方法

（1）四肢静脉的选择：按常规选择好穿刺部位，以手背静脉为例，操作者左手固定患儿手部，右手将冷光乳腺检查仪探头垂直置于患儿掌心，让光束透射手掌，推动探头手柄上的滑动开关，调节光的强度，便可把手背部静脉清晰地显示出来，选择较大的静脉行常规消毒穿刺。

（2）头皮静脉的选择：按常用穿刺部位，以颞静脉为例，首先在颞部备皮，操作者以

左手固定患儿头部，右手将探头垂直抵于颞部皮肤，移动探头并调节光的强度，可在探头周围形成的透射区内寻找较粗大的静脉，常规消毒穿刺。

2. 注意事项

（1）调节光的强度，应由弱到强，直到显示清晰。

（2）四肢静脉以手背静脉、足背静脉效果最佳。

六、普通头皮针直接锁骨下静脉穿刺法

在临床危重症患者的抢救中，静脉给药是抢救成功的最可靠保证，特别是危重症婴幼儿患者，静脉通道能否尽快建立成为抢救成功与否的关键。对于浅表静脉穿刺特别困难者，以往大多采用传统的静脉切开法或较为先进的锁骨下静脉穿刺法，但这两种方法难度较高，且多用于成年患者，用普通头皮针直接锁骨下静脉穿刺，便可以解决这一难题。

1. 操作方法

（1）定位：①体位，患者取仰卧位，枕垫于肩下，使颈部充分暴露；②定点，取锁骨的肩峰端与胸锁关节连线的内1/3作为进针点；③定向，取胸骨上端与喉结连线的1/2处与进针点连线，此线为进针方向。

（2）进针：将穿刺部位做常规消毒，在定点上沿锁骨下缘进针，针尖朝进针方向，进针深度视患儿年龄大小、体质胖瘦而定，一般为 2.0 ~ 2.5 cm，见回血后再继续进针 2 ~ 3 mm 即可。

（3）固定：针进入血管后保持 45°角左右的斜度立于皮肤上，所以固定前应先在针柄下方垫少许棉球，再将胶布交叉贴于针柄及皮肤上以防针头左右摆动，将部分输液管固定在皮肤上，以防牵拉输液管时引起针头移位或脱落。

2. 注意事项

（1）输液期间尽量减少活动，若行检查、治疗及护理时应注意保护穿刺部位。

（2）经常检查穿刺部位是否漏液，特别是穿刺初期，按压穿刺部位周围有无皮下气肿及血肿。

（3）在排除原发性疾病引起的呼吸改变后，应注意观察患儿的呼吸频率、节律是否有改变，口唇是否有发绀现象。因锁骨下静脉的后壁与胸膜之间的距离仅为 5 ~ 7 mm，以防针尖透过血管，穿破胸膜，造成血胸、气胸。

（4）拔针时，用无菌棉球用力按压局部 3 ~ 5 分钟，以免因局部渗血而形成皮下血肿，影响患儿的呼吸及再次注射。若需保留针头，其方法与常规浅表静脉穿刺保留法相同。

七、高压氧舱内静脉输液法

高压氧舱内静脉输液，必须保持输液瓶内外压力一致，如果产生压差，则会出现气、液体均流向低压区，而发生气泡、液体外溢等严重后果。若将密闭式输液原通气方向改变，能较好地解决高压氧舱内静脉输液的排气，保持气体通畅，使输液瓶内与舱内压力一致，从而避免压差现象。

1. 操作方法

（1）患者静脉输液时，全部使用塑料瓶装、容量为 500 mL 的静脉用液体。

（2）取一次性输液器，按常规操作为患者静脉输液，操作完毕，将输液瓶倒挂于输

液架。

（3）用碘酒消毒该输液瓶底部或侧面（距液面 5 cm 以上）。

（4）将密闭式输液瓶的通气针头从下面的瓶口处拔出，迅速插入输液瓶底部或侧面已消毒好的部位，使通气针头从瓶口移至瓶底，改变原来的通气方向。

（5）调节墨菲滴管内液面至 1/2 高度，全部操作完成，此时患者方可进入高压氧舱接受治疗。

2. 注意事项

（1）舱内禁止使用玻璃装密闭式静脉输液。

（2）使用三通式静脉输液器时，需关闭通气孔，按上述操作方法，在瓶底或瓶侧插入一个 18 号粗针头即可。

（3）使用软塑料袋装静脉输液时，需夹闭原通气孔，按上述操作方法，在塑料袋顶端刺入一个 18 号粗针头，即可接受高压氧治疗。

八、静脉穿刺后新型拔针法

在临床中静脉穿刺拔针时，通常采用左凤林等主编的《基础护理学》（第 2 版）教材中所介绍的"用干棉签按压穿刺点，迅速拔出针头"的方法（下称旧法），运用此法操作，患者血管损伤和疼痛明显。如果将操作顺序调换为"迅速拔出针头，立即用干棉签按压穿刺点"（下称新法），可使患者的血管损伤和疼痛大为减轻。

经病理学研究和临床实验观察，由于旧法拔针是先用干棉签按压穿刺点，后迅速拔出针头，锋利的针刃是在压力作用下退出血管，这样针刃势必会对血管造成机械性的切割损伤，致血管壁受损甚至破裂。在这种伤害性刺激作用下，可释放某些致痛物质并作用于血管壁上的神经末梢而产生痛觉冲动。由于血管受损，红细胞及其他血浆成分漏出管周，故出现管周瘀血。由于血管内皮损伤，胶原暴露，继发血栓形成和血栓机化而阻塞管腔。由于血管壁损伤，液体及细胞漏出，引起管周大量结缔组织增生，致使管壁增厚变硬，管腔缩小或闭塞，引起较重的病理变化。

新法拔针是先拔出针头，再立即用干棉签按压穿刺点。针头在没有压力的情况下退出管腔，因而减轻甚至去除了针刃对血管造成的机械性切割损伤，各种病理变化均较旧法拔针轻微。

九、动脉穿刺点压迫止血新法

目前，介入性检查及治疗已广泛应用于临床，术后并发皮下血肿者时有发生，尤以动脉穿刺后多见。其原因主要是压迫止血方法不当，又无直观的效果判断指标。如果采用压迫止血新方法，可有效地预防该并发症的发生。

其方法是，当动脉导管及其鞘拔出后，立即以左手示、中两指并拢重压皮肤穿刺口靠近心端 2 cm 左右处即动脉穿刺口处，保持皮肤穿刺口的开放，使皮下积血能及时排出，用无菌纱布及时擦拭皮肤穿刺口的出血（以防凝血块形成而过早被堵住）。同时调整指压力量直至皮肤穿刺口无持续性出血则证明指压有效，继续压迫 15～20 分钟，先抬起两指少许，观察皮肤穿刺口无出血可终止压迫，再以弹性绷带加压包扎。

十、动、静脉留置针输液法

动、静脉留置针输液是近些年兴起的一种新的输液方法。它选择血管广泛,不易刺破血管形成血肿,能多次使用同一血管,维持输液时间长,短时间内可输入大量液体,是烧伤休克期、烧伤手术期及术后维持输液的理想方法。

1. 操作方法

(1) 血管及留置针的选择:应选择较粗且较直的血管,血管的直径在 1 cm 左右,前端有一定弯曲者也可。一般选择股静脉、颈外静脉、头静脉、肘正中静脉、前臂浅表静脉、大隐静脉,也可选择颞浅静脉、额正中静脉、手背静脉等。留置针选择按血管粗细、长度而定。股静脉选择 16G 留置针,颈外静脉、头静脉、肘正中静脉、前臂浅表静脉、大隐静脉可选用 14～20G 留置针,其他部位宜选用 18～24G 留置针。

(2) 穿刺方法:进针部位用 1% 普鲁卡因或利多卡因 0.2 mL 行局部浸润麻醉约 30 秒后进针,进针方法同一般静脉穿刺,回血后将留置针外管沿血管方向推进,外留 0.5～2.0 cm。左手按压留置针管尖部上方血管,以免出血或空气进入,退出针芯,接通输液。股静脉穿刺在腹股沟韧带股动脉内侧采用 45° 角斜刺进针,见回血后同上述穿刺方法输液,但股静脉穿刺因其选择针体较长,操作时应戴无菌手套。

(3) 固定方法:①用 3M 系列透明粘胶纸 5 cm×10 cm 规格贴于穿刺部位,以固定针体及保护针眼,此法固定牢固、简便,且粘胶纸有一定的伸缩性,用于正常皮肤、关节部位的输液,效果较好;②缝合固定,将留置针缝合于局部皮肤上,针眼处用棉球加以保护,此方法多用于通过创面穿刺的针体固定或躁动不安的患者;③采用普通医用胶布同一般静脉输液,多用于前臂、手背等处小静脉。

2. 注意事项

(1) 行股静脉穿刺输液时应注意以下 4 点:①因股静脉所处部位较隐蔽,输液过程中要注意观察局部有无肿胀,防止留置针管脱出致液体输入皮下;②因血管粗大,输液速度很快,应防止输液过快或液体走空发生肺水肿或空气栓塞;③若回血凝固,管道内所形成的血凝块较大,应用 5～10 mL 无菌注射器接于留置针局部将血凝块抽出,回血通畅后接通输液,若抽吸不出,应拔除留置针,避免加压冲洗管道,防止血凝块脱落导致血栓栓塞;④连续输液期间每日应更换输液器 1 次,针眼周围皮肤每日用碘酒、酒精消毒后针眼处再盖以酒精棉球和无菌纱布予以保护。

(2) 通过创面穿刺者,针眼局部每日用 0.2% 氯己定液清洗 2 次,用油纱布及无菌纱布覆盖保护,若局部为焦痂每日可用 2% 碘酒涂擦 3～4 次,针眼处用碘酒棉球及无菌纱布保护。

(3) 对前端血管发红或局部液体外渗肿胀者应立即予以拔除。

(4) 留置针管同硅胶导管,其尖端易形成血栓,为侵入的细菌提供繁殖条件,故一般保留 3～7 天。若行痂下静脉穿刺输液,保留时间不超过 3 天。

十一、骨髓内输注技术

骨髓内输注是目前欧美一些国家小儿急救的一项常规技术。小儿急救时,常因中央静脉插管困难及静脉切开浪费时间,休克导致外周血管塌陷等原因而无法建立静脉通道,采用骨髓内输注法进行急救，安全、省时、高效。因长骨有丰富的血管网，髓内静脉系统较为完善，髓腔由海绵状的静脉窦隙网组成，髓窦的血液经中央静脉管回流入全身循环。若将髓腔视为坚硬的静脉通道，即使在严重休克或心脏停搏时也不塌陷。当然，骨髓内输注技术并不能完全取代血管内输注，只不过是血管内输注技术一项有效的补充替代方法，仅局限于急救治疗中静脉通路建立失败而且适时建立通路可以明显改善预后的患者。

1. 适应证和禁忌证

心脏停搏、休克、广泛性烧伤、严重创伤以及危及生命的癫痫持续状态患者，可选择骨髓内输注技术。患有骨硬化症、骨发育不良症、同侧肢体骨折的患者，不宜采用此技术，若穿刺部位出现蜂窝织炎、烧伤感染或皮肤严重撕脱则应另选他处。

2. 操作方法

（1）骨髓穿刺针的选择：骨髓内输注穿刺针采用骨髓穿刺针、15~18号伊利诺斯骨髓穿刺针或Sur-Fast（美国产）骨髓穿刺针。18~20号骨髓穿刺针适用于18个月以下的婴幼儿、稍大一些的小儿可采用13~16号针。

（2）穿刺部位的选择：最常用的穿刺部位是股骨远端和胫骨远、近端，多数首选胫骨近端，因其有较宽的平面，软组织少，骨性标志明显，但6岁以上小儿或成人常因该部位厚硬，穿刺难而选择胫骨远端（内踝）。胫骨近端为胫骨粗隆至胫骨内侧中点下方1~3 cm，胫骨远端为胫骨内侧内踝与胫骨干交界处，股骨远端为外髁上方2~3 cm。

（3）穿刺部位常规消毒，固定皮肤，将穿刺针旋转钻入骨内，穿过皮质后，有落空感，即进入了髓腔。确定针入髓腔的方法为，接注射器抽吸有骨髓或缓慢注入2~3 mL无菌盐水，若有明显阻力则表示针未穿过皮质或进入对侧皮质。

（4）针入髓腔后，先以肝素盐水冲洗针，以免堵塞，然后接输液装置。

（5）输注速度：液体从髓腔给药的速度应小于静脉给药。内踝部常压下13号针头输注速度为10 mL/min，加压40 kPa为41 mL/min。胫骨近端输注速度1 130 mL/h，加压情况下可达常压下2~3倍。

（6）待建立血管通路后，及时中断骨髓内输注，拔针后穿刺部位以无菌纱布及绷带加压压迫5分钟。

3. 注意事项

（1）操作过程应严格无菌，且骨髓输注留置时间不宜超过24小时，尽快建立血管通路后应及时中断骨髓内输注，以防骨髓炎发生。

（2）为预防穿刺部位渗漏，应选择好穿刺部位，避开骨折骨，减少穿刺次数。确定针头位于髓腔内，必要时可摄片。为防止针移位，应固定肢体，减少搬动。定时观察远端血供及软组织情况。

（3）婴幼儿穿刺时，若采用大号穿刺针，穿刺点偏向胫骨干，易引起医源性胫骨骨折，因此应选择合适穿刺针，胫骨近端以选在胫骨粗隆水平或略远一点为宜。

（李　佳）

第三节 吸引技术

一、安全吸引法

吸引法是通过负压装置将管腔器官内的分泌物、浸出物或内容物吸出的一种治疗方法，如吸痰，胃肠减压以及术中腹腔、胸腔出血的吸引等。在负压吸引时，无论操作时怎样小心，都可能对患者造成损害，如吸痰时将一定量的氧气带走，胃肠吸引时可能损伤胃黏膜等。因此，为了减少吸引给患者造成的损伤，应采用安全吸引法。

1. 控制流量

根据吸引的目的决定流量的大小。在吸引时，如果增加负压，可能损伤组织，因此在不增加负压的前提下可采取增加流量的有效方法，一是使用大口径吸引导管，二是缩短吸引管道的长度。如术中动脉出血，使术野不清时，应选用较大流量的大口径导管，以减少吸引阻力。当进行气管内吸引时，大口径导管不能插入气管内，则可在导管和引流装置之间连接大口径管道，同样可以减少吸引阻力。吸引管道的长度是影响流量的因素之一，过长的管道可以增加不必要的阻力，因此长短要适度，不宜过长。引流物的黏稠度也对流量有影响，如果掌握上述基本原理，可以为患者做各种负压吸引。

2. 使用二腔管间断吸引

在进行鼻胃管负压吸引时，采用二腔管间断吸引并将贮液瓶放在高于患者处，可预防黏膜损伤及管腔阻塞。其原理是：二腔管中一管腔用于吸引，另一管腔与外界相通，使空气进入胃内，流动的气体保证了管端与胃黏膜分离，减少了由于吸引管末端与胃黏膜接触而导致的胃黏膜损伤及管道堵塞现象。间断吸引时，管内压力恢复到大气压水平，也有助于使胃黏膜或胃内容物与管端分离。将贮液瓶放在高于患者水平处，可防止吸引并发症的发生。其机制是：如传统的贮液瓶低于患者水平处，当吸引停止时，则导管与黏膜很可能紧密接触；而将贮液瓶移高于患者，吸引中断时，管内液体可反流入胃，有助于分离胃黏膜与导管，一般反流量不足 7 mL（标准鼻管容积为 7 mL），进入胃内无害，同时也防止侧管反流现象发生。

3. 气道吸引法

进行气道吸引时，负压调节在 6 ~ 9 kPa，切忌增加吸引压力，从而损伤气道黏膜。如痰液黏稠时，应多湿化多饮水，以促进其稀释。由于气道吸引的同时，常因吸走部分氧气而引起低氧血症，所以吸引前后应加大给氧量或嘱患者深呼吸。另外应选择合适吸痰管，一般吸痰管外径以不超过气道内径的 1/2 为宜，以防引起肺不张。

二、气管内吸引法

临床护理中，对于各种原因引起的肌无力致使无力咳痰或咳嗽反射消失以及昏迷患者不能将痰液自行排出，常采取气管内吸引，以解除呼吸道阻塞。在气管内吸引中，使用正确的操作方法，不仅可以缓解呼吸困难，还可以减少吸引不良反应。

1. 操作方法

（1）吸引压力：吸引的负压不宜过高，一般选择 10.64 ~ 15.96 kPa，因较高负压可加重肺不张、低氧血症及气道黏膜损伤。早产儿和婴儿吸引时，负压应控制在 7.98 ~

10.64 kPa。

（2）吸引时间：应限于 10 秒或更少，每次操作插管最多不超过 2 次，尤其对头部闭合伤伴颅内压增高的患者更应如此。因吸引导管插入次数越多，对黏膜损伤越大，必须加以限制。当给予高充气时，吸引导管如多次通过气管插管，可增加平均动脉压，加重颅内压增高。

（3）吸引管的选择及插入深度：吸引管外径不能超过气管内插管内径的 1/2，使吸引时被吸出氧气的同时，空气可进入两肺，以防肺不张。吸引管的长度应以吸引管插至气管插管末端超出 1 cm 为宜，对气管隆突处吸引比深吸引效果好，可以减少损伤。

（4）吸引前后吸入高浓度氧或高充气：吸引前后给予高浓度氧气吸入，可以预防因气管内吸引所致的低氧血症。高充气是将潮气量增至正常的 1.5 倍，易引起平均动脉压升高，增加肺损伤的危险，一般不宜作为常规使用。当高浓度氧气吸入后，患者血氧饱和度能保持稳定，可不必高充气。

2. 注意事项

（1）气管内吸引不能作为常规，只能在必需时进行。因吸痰可引起气道损伤，刺激气道产生分泌物，只有当患者咳嗽或呼吸抑制，听诊有啰音，通气机压力升高，血氧饱和度或氧分压突然下降时进行吸引。还应根据患者的症状和体征将吸引频率减少到最低限度，以避免气道不必要的损伤。

（2）盐水不能稀释气道分泌物。以往认为气管插管内滴入盐水可稀释分泌物，使其易于吸出，一些医院以此作为吸引前常规。但实验研究证明，盐水与呼吸道分泌物在试管内不能混合，也未必能在气道内混合而被吸出。另外，盐水还影响氧合作用，并因灌洗将细菌转入下呼吸道而增加感染机会，因此，盐水对分泌物的移动和变稀是无效的。

（3）注意监测心律、心率、血氧饱和度、氧分压等指标，吸引时如患者出现心动过缓、期前收缩、血压下降、意识减退应停止吸引。

（李　佳）

第四节　输血技术

一、输血基本步骤

（1）获取患者输血史。

（2）选择大口径针头的输血器，同时选择大静脉，保证输血速度，防止溶血。输血、输液可在不同部位同时进行。

（3）选择合适的过滤网，170 μm 网眼口径的过滤网即可去除血液中肉眼可见的碎屑和小凝块。20～40 μm 网眼口径的过滤网可过滤出更小的杂质和血凝块，此过滤网仅用于心肺分流术患者，而不用于常规输血。

（4）输血时最好使用 T 形管，特别是在输入大量血液时，更应采用 T 形管。可以既容易又安全地输入血制品，减少微生物进入管道的机会。

（5）做好输血准备后再到血库取血。

（6）做好核对工作，认真核对献血者和受血者的姓名、血型和交叉配血试验结果。

（7）观察生命体征，在输血后的 15 分钟内应多注意观察患者有无异常症状，有无输血反应。

（8）输血前后输少量 0.9% NaCl。

（9）缓慢输血，第一个 5 分钟输血速度不超过 2 mL/min，如果此期间出现输血反应，应立即停止输血。

（10）保持输血速度，如果输血速度减慢，可提高压力，最简单的方法是将血袋轻轻用手翻转数次或将压力袖带系在血袋上（勿使用血压计袖带）。若采用中心静脉导管输血，需将血液加温 37℃ 以下，防止输入大量冷血引起心律失常。

（11）密切监测整个输血过程。

（12）完成必要的护理记录。

二、成分输血

成分输血是通过血细胞分离和将血液中各有效成分进行分离，加工成高浓度、高纯度的各种血液制品，然后根据患者病情需要有针对性输注，以达到治疗目的。它具有疗效高，输血反应少，一血多用和节约血源等优点。

1. 浓集细胞

新鲜全血经离心或沉淀后移去血浆所得。红细胞浓度高，血浆蛋白少，可减少血浆内抗体引起的发热、过敏反应。适用于携氧功能缺陷和血容量正常或接近正常的慢性贫血。

2. 洗涤红细胞

浓集红细胞经 0.9% NaCl 洗涤数次，加 0.9% NaCl 或羟乙基淀粉制成。洗涤红细胞去除血浆中及红细胞表面吸附的抗体和补体、白细胞及红细胞代谢产物等，适用于免疫性溶血性贫血、阵发性血红蛋白尿，以及发生过原因不明的过敏反应或发热者。

3. 红细胞悬液

提取血浆后的红细胞加入等量红细胞保养液制成的悬液，可以保持红细胞的生理功能，适用于中、小手术，战地急救等。

4. 冰冻红细胞

对 IgA 缺陷而血浆中存在抗 IgA 抗体患者，输注冰冻红细胞反应率较低。

5. 白细胞悬液

新鲜全血经离心后取其白膜层的白细胞，或用尼龙滤过吸附器而取得，适用于各种原因引起的粒细胞缺乏（小于 0.5×10^9/L）伴严重感染者（抗生素治疗在 48 小时内无反应的患者）。

6. 血小板悬液

从已采集的全血中离心所得，或用连续和间断血液细胞分离机从供血者获取。适用于血小板减少或功能障碍所致的严重自发性出血者。

7. 新鲜或冰冻血浆

含有正常血浆中所有的凝血因子，适用于血浆蛋白及凝血因子减少的患者。

三、自体输血法

自体输血法是指采集患者体内血或回收自体失血，再回输给同一患者的方法。开展自体输血将有利于开拓血源，减少贮存血量，并且有效预防输血感染和并发症（如肝炎、艾滋病）的发生。自体输血分为预存和术中自体输血两种方法。

（一）预存自体输血

即在输血前数周分期采血，逐次增加采血量，将前次采血输回患者体内，最后采集的血贮备后于术中或术后使用。预存自体血的采集与一般供血采集法相同。

（二）术中自体输血

对手术过程中出血量较多，如宫外孕、脾切除等手术，应事先做好准备，进行自体血采集和输入。

1. 操作方法

（1）将经高压灭菌后的电动吸引器装置 1 套（按医嘱在负压吸引瓶内加入抗凝剂和抗生素），乳胶管（硅胶管）两根，玻璃或金属吸引头 1 根，闭式引流装置 1 套以及剪有侧孔的 14 号导尿管，无菌注射器，针头和试管备好。

（2）连接全套吸引装置，在负压瓶内加入抗凝剂，一般每 100 mL 血液加入 10～20 mL 抗凝剂。

（3）术中切开患者腹腔后立即用吸引头吸引，将血液引流至负压瓶内，边吸边摇瓶，使血液与抗凝剂充分混匀。如收集胸血时，将插入胸腔的导管连接无菌闭式引流装置，在水封瓶内加入抗凝剂。

（4）收集的自体血经 4～6 层无菌纱布过滤以及肉眼观察无凝血块后，即可回输给患者。

2. 注意事项

（1）用电动吸引器收集自体血时，负压吸引力不宜超过 13.3 kPa，以免红细胞破裂。

（2）收集脾血时，脾蒂血管内的血液可自然流入引流瓶内，切忌挤压脾脏而引起溶血。

（3）回输自体血中的凝血因子和血小板已被耗损，可引起患者凝血功能改变，故输血以后需要密切观察有无鼻出血、伤口渗血和血性引流液等出血症状，并做好应急准备。

（4）如果收集的自体血量多，可用 500 mL 0.9% NaCl 输液空瓶收集保存。

四、血压计袖带加压输血法

危重症或急诊患者手术时，常需要大量快速输血，由于库血温度低，血管受到刺激容易发生痉挛，影响输血速度。另外，一次性输血器管径小、弹性差，应用手摇式和电动式加压输血器效果也不理想。如采用血压计袖带加压输血，既方便经济，效果又好。

其方法是：输血时，应用一次性输血器，固定好穿刺部位，针头处衔接严密，防止加压输血时脱落。输血前将血压计袖带稍用力横向全部缠绕于血袋上，末端用胶布固定，再用一长胶布将血压计袖带与血袋纵向缠绕一圈粘贴妥当。袖带连接血压计的胶管用止血钳夹紧，然后将血袋连接一次性输血器，悬挂在输液架上，经输气球注气入袖带，即可产生压力，挤压血袋，加快输血速度。注入袖带内的气体量和压力根据输血滴速要求而定，袖带内注入 300 mL 气体，压力可达 12 kPa，此时血液直线注入血管，一般输入 350 mL 血液，中途须充气 2～3 次，8 分钟内即可输完。若需改变滴速可随时调节注入袖带内的气体量。

此方法为一般输血速度的 3～3.5 倍，红细胞不易被破坏，从而减少输血反应机会，还可随意调节滴速。

（李　佳）

第二章

护理基础监测技术

第一节 体温监测

一、体温的正常值

正常成人体温随测量部位不同而异，口腔舌下温度为 36.3～37.2℃，腋窝温度为 36～37℃，直肠温度为 36～37.5℃。体温昼夜间可有轻微波动，清晨稍低，起床后逐渐升高，下午或傍晚稍高，但波动范围一般不超过 1℃。

二、中心温度

临床常有直肠温度、食管温度、鼻咽温度、耳膜温度。

三、体表温度

指口腔和腋下温度。腋下是常用监测体温部位，腋下温度一般比口腔温度低 0.3～0.5℃，将腋窝温度加 0.5～1℃与直肠温度接近，因口腔温度在临床应用上有诸多不便，被腋下温度所代替。

四、平均皮肤温度

平均皮肤温度 = 0.3℃（胸壁温度 + 上臂温度）+ 0.2℃（大腿温度 + 小腿温度）。

五、体温监测的临床意义

正常情况下温差应小于 2℃，连续监测皮肤温度与中心温度是了解外周循环灌注是否改善的有价值的指标。当患者处于严重休克时，温差增大；经采取有效治疗措施后，温差减少，提示病情好转，外周循环改善；温差逐渐进行性扩大，是病情恶化的指标之一。

（孙　晨）

第二节　心电监测

一、心电监测指标

（1）心律、心率、心音和心脏杂音的变化。

（2）呼吸困难和发绀程度，有无气促、气急、胸痛、咯血等症状。

二、心电图监测仪的种类

1. 心电监测系统

由一台中央监测仪和若干台床边监测仪组成。床边监测仪的心电图信号可以通过导线、电话线或遥控输入中心监测仪。

2. 动态心电图监测仪

可分为分析仪和记录仪两部分，可分析和记录 24 小时心电图波形。动态监测主要用于冠心病和心律失常诊断，也可用于监测起搏器的功能，寻找晕厥原因及观察应用抗心律失常药的效果。

3. 遥控心电图监测仪

该监测仪不需用导线与心电图监测仪相连，遥控半径达 30 m，中心台可同时监测 4 ~ 8 个患者，患者身旁可携带一个发射仪器。

三、心电图的含义

心电图主要反映心脏激动的电活动，对各种类型的心律失常具有独特的诊断价值。

四、心电监测的临床意义

1. 及时发现和识别心律失常

危重症患者的各种有创监测和治疗、手术操作、酸碱平衡失调和电解质紊乱等均可引起心律失常。严重时，可引起血流动力学改变。心电图监测对发现心律失常、识别心律失常的性质、判断药物的疗效十分重要。

2. 诊断心肌缺血或心肌梗死

严重的缺氧、高 CO_2 血症、酸碱平衡失调等诸多因素，均可导致心肌缺血、心律失常发生。心率的增快和血压的升高，可使心肌耗氧增加，引起或加重心肌缺血的发生。持续的心电图监测可及时发现心肌缺血。

3. 监测电解质改变

危重症患者在治疗过程中，很容易发生电解质紊乱，最常见的是低血钾和低血钙，持续心电监测对早期发现电解质改变有重要意义。

4. 观察起搏器的功能

安装临时或永久起搏器患者监测心电图，对观察心脏起搏器的起搏与感知功能非常重要。在做与起搏器无关的手术，特别是手术中应用高频电刀时，也应行心电图监测，以免发生意外。

五、心率正常值

正常成人安静时心率应在 60～100 次/分，随着年龄的增长而变化。小儿心率较快，老年人心率较慢。

六、心率监测的临床意义

1. 判断心输出量

心率对心输出量影响很大。在一定的范围内，随着心率的增加心输出量会增加。心输出量 = 每搏输出量与心率的乘积，但当心率太快时，由于心室舒张期缩短，心室充盈不足，每搏输出量减少，虽然心率增加了，但却由于每搏输出量减少而使心排血量减少。心率减慢时虽然充盈时间增加，每搏输出量增加，但由于心搏次数减少而使心输出量减少。临床上，进行性心率减慢是心脏停搏的前奏。

2. 计算休克指数

休克指数 = HR（心率）/SBp（收缩压）。血容量正常时，两者比例，即休克指数应等于 0.5。休克指数等于 1 时，提示失血量占血容量的 20%～30%。休克指数大于 1 时，提示失血量占血容量的 30%～50%。

3. 估计心肌耗氧心率与收缩压的乘积（Rpp）

能反映心肌耗氧情况。Rpp = SBP（收缩压）× HR，正常值应小于 12 000，若大于 12 000 提示心肌负荷增加，心肌氧耗增加。

（孙　晨）

第三节　血流动力学监测

一、动脉血压监测

1. 常用的动脉血压监测指标

（1）收缩压（SBP）主要由心肌收缩力和心排血量决定，正常值为 90～120 mmHg（12.0～16.0 kPa）。

（2）舒张压（DBP）为心动周期的最低值，正常值为 60～80 mmHg（8.0～10.7 kPa）。

（3）脉压，即收缩压和舒张压的差值，正常值为 30～40 mmHg（4.0～5.32 kPa）。

（4）平均动脉压（MAP）为一个心动周期中动脉血压的平均值，MAP = DBP + 1/3 脉压，正常值为 60～100 mmHg。

2. 影响血压的因素

影响动脉压的因素包括心排血量、循环血容量、周围血管阻力、血管壁的弹性和血液黏滞度 5 个方面。

3. 血压的测量方法

（1）无创性血压监测常用袖套测压和自动化无创伤动脉压监测。

（2）动脉穿刺插管直接测压是一种有创测量血压的方法，准确度更高。

4. 血压监测的临床意义

（1）监测收缩压的重要性在于克服各脏器的临界关闭压，保证脏器的供血。

（2）监测舒张压的重要性在于维持冠状动脉灌注压。

（3）平均动脉压是反映组织灌注良好的指标之一。

5. 无创动脉血压手动测压法导致误差的原因

（1）袖带太窄或包裹太松则压力读数偏高，太宽或太紧则读数偏低。

（2）听诊间歇是指听诊时声音首次出现到再次出现之间的无音阶段。听诊间歇的压力在 10～40 mmHg，故常误以为听诊间歇以下声音为血压读数，导致读数偏低。常见于一些心血管疾病的患者（高血压、主动脉瓣狭窄、动脉粥样硬化性心脏病等）。

（3）袖带放气速度，放气不能太快，一般使汞柱每秒钟下降 2 mm 为宜。

（4）肥胖，使数值较实际偏高。

（5）血压计定期校对，误差不可超过 ±3 mmHg。

二、有创动脉置管监测

1. 有创动脉置管的目的

（1）进行连续性直接动脉血压监测，及时、准确反映患者血压动态变化。

（2）通过动脉置管处可采集血标本，避免频繁动脉穿刺给患者带来的疼痛或血管壁损伤。

（3）用于肿瘤患者的区域性化疗。

2. 有创动脉置管的动脉选择

有创动脉置管可选择桡动脉、肱动脉、股动脉、足背动脉，其中以左臂桡动脉为首选，其次为股动脉。

3. 有创桡动脉处置管的优点

桡动脉在腕部的位置表浅易扪及，易定位；易于在放置导管前做侧支循环试验；周围无重要组织，不会引起其他组织损伤；穿刺点两端易被固定，不易滑动；深面即为桡骨，拔管后易于压迫止血；前臂及手部侧支血流丰富，有尺动脉、掌浅弓和掌深弓，有利于避免桡动脉置管后并发血栓栓塞而引起手部缺血性损伤。

4. 有创动脉置管的护理

（1）严防动脉内血栓形成：除以肝素盐水持续冲洗测压管道外，还应做好以下 4 点。

1）每次经测压管抽取动脉血后，均应立即用肝素盐水进行快速冲洗，以防凝血。

2）管道内如有凝血块堵塞时应及时予以抽出，切勿将凝血块推入，以防发生动脉栓塞。

3）动脉内置管时间长短也与血栓形成成正相关，在患者循环功能稳定后，应及早拔除。

4）防止管道漏液，如测压管道的各个接头应连接紧密，压力袋内肝素生理盐水袋漏液时应及时更换，各个三通应保持良好的性能等，以确保肝素盐水的滴入。

（2）保持测压管道通畅。

1）妥善固定套管针、延长管及测压肢体，防止导管受压或扭曲。

2）应使三通开关保持在正确的方向。

（3）严格执行无菌技术操作。

1）穿刺部位每24小时用爱尔碘消毒及更换敷料1次，并用无菌透明贴膜覆盖，防止污染。局部污染时应按上述方法及时处理。

2）自动脉测压管内抽血化验时，导管接头处应用爱尔碘严密消毒，不得污染。

3）测压管道系统应始终保持无菌状态。

（4）防止气栓发生在调试零点，取血等操作过程中严防气体进入桡动脉内造成气栓栓塞。

（5）防止穿刺针及测压管脱落。穿刺针与测压管均应固定牢固，尤其是患者躁动时，应严防被其自行拔出。

5. 有创动脉置管监测适应证

有创动脉置管监测适应证为：①休克；②重症疾病；③严重的周围血管收缩；④进行大手术或有生命危险手术患者的术中和术后监护；⑤其他一些存在高危情况患者的监护。

6. 动脉内压力监测所需仪器

动脉内压力监测所需仪器：①合适的动脉导管；②充满液体的带有开关的压力连接管；③压力换能器；④连续冲洗系统；⑤电子监护仪器。

7. 有创动脉压测量方法

动脉导管插入后，将其尾部通过压力延长管与换能器相连，通过特定的导线连到具有压力测定功能的电子监护仪上。换能器应放在腋中线第4肋间水平，测压前与大气相通，调定零点。一般每15~20滴以肝素稀释液（2~4 μg/mL）数滴冲洗1次，以保持动脉导管的通畅。

8. 有创动脉压监测并发症

有创动脉压监测的并发症有：①感染；②血栓；③栓塞；④与肝素相关的血小板减少症；⑤其他机械性和技术性并发症。

三、中心静脉压监测

1. 中心静脉压监测的概念

经皮穿刺监测中心静脉压，主要经颈内静脉或锁骨下静脉，将导管插至上腔静脉，也可经股静脉用较长导管插至下腔静脉。中心静脉压是指腔静脉与右心房交界处的压力，是反映右心前负荷的指标。

2. 中心静脉压的组成成分

（1）右心室充盈压。

（2）静脉内壁压力即静脉内血容量。

（3）作用于静脉外壁的压力，即静脉收缩压的张力。

（4）静脉毛细血管压。中心静脉压的高低主要反映右心室前负荷和血容量，与静脉张力和右心功能有关，不能反映左心功能。

3. 中心静脉压的正常值

5~12 cmH$_2$O（0.49~1.0 kPa）。

4. 中心静脉压监测的适应证

（1）各类大中手术，尤其是心血管、颅脑和胸部大而复杂的手术。

（2）各种类型的休克。

（3）脱水、失血和血容量不足。

（4）心力衰竭。

（5）大量静脉输血、输液或需要静脉高能量营养治疗者。

5. 中心静脉压监测的目的

（1）了解中心静脉压。

（2）区别循环功能障碍是否由低血容量所致。

（3）区别少尿或无尿的原因是血容量不足还是肾功能不全。

（4）作为指导输液量和速度的参考指标。

（5）紧急情况下也可作为输液通道或插入肺动脉导管、起搏导管等。

6. 中心静脉压的临床意义

小于 $2 \sim 5$ cmH$_2$O 表示右心房充盈不佳或血容量不足；大于 $15 \sim 20$ cmH$_2$O，表示右心功能不良或血容量超负荷、胸腔压力增加等。但当患者出现左心功能不全时，单纯监测 CVP 失去意义。CVP 监测是反映右心功能的间接指标，对了解循环血量和右心功能具有十分重要的临床意义，对临床指导治疗具有重要的参考价值，特别是持续监测其动态变化，比单次监测更具有指导意义。CVP 结合其他血流动力学参数综合分析，具有很高的参考价值。

7. 中心静脉压监测导管置入部位

常用于中心静脉压监测的部位有颈内静脉、颈外静脉、锁骨下静脉、股静脉等，根据操作者的经验和患者的不同情况，可以选择不同部位，颈内静脉由于距离腔静脉比较近，且穿刺的成功率高，并发症少，常作为首选。

8. 中心静脉压的测量方法

（1）闭合式测压：测压管通过压力传感器与压力监测仪相连测得。

（2）开放式测压。

1）测零点：用零点测量仪定位，使测压管零点与患者右心房（平卧时腋中线第 4 肋间）在同一水平面，并将测压管固定在床头或床尾。

2）将生理盐水注射液快速注入测压管内，管内液面高度应比估计高 $2 \sim 4$ cmH$_2$O，转动三通使测压管与大静脉相通。

3）当测压管中液面下降至有轻微波动而不再下降时，测压管上的数据即为中心静脉压。

9. 中心静脉压测量的注意事项

（1）判断导管插入上、下腔静脉或右心房无误。

（2）将玻璃管零点置于第 4 肋间右心房水平。

（3）确保静脉内导管和测压管道系统内无凝血、空气，管道无扭曲等。

（4）测压时确保静脉内导管通畅无阻。

（5）测压应在患者平静的状态下进行。

（6）对机械通气治疗应用呼气末正压（PEEP）者，若病情许可应暂停 PEEP。

（7）加强管理，严格遵守无菌操作。

10. 中心静脉置管的并发症

中心静脉置管的并发症有：①感染；②心律失常；③血管损伤（出血和血肿）；④空气

栓塞；⑤血栓形成；⑥其他还有气胸、血胸、神经和淋巴管损伤等。

11. 测量中心静脉压的主要并发症

（1）感染。

（2）出血和血肿。

（3）其他：包括气胸、血胸、气栓、血栓、神经和淋巴管损伤等。

12. 中心静脉置管导管的护理

（1）注意保护导管外面的透明保护膜，每天消毒更换，以此来保护导管的无菌状态。

（2）保持各管道通畅，定时冲管，如发生栓塞要立即拔管。

（3）保持导管在体外的刻度，以确定其在体内的深度。

（4）各项操作严格遵守无菌操作规程。

（5）输液管、延长管及三通接头等应每天更换。

四、漂浮导管的应用

1. PAWP 的定义

漂浮导管在肺小动脉楔入部位所测得的压力为 PAWP。

2. PAWP 的临床意义

正常情况下，PAWP 可代表左心室舒张末压，对判断心功能、血容量是否充足有重要意义，正常值为 $6 \sim 12$ cmH$_2$O。当血容量增加，心功能不全，胸腔压力增加，腹腔压力增加，使用血管升压药物及输液治疗时 PAWP 会升高。心功能改善后，低血容量状态，血液和体液的迅速丢失以及应用扩血管药物等会使 PAWP 降低。

3. 肺动脉导管并发症

肺动脉导管并发症大部分比较轻微，具体可分为三类：①与静脉穿刺过程有关；②与导管通过心脏到达肺动脉过程有关；③与导管长期留置体内有关。主要并发症：①心律失常；②导管打结、扭曲；③肺动脉破裂、肺出血；④感染；⑤血栓形成和栓塞。

4. 心排血量的概念

心排血量是每分钟由心脏泵出的血液量，是衡量心室功能的重要指标，受心肌收缩性、心脏前后负荷及心率等因素的影响，因此心排血量的监测对于临床上危重症患者的抢救有重要的指导作用。

5. 有创心排血量测量的方法和注意事项

（1）为获得准确的数据，每次注射液体前应将注射器内的气泡完全排空，一般建议用 10 mL 注射器。

（2）肺动脉压力波形需要连续监测以确保漂浮导管的正确位置。

（3）测量心排血量时建议患者采取平卧位或头高足低位（头部仰起 20°）。

（4）注入的液体一般是室温盐水或冰盐水，应在 5 秒内将液体快速均匀地注入右心房，注入液体应在呼吸末期进行，以减少心排血量的变化。

（5）一般至少要连续测 3 次，取其平均值，每次测量的时间间隔要在 1 分钟以上。如果数据的变化很大，要测量 $5 \sim 6$ 次，以便获得更准确的数据。

6. 漂浮导管监测临床意义

（1）估计左、右心室功能。

（2）区别心源性和非心源性肺水肿。PAWP 与肺毛细血管静水压基本一致，其升高的常见原因为左心衰竭或输液过量。正常时血浆胶体渗透压与 PAWP 之差为 10 ~ 18 mmHg。当压差减至 4 ~ 8 mmHg，则发生心源性肺水肿的可能性明显增加；小于 4 mmHg，则不可避免发生心源性肺水肿，左心衰竭的血浆胶体渗透压与 PAWP 的阶差可呈负值。

（3）指导治疗。为扩容补液，应用强心药、利尿药、血管收缩药和血管扩张药治疗提供依据，同时可判断治疗效果和预后。

（4）选择最佳的 PEEP。

（5）通过压力波形分析，可帮助确定漂浮导管位置。

7. 漂浮导管监测常见并发症

（1）心律失常。

（2）气囊破裂。

（3）血栓形成和栓塞。

（4）肺栓塞。

（5）肺出血和肺动脉破裂。

（6）感染。

（孙　晨）

第三章

呼吸系统疾病护理

第一节 急性呼吸道感染

急性呼吸道感染通常包括急性上呼吸道感染和急性气管—支气管炎。急性上呼吸道感染是鼻腔、咽或喉部急性炎症的总称。一般病情较轻，病程较短，预后良好。但由于发病率高，具有一定的传染性，应积极防治。急性气管—支气管炎是由生物、物理、化学刺激或过敏等因素引起的气管—支气管黏膜的急性炎症，可由急性上呼吸道感染蔓延而来，本病全年皆可发病，但寒冷季节或气候突变时多发。

一、病因与发病机制

1. 急性上呼吸道感染

70%～80%由病毒引起。常见病毒有流感病毒、副流感病毒、鼻病毒、腺病毒、呼吸道合胞病毒等。由于感染病毒类型较多，又无交叉免疫，人体产生的免疫力较弱且短暂，同时在健康人群中有病毒携带者，故一个人可有多次发病。细菌感染可伴发或继病毒感染之后发生，常见溶血性链球菌，其次为流感嗜血杆菌、肺炎球菌和葡萄球菌等，偶见革兰阴性杆菌。当全身或呼吸道局部防御功能降低时，老幼体弱或有慢性呼吸道疾病者更易患病，原已存在于上呼吸道或从外入侵的病毒或细菌迅速繁殖，通过含有病毒的飞沫或被污染的用具传播，引起发病。

2. 急性气管—支气管炎

（1）感染：导致急性气管—支气管炎的主要原因为上呼吸道感染的蔓延，感染可由病毒或细菌引起，也可为衣原体和支原体感染。

（2）物理、化学刺激：如过冷空气、粉尘、刺激性气体或烟雾的吸入使气管—支气管黏膜受到急性刺激和损伤，引起炎症反应。

（3）过敏反应：吸入花粉、有机粉尘、真菌孢子等致敏原，或对细菌蛋白质过敏，均可引起气管—支气管炎症反应。

二、临床表现

（一）急性上呼吸道感染

1. 普通感冒

以鼻咽部卡他症状为主要表现，俗称"伤风"，又称急性鼻炎或上呼吸道卡他。起病较急，早期有咽干、咽痒或烧灼感，同时或数小时后有打喷嚏、鼻塞、流清水样鼻涕，2～3日后分泌物变稠，伴咽痛、耳咽管炎、流泪、味觉迟钝、声嘶、少量咳嗽、低热不适、轻度畏寒和头痛。检查可见鼻腔黏膜充血、水肿、有分泌物，咽部轻度充血。本病为自限性疾病，一般经5～7日痊愈。

2. 病毒性咽炎和喉炎

临床特征为咽部发痒和灼热感、声嘶、讲话困难、咳嗽时胸骨下疼痛，咳嗽、无痰或痰呈黏液性，有发热和乏力，可闻及干性或湿性啰音。伴有咽部疼痛时，常提示有链球菌感染。体检发现咽部明显充血和水肿、局部淋巴结肿大且触痛，提示流感病毒和腺病毒感染，腺病毒咽炎可伴有眼结膜炎。

3. 疱疹性咽峡炎

常为柯萨奇病毒A引起，夏季好发。临床表现有明显咽痛、发热，病程约1周。可见咽充血，软腭、腭垂、咽及扁桃体表面有灰白色疱疹和浅表溃疡，周围有红晕。多见于儿童，偶见于成人。

4. 咽结膜热

主要由柯萨奇病毒、腺病毒等引起。常发生于夏季，多与游泳有关，儿童多见。表现为发热、咽痛、畏光、流泪、咽及结合膜明显充血。病程4～6日。

5. 细菌性咽—扁桃体炎

常见为溶血性链球菌感染所致，其次为流感嗜血杆菌、肺炎球菌、葡萄球菌等引起。起病迅速，咽痛明显，畏寒发热，体温可高达39℃以上。检查可见咽部明显充血，扁桃体充血肿大，其表面有黄色点状渗出物，颌下淋巴结肿大、压痛，肺部无异常体征。

本病可并发急性鼻窦炎、中耳炎、急性气管—支气管炎。部分患者可继发心肌炎、肾炎、风湿性关节炎等。

（二）急性气管—支气管炎

起病急，常先有上呼吸道感染的表现，全身症状一般较轻，可有发热，体温38℃左右，多于3～5日降至正常。咳嗽、咳痰为最常见的症状，常为阵发性咳嗽，先为干咳或少量黏液性痰，随后可转为黏液脓性或脓性痰液，痰量增多，咳嗽加剧，偶可痰中带血。咳嗽、咳痰可延续2～3周才消失，如迁延不愈，则可演变为慢性支气管炎。呼吸音常正常，两肺可听到散在干、湿性啰音。

三、辅助检查

1. 血常规检查

病毒感染者白细胞正常或偏低，淋巴细胞占比升高；细菌感染者白细胞计数和中性粒细胞占比增高，可有核左移现象。

2. 病原学检查

可做病毒分离和病毒抗原的血清学检查，确定病毒类型，以区别病毒和细菌感染。做细菌培养及药物敏感试验，可判断细菌类型，并可指导临床用药。

3. 数字 X 线摄影（X 线）检查

胸部 X 线多无异常改变。

四、治疗

1. 对症治疗

选用抗感冒复合剂或中成药减轻发热、头痛，减少鼻、咽充血和分泌物，如对乙酰氨基酚（扑热息痛）、银翘解毒片等。干咳者可选用右美沙芬、喷托维林（咳必清）等；咳嗽有痰可选用复方氯化铵合剂、溴己新（必嗽平），或雾化祛痰。咽痛者可含服喉片或草珊瑚片等。气喘者可用平喘药，如特布他林、氨茶碱等。

2. 抗病毒药物

早期应用抗病毒药有一定疗效，可选用利巴韦林、奥司他韦、金刚烷胺、吗啉胍和抗病毒中成药等。

3. 抗菌药物

如有细菌感染，最好根据药物敏感试验选择有效抗菌药物治疗，常可选用大环内酯类、青霉素类、氟喹诺酮类及头孢菌素类。

五、护理措施

（一）一般护理

注意呼吸道患者的隔离，减少探视，防止交叉感染，患者咳嗽或打喷嚏时应避免对着他人。多饮水，补充足够的热量，给予清淡易消化、富含营养的食物。嘱患者适当卧床休息，特别是在发热期间。部分患者往往因剧烈咳嗽而影响正常的睡眠，可给患者提供容易入睡的休息环境，保持病室空气流通、适当的温度和湿度，周围环境安静，关闭门窗。指导患者运用促进睡眠的方式，如睡前泡脚、听音乐等。必要时可遵医嘱给予镇咳、祛痰或镇静药物。

（二）病情观察

注意疾病流行情况、鼻咽部症状、体征及血常规和 X 线胸片改变。警惕并发症，如耳痛、耳鸣、听力减退、外耳道流脓等提示中耳炎；发热、头痛剧烈，伴脓涕、鼻窦有压痛等提示鼻窦炎；如恢复期出现胸闷、心悸、眼睑水肿、腰酸和关节痛等提示心肌炎、肾炎或风湿性关节炎，应及时就诊。

（三）对症护理

1. 高热护理

密切监测体温，体温超过 37.5℃，应每 4 小时测体温 1 次，注意观察体温过高的早期症状和体征，体温突然升高或骤降时，应随时测量和记录，并及时报告医师。体温 >39℃时，应采取物理降温，如在额头上冷敷湿毛巾、温水擦浴、酒精擦拭、冰水灌肠等。如降温效果不好可遵医嘱选用适当的解热剂进行降温。患者出汗后应及时更换衣服和被褥，保持皮肤的清洁和干燥，并注意保暖。鼓励多饮水。

2. 保持呼吸道通畅

保持呼吸道通畅，清除气管、支气管内分泌物，减少痰液在气管、支气管内的聚积。应指导患者采取舒适的体位，运用深呼吸进行有效咳嗽。注意咳痰情况，如痰的颜色、性状、量、气味及咳嗽的频率及程度。如痰液较多且黏稠，可嘱患者多饮水，或遵医嘱给予雾化吸入治疗，以湿润气道，利于痰液排出。

（四）用药护理

应根据医嘱选用药物，并告知患者药物的作用、可能发生的不良反应和服药的注意事项，按时服药；应用抗生素者，注意观察有无迟发过敏反应发生；对于应用解热镇痛药者注意避免大量出汗引起虚脱等。发现异常及时就诊。

（五）心理护理

急性呼吸道感染预后良好，多数患者于 1 周内康复，仅少数患者可因咳嗽迁延不愈而发展为慢性支气管炎，患者一般无明显心理负担。但如果咳嗽较剧烈，加之伴有发热，可能会影响患者的休息、睡眠，进而影响工作和学习，使患者产生急于缓解咳嗽等症状的焦虑情绪。护理人员应与患者进行耐心、细致的沟通，通过对病情的客观评价，解除患者的心理顾虑，去除不良心理反应，树立治疗疾病的信心。

（六）健康教育

1. 疾病知识指导

指导患者及其家属了解引起疾病的诱发因素及本病的有关知识。机体抵抗力低，易咳嗽、咳痰的患者，寒冷季节或气候骤然变化时，应注意保暖，外出时可戴口罩，避免寒冷空气对气管、支气管的刺激。积极预防和治疗上呼吸道感染，症状改变或加重时应及时就诊。

2. 生活指导

平时应加强耐寒锻炼，增强体质，提高机体免疫力；生活要有规律，避免过度劳累；保持室内空气新鲜、阳光充足；少去人群密集的公共场所；戒烟、禁酒。

（黄　澜）

第二节　支气管扩张

支气管扩张是指直径大于 2 mm 的支气管由于管壁的肌肉和弹性组织破坏引起的慢性异常扩张。主要由于支气管及其周围组织的慢性炎症和支气管阻塞，引起支气管壁肌肉和弹性组织破坏，导致支气管腔扩张和变形。临床上主要表现为慢性咳嗽伴大量脓痰和（或）反复咯血。

婴幼儿麻疹、百日咳、支气管肺炎等感染，是支气管—肺组织感染和阻塞所致的支气管扩张最常见的原因。随着人民生活水平的提高，麻疹、百日咳疫苗的预防接种，以及抗生素的临床应用，使本病的发病率大为降低。

一、临床表现

（一）症状

1. 慢性咳嗽，咳大量脓痰

咳嗽、咳痰与体位改变有关，晨起及晚间卧床改变体位时咳嗽明显、痰量增多。感染急性发作时，黄绿色脓痰明显增加，一日达数百毫升；如有厌氧菌混合感染，痰有恶臭味，呼吸有臭味。

2. 反复咯血

50%～70%的患者反复咯血，量不等，从痰中带血至大咯血，咯血量与病情程度、病变范围不一致。部分患者仅有反复咯血，临床上称为"干性支气管扩张"，常见于结核性支气管扩张，病变多发生在引流良好的上叶支气管，且不易感染。

3. 反复肺部感染

其特征是同一肺段反复发生肺炎并迁延不愈。这是由于扩张的支气管清除分泌物的功能丧失，引流差，所以易于反复发生感染。

4. 全身中毒症状

反复的肺部感染引起全身中毒症状，出现间歇发热或高热、乏力、食欲减退、盗汗、消瘦、贫血等，严重者出现气促或发绀。

（二）体征

早期或干性支气管扩张无异常肺部体征。典型体征是在两肺下方持续存在的粗、中湿啰音，咳嗽、咳痰后啰音可暂时消失，以后又出现。结核引起的支气管扩张，湿啰音多位于肩胛间区，有时可伴哮鸣音。部分慢性患者可出现杵状指（趾）、贫血，肺功能严重下降的患者活动后可出现发绀等。

二、辅助检查

1. 胸部 X 线检查

早期轻者一侧或双侧肺纹理增多、增粗；典型 X 线表现为粗乱肺纹理中有多个不规则的蜂窝状透亮阴影，或沿支气管的卷发状阴影，感染时阴影内出现液平面。

2. 胸部电子计算机断层扫描（CT）检查

显示管壁增厚的柱状扩张，或成串成簇的囊样改变。

3. 支气管造影检查

是诊断支气管扩张的主要依据，可确诊本病，确定病变部位、性质、范围、严重程度，为治疗或手术切除提供重要参考依据。

4. 纤维支气管镜检查

可明确出血、扩张或阻塞部位，还可进行活检、局部灌洗、局部止血，取冲洗液做微生物检查。

5. 实验室检查

继发肺部感染时白细胞总数和中性粒细胞占比增多。痰涂片或培养发现致病菌。

三、治疗

治疗原则是控制呼吸道感染，保持呼吸道引流通畅，处理咯血，必要时手术治疗。

1. 控制感染

是急性感染期的主要治疗措施。急性感染时根据病情、痰培养及药物敏感试验选用合适的抗生素控制感染。

2. 加强痰液引流

痰液引流和抗生素治疗同样重要，可保持气道通畅，减少继发感染和减轻全身中毒症状。主要治疗方法有物理治疗法、药物祛痰法、纤维支气管镜吸痰法等。

3. 手术治疗

适用于病灶范围较局限，全身情况较好，经药物治疗仍有反复大咯血或感染者。根据病变范围行肺段或肺叶切除术，病变范围广泛或伴有严重心、肺功能障碍者不宜手术治疗。

4. 咯血处理

少量咯血给予药物止血；大量咯血常用垂体后叶素缓慢静脉注射，经药物治疗无效者，行支气管动脉造影，根据出血小动脉的定位，注入吸收性明胶海绵或聚乙烯醇栓，或行栓塞止血。

四、护理措施

（一）一般护理

（1）急性感染或病情严重者卧床休息；保持室内空气流通，维持适宜的温度、湿度，注意保暖；使用防臭、除臭剂，消除室内异味。避免到空气污染的公共场所，戒烟，避免接触呼吸道感染患者。

（2）加强营养，摄入总热量以不低于 3 000 kcal/d 为宜，指导患者多进食肉类、蛋类、豆类及新鲜蔬菜、水果等高蛋白、高热量及富含维生素和矿物质的饮食，增强机体抵抗力；高热者给予物理降温，鼓励患者多饮水，保证摄入足够的水分，饮水量在 1.5 ~ 2 L/d，利于痰液稀释，易于咳出。大咯血时应暂禁食。

（二）病情观察

观察患者咳嗽、咳痰的量、颜色、黏稠度及痰液的气味，咳嗽、咳痰与体位的关系；有无咯血，以及咯血的量、性质；有无胸闷、气急、烦躁不安、面色苍白、神色紧张、出冷汗等异常表现，并密切观察患者体温、心率、呼吸、血压的变化，警惕窒息的发生。

（三）体位引流护理

体位引流是利用重力作用促使呼吸道分泌物流入支气管、气管排出体外，有助于排除积痰，减少继发感染和全身中毒症状。对痰多、黏稠而不易排除者，其作用有时不亚于抗生素，具体措施如下。

（1）引流前向患者说明体位引流的目的及操作过程，消除顾虑，取得患者合作。

（2）根据病变部位及患者自身体验，采取相应体位。原则上抬高患肺位置，使引流支气管开口向下，同时辅以拍背，以借重力作用使痰液流出。

（3）引流宜在饭前进行，以免饭后引流导致呕吐。引流每天 1 ~ 3 次，每次 15 ~ 20 分钟，时间安排在早晨起床时、晚餐前及睡前。

（4）引流过程中鼓励患者做深呼吸及有效咳嗽，以利于痰液排出；同时注意观察患者反应，如出现咯血、头晕、发绀、呼吸困难、出汗、疲劳等症状，及时停止。

（5）对痰液黏稠者，先用生理盐水超声雾化吸入或服用祛痰药（氯化铵、溴己新等），以稀释痰液，提高引流效果。

（6）引流完毕，给予清水漱口，去除痰液气味，保持口腔清洁，记录排出的痰量和性质，必要时送检。引流过程中应有护士或家人的协助。

（四）预防咯血窒息的护理

（1）嘱少量咯血患者卧床休息，大咯血者绝对卧床休息，取侧卧位或头侧平卧位，避免窒息。

（2）准备好抢救物品（如吸引器、氧气、气管插管、气管切开包、鼻导管、喉镜、止血药、呼吸兴奋剂、升压药及备血等）。

（3）如果发现患者咯血时突然出现胸闷、气急、发绀、烦躁、神色紧张、面色苍白、冷汗、突然坐起等，应怀疑患者发生了窒息，立即通知医师；同时让患者侧卧取头低脚高位，轻拍背部，协助将血咯出；无效时可直接用鼻导管抽吸，必要时行气管插管或气管切开，以解除呼吸道梗阻。

（4）发生大咯血时，安慰患者，嘱其保持镇静，不能屏气，将血轻轻咯出。

（五）心理护理

以尊重、亲切的态度，多与患者交谈，给予心理支持，帮助患者树立治疗信心，消除紧张、焦虑情绪；发生大咯血时，守护在患者身边，安慰患者，轻声、简要解释病情，减轻患者的紧张情绪，消除恐惧感，告知患者心情放松有利止血，并配合治疗。

（六）健康教育

（1）做好麻疹、百日咳等呼吸道传染性疾病的预防接种工作，积极防治支气管肺炎、肺结核等呼吸道感染；治疗上呼吸道的慢性病灶，如扁桃体炎、鼻窦炎、龋齿等，减少呼吸道反复感染的机会。急性感染期，选用有效的抗生素，防止病情加重。注意口腔清洁卫生，用复方硼酸溶液漱口，一日数次。痰液经灭菌处理或焚烧。

（2）锻炼身体，避免受凉，减少刺激性气体吸入，戒烟。

（3）教会患者体位引流的方法和选择体位的原则，如两上肺叶的病变，选择坐位或头高脚低的卧位；中、下肺叶的病变，选择头低脚高的健侧卧位。体位的选择不宜刻板，患者还可根据自身体验（有利于痰液排除的体位）选择最佳的引流体位。指导患者及其家属掌握有效咳嗽、雾化吸入的方法，观察感染、咯血等症状，以及引流过程中不良反应的处理，一旦症状加重，及时就诊。

（4）向患者说明咯血量的多少与病情程度不一定成正比，咯血时不要惊慌，及时就诊。

（5）对并发肺气肿患者应进行呼吸功能锻炼。

（黄　澜）

第三节 肺炎

肺炎是指终末气道、肺泡和肺间质的炎症，可由病原微生物、理化因素、免疫损伤、过敏及药物所致，是呼吸系统的常见疾病，任何季节都会发病，但冬季和早春多见，任何年龄均有可能被感染。在我国，肺炎发病率及病死率高，尤其是老年人或免疫功能低下者，在各种致死病因中居第5位。随着抗生素的应用和发展，其病死率明显下降，但是，老年人及免疫功能低下者并发肺炎时，其病死率仍较高。临床表现主要有发热、咳嗽、咳痰和呼吸困难等，肺部X线可见炎性浸润阴影。肺炎预后良好，可以恢复原来的结构和功能。

一、临床表现与治疗

（一）肺炎链球菌肺炎

肺炎链球菌肺炎是由肺炎链球菌所引起的肺实质炎症，是最常见的细菌性肺炎，约占社区获得性肺炎的半数。本病以冬季与初春为高发季节，多发生于原先健康的青壮年男性，老年人或婴幼儿呼吸道免疫功能受损或有慢性基础疾病等均易遭受肺炎链球菌侵袭。临床起病急骤，患者有寒战、高热、胸痛、咳嗽和血痰等症状。近年来因抗生素及时广泛的应用，发病率逐渐下降，不典型病例较前增多。

1. 临床表现

（1）症状：典型表现为起病急骤，畏寒、高热，全身肌肉酸痛，体温通常在数小时内升至39~40℃，呈稽留热型。患侧胸痛，可放射至肩部或腹部，咳嗽或深呼吸时加剧。咳嗽，咳痰，痰中带血，典型者咳铁锈色痰。当病变范围广泛时，引起呼吸功能受损，表现为呼吸困难、发绀等。

（2）体征：患者呈急性病容，面颊绯红，鼻翼扇动，皮肤灼热、干燥，口角及鼻甲周围可出现单纯性疱疹；早期肺部无明显异常体征。肺实变时，触觉语颤增强，叩诊浊音，听诊闻及支气管呼吸音，消散期可闻及湿啰音。严重者有发绀、心率过速或心律不齐。

2. 辅助检查

（1）血常规检查：除年老体弱、酗酒、免疫功能低下者白细胞计数可不增高外，其余白细胞计数升高，中性粒细胞占比多在80%以上，伴核左移。

（2）痰液检查：痰涂片发现典型的革兰染色阳性，带荚膜的双球菌或链球菌。

（3）胸部X线检查：早期仅见肺纹理增多，随着病情进展，表现为大片炎性浸润阴影或实变影，在消散期，X线显示炎性浸润逐渐吸收，可有片状区域吸收较快，呈现"假空洞"征。

3. 治疗

（1）早期应用抗生素治疗：首选青霉素G，滴注时每次尽可能在1小时内滴完，以达到有效的血药浓度。青霉素过敏者，可选用红霉素、头孢菌素等。

（2）抗生素治疗时应给予支持治疗及对症治疗，如卧床休息，保证热量、维生素及蛋白质的摄入量，纠正脱水，维持水、电解质平衡。

（3）有感染性休克时按感染性休克治疗方法处理。

（二）肺炎支原体肺炎

肺炎支原体肺炎是由肺炎支原体引起的呼吸道和肺部的急性炎症改变。本病约占非细菌性肺炎的 1/3 以上，或各种原因引起的肺炎的 10%。常于秋冬季节发病。患者以儿童和青年人居多，婴儿有间质性肺炎时应考虑支原体肺炎的可能性。本病经有效治疗多在 2~4 周内痊愈，有严重并发症者可使病程迁延。

1. 临床表现

（1）症状：有咽痛、咳嗽、畏寒、发热、头痛、乏力、肌痛等症状。咳嗽多为阵发性刺激性呛咳，咳少量黏液，发热可持续 2~3 周，体温恢复正常后可能仍有咳嗽。

（2）体征：肺部体征多不明显，一般无肺实变体征，可有局限性呼吸音减低及少量干湿啰音。

2. 辅助检查

血常规白细胞总数正常或稍增高，以中性粒细胞为主；可有红细胞沉降率增快；血清学检查是确诊肺炎支原体感染最常用的检测手段；X 线表现无特征性。

3. 治疗

（1）早期使用适当的抗生素可以减轻症状，缩短疗程至 7~10 天。肺炎支原体肺炎可在 3~4 周自行消散。

（2）治疗首选药物为大环内酯类抗生素，红霉素静脉滴注速度不宜过快，浓度不宜过高，以免引起疼痛及静脉炎。用药疗程不少于 10 天。青霉素或头孢菌素类抗生素无效。

（3）对剧烈呛咳者，应适当给予镇咳药。

（三）军团菌肺炎

军团菌肺炎是由革兰染色阴性嗜肺军团杆菌引起的一种以肺炎为主的全身性疾病，又称军团病，1976 年被确认。该菌存在于水和土壤中，常经供水系统、空调和雾化吸入而被吸入，引起呼吸道感染，可呈小的暴发流行。夏季与初秋为多发季节，常侵及老年人、患有慢性病或免疫功能受损者。

1. 临床表现

（1）症状：开始有倦怠、乏力和低热，1~2 天后出现高热、寒战、肌痛、头痛。呼吸道症状为咳嗽、痰少而黏稠，痰可带血，一般不呈脓性。可伴胸痛，进行性呼吸困难；消化道症状为恶心、呕吐和水样腹泻；严重者有焦虑、感觉迟钝、定向障碍、谵妄等神经及精神症状，并可出现呼吸衰竭、休克和肾功能损害。

（2）体征：20% 的患者可有相对缓脉，肺实变体征，两肺散在干、湿啰音，心率加快，胸膜摩擦音。

2. 辅助检查

血白细胞计数多超过 $10 \times 10^9/L$，中性粒细胞核左移，红细胞沉降率快。动脉血气分析可提示低氧血症。支气管抽吸物、胸腔积液、支气管肺泡灌洗液做革兰染色可以查见细胞内的军团杆菌。

3. 治疗

（1）首选红霉素，用药 2~3 周，必要时可加利福平，或多西环素，疗程 3 周以上，否则易复发。

（2）氨基糖苷类和青霉素、头孢菌素类抗生素对本病无效。

（四）传染性非典型肺炎

传染性非典型肺炎是由 SARS 冠状病毒引起的具有明显传染性、可累及多个系统的特殊肺炎，世界卫生组织（WHO）将其命名为严重急性呼吸综合征（SARS）。主要临床特征为急性起病、发热、干咳、呼吸困难，白细胞不高或降低，肺部有阴影及抗生素治疗无效。本病依据报告病例计算的平均死亡率达 9.3%。人群普遍易感，呈家庭和医院聚集性发病，多见于青壮年，儿童感染率较低。

1. 临床表现

（1）症状：起病急骤，发热，体温常大于 38℃，有寒战、咳嗽、少痰，偶有血丝痰、心悸、气促，甚至呼吸窘迫；伴有肌肉酸痛、头痛、关节痛、乏力和腹泻。患者多无上呼吸道卡他症状。

（2）体征：肺部体征多不明显，部分患者可闻及少许湿啰音，或有肺实变体征。

2. 辅助检查

（1）血液检查：血白细胞计数不升高，或降低，常有淋巴细胞减少，血小板降低。部分患者血清转氨酶、乳酸脱氢酶等升高。

（2）病原学检查：早起用鼻咽部冲洗或吸引物、血、尿、便等标本进行病毒分离和聚合酶链反应（PCR）。平行检测进展期和恢复期双份血清 SARS 病毒特异性 IgM、IgG 抗体，抗体阳转或 4 倍以上升高，具有病原学诊断意义。

（3）胸部 X 线检查：早期无异常，1 周内逐渐出现肺纹理粗乱的间质性改变、斑片状或片状渗出影，典型的改变为磨玻璃影及肺实变影。2~3 天波及一侧肺野或双肺，约半数波及双肺。病灶多在肺中下叶呈外周分布。

3. 治疗

以对症治疗为主，卧床休息，加强营养支持和器官功能保护，酌情静脉输液及吸氧，注意消毒隔离，预防交叉感染；已明确并发细菌感染者，及时选用敏感的抗生素；给予抗病毒药物，如利巴韦林、阿昔洛韦等，发病早期给予奥司他韦有助于减轻发病和症状；重症患者酌情使用糖皮质激素，密切注意其不良反应和 SARS 并发症。出现低氧血症的患者，使用无创机械通气，持续用至病情缓解，效果不佳或出现 ARDS，及时进行有创机械通气治疗。出现休克或多器官功能障碍综合征，应予相应治疗。

二、护理措施

（一）环境

室内阳光充足、空气新鲜，每日定时通风，保持适宜的温湿度。病房环境保持整齐、清洁、安静和舒适并适当限制探视。

（二）休息

急性期卧床休息，尤其对于体温尚未恢复的患者，卧床休息可以减少组织耗氧量，以利于机体组织的修复。卧床休息时，协助患者取半卧位，可增强肺通气量，减轻呼吸困难。应尽量将治疗、检查与护理操作集中进行，避开患者的睡眠和进餐时间，确保患者得到充分的休息。

（三）饮食

高热时，应及时补充营养和水分，给予高热量、高蛋白、高维生素、易消化的流质或半流质饮食。鼓励患者多饮水，每日饮水量在 2 000 mL 以上。高热、暂不能进食者需静脉补液，滴速不宜过快，以免引起肺水肿。有明显麻痹性肠梗阻或胃扩张时，应暂时禁食、禁水，给予胃肠减压，直至肠蠕动恢复。

（四）病情观察

1. 意识状态

肺炎患者若出现烦躁不安或反应迟钝等精神症状时，须警惕休克的发生。

2. 脉搏

脉搏的强度和频率是观察休克的重要依据。脉搏快而弱后往往出现血压下降；脉搏细弱不规则或不能触及，表示血容量不足或心力衰竭。

3. 呼吸

休克患者呼吸浅促，若呼吸深而快常提示代谢性酸中毒。

4. 血压及脉压

早期血压下降，若在 10.6/6.7 kPa（80/50 mmHg）以下，脉压差小，提示严重感染引起毛细血管通透性增加，周围循环阻力增加，心排量减少，有效血容量不足，病情严重。

5. 尿量

是观测休克期病情变化的重要指标，休克严重时常发生尿量减少或无尿。监测每小时尿量和尿比重，准确记录 24 小时出入量。

6. 皮肤、黏膜色泽及温湿度

反映皮肤血液灌注情况，如面、唇、甲床苍白和四肢厥冷，显示血液灌注不足。

7. 痰液

观察痰液的量、颜色和气味。如肺炎链球菌肺炎呈铁锈色痰，克雷伯杆菌肺炎典型痰液为砖红色胶冻状，厌氧菌感染者痰液多有恶臭味等。

8. 其他

监测血白细胞计数和分类计数、动脉血气分析结果。

（五）高热护理

（1）寒战时注意保暖，及时添加被褥，使用热水袋时防止烫伤，一般寒战可持续半小时左右，此期禁止物理降温。

（2）高热时，应给予物理降温，如酒精擦浴、冰袋、冰帽等方法，物理降温的同时，要注意保暖，如足底置热水袋保暖。高热持续不退者，遵医嘱给予解热镇痛药物。

（3）大量出汗者应及时更换衣服和被褥，协助擦汗，避免着凉，并注意保持皮肤的清洁干燥。

（4）做好口腔护理：高热使唾液分泌减少，口腔黏膜干燥，同时机体抵抗力下降，易引起口唇干裂、口唇疱疹、口腔炎症及溃疡。因此，应做好口腔护理，协助患者漱口或用漱口液清洁口腔，口唇干裂可涂润滑油保护。

（5）卧床休息，以减轻头痛、乏力、肌肉酸痛症状。

（6）高热伴烦躁不安者，应注意安全护理，防止摔伤，必要时，应用约束带。

（六）保持呼吸道通畅

指导患者进行有效咳嗽，协助排痰，采取翻身、拍背、雾化吸入等措施。对痰量较多且不易咳出者，遵医嘱应用祛痰剂。协助患者取半卧位休息，以增强肺通气量，减轻呼吸困难。有气急发绀者，应给予氧气吸入，流量为 2～4 L/min。

（七）胸痛护理

应采取患侧卧位，也可在呼气状态下用宽胶布固定胸廓，降低呼吸幅度而减轻痛苦，必要时遵医嘱给予止痛药。早期干咳而胸痛明显者，遵医嘱使用镇咳剂治疗以减轻疼痛。

（八）休克型肺炎的观察和护理

（1）将患者安置在监护室，专人护理。取抬高头胸部约20°，抬高下肢约30°的仰卧中凹位，以利于呼吸和静脉血回流，增加心排出量。尽量减少搬动，并注意保暖。

（2）迅速建立两条静脉通路，遵医嘱给予扩充血容量、纠正酸中毒、应用血管活性药物和糖皮质激素等抗休克治疗及应用抗生素抗感染治疗，恢复正常组织灌注，改善微循环功能。

1）扩充血容量：扩容是抗休克的最基本措施。一般先输低分子右旋糖酐，以迅速扩充血容量、降低血黏稠度、防止弥散性血管内凝血（DIC）的发生；继之输入5%葡萄糖盐水、复方氯化钠注射液、葡萄糖注射液等。输液速度应先快后慢，输液量宜先多后少，可在中心静脉压的监测下决定补液的量和速度。扩容治疗要求达到比较理想的效果：收缩压大于90 mmHg（12.0 kPa），脉压大于 30 mmHg（4.0 kPa）。中心静脉压不超过 0.98 kPa；尿量多于30 mL/h；脉率少于100 次/分；患者口唇红润、肢端温暖。

2）纠正酸中毒：常用5%碳酸氢钠溶液静脉滴注。纠正酸中毒可以增强心肌收缩力，改善微循环。

3）使用血管活性药物：在补充血容量和纠正酸中毒后，末梢循环仍无改善时可应用血管活性药物，如多巴胺、酚妥拉明、间羟胺等。血管活性药物应由单独一路静脉输入，并随时根据血压的变化来调整滴速。滴注多巴胺时，注意药液不得外渗至组织中，以免引起局部组织缺血坏死。

4）抗感染治疗：应早期使用足量有效的抗生素，重症患者常需联合用药并经静脉给药。用药过程中，要注意观察疗效和不良反应，发现异常及时报告并处理。

5）糖皮质激素的应用：病情严重，经上述药物治疗仍不能控制者，可使用糖皮质激素，以解除血管痉挛，改善微循环，稳定溶酶体膜，以防酶的释放，从而达到抗休克的作用。常用氢化可的松、地塞米松加入葡萄糖注射液中静脉滴注。

（九）心理护理

以通俗易懂的语言耐心讲解疾病的知识，各种检查、治疗和护理的目的。特别是对于休克型肺炎患者，及时与患者及其家属进行沟通，减轻其心理负担，使患者能够积极配合治疗。

（十）健康教育

1. 疾病相关知识宣教

讲解肺炎的病因和诱因，指导患者避免受凉、淋雨、吸烟、酗酒和防止过度疲劳。有皮肤痈、疖、伤口感染、毛囊炎、蜂窝织炎时及时治疗，尤其是免疫功能低下者和慢支、支气管扩张者。

2. 自我护理与疾病监测指导

慢性病、年老体弱、长期卧床者，应注意经常改变体位，翻身、拍背，咳出气道痰液，有感染征象时及时就诊。

3. 饮食与活动指导

增加营养的摄入，保证充足的休息时间，劳逸结合，生活有规律。积极参加体育锻炼，增强体质，防止感冒。

4. 用药指导

指导患者遵医嘱按时服药，了解肺炎治疗药物的疗效、用法、疗程、不良反应，防止自行停药或减量，定期随访。

（刘俊梅）

第四章

循环系统疾病护理

第一节　高血压

高血压是一种以动脉压升高为主要特征，同时伴有心、脑、肾、血管等靶器官功能性或器质性损害以及代谢改变的全身性疾病。我国目前采用的高血压诊断标准是《2005 年中国高血压诊治指南》，是在未用抗高血压药情况下，收缩压 ≥140 mmHg 和（或）舒张压 ≥90 mmHg，按血压水平将高血压分为 3 级。收缩压 ≥140 mmHg 和舒张压 <90 mmHg 单列为单纯性收缩期高血压。患者既往有高血压史，目前正在用抗高血压药，血压虽然低于140/90 mmHg，也应该诊断为高血压（见表 4-1）。

表 4-1　高血压诊断标准

类别	收缩压（mmHg）	舒张压（mmHg）
正常血压	<120	<80
正常高值	120～139	80～89
高血压	≥140	≥90
1 级高血压（轻度）	140～159	90～99
2 级高血压（中度）	160～179	100～109
3 级高血压（重度）	≥180	≥110
单纯收缩期高血压	≥140	<90

注：若患者的收缩压与舒张压分属不同的级别时，以较高的分级为准；单纯收缩期高血压也可按照收缩压水平分为1、2、3 级。

临床上高血压见于两类疾病：第一类为原发性高血压，又称高血压病，是一种以血压升高为主要临床表现而病因尚不明确的独立疾病（占所有高血压患者的 90% 以上）；第二类为继发性高血压，又称症状性高血压，这类疾病病因明确，高血压是该疾病的临床表现之一，血压可暂时性或持续性升高，如继发于急慢性肾小球肾炎、肾动脉狭窄等肾疾病之后的肾性高血压；继发于嗜铬细胞瘤等内分泌疾病之后的内分泌性高血压；继发于脑瘤等疾病之后的神经源性高血压等。下面主要介绍原发性高血压。

一、病因和发病机制

（一）病因

高血压的病因尚未完全明了，可能与下列因素有关。

1. 遗传因素

调查表明，60%左右的高血压患者均有家族史，但遗传的方式未明。某些学者认为属单基因常染色体显性遗传，但也有学者认为属多基因遗传。

2. 环境因素

包括饮食习惯（如饮食中热能过高以至于肥胖或超重，高盐饮食等）、职业、噪声、吸烟、气候改变、微量元素摄入不足和水质硬度等。

3. 神经及精神因素

缺少运动或体力活动，精神紧张或情绪创伤与本病的发生有一定的关系。

（二）发病机制

有关高血压发病原理的学说较多，包括精神及神经源学说、内分泌学说、肾源学说、遗传学说以及钠盐摄入过多学说等。各种学说各有其根据，综合起来认为高级神经中枢功能失调在发病中占主导地位，体液、内分泌因素、肾脏以及钠盐摄入过多也参与本病的发病过程。

外界环境的不良刺激以及某些不利的内在因素，引起剧烈、反复、长期的精神紧张和情绪波动，导致大脑皮质功能障碍和下丘脑神经内分泌中枢功能失调，通过下列4条途径促使周围小动脉痉挛，进而引发高血压。①皮质下血管舒缩中枢形成了以血管收缩神经冲动占优势的兴奋灶，引起细小动脉痉挛，外周血管阻力增加，血压增高。②大脑皮质功能失调可引起神经垂体释放更多的血管升压素，后者可直接引起小动脉痉挛，也可通过肾素—醛固酮系统，引起钠潴留，进一步促使小动脉痉挛。③大脑皮质功能失调也可引起垂体前叶促肾上腺皮质激素（ACTH）和肾上腺皮质激素分泌增加，促使钠潴留。④大脑皮质功能失调还可引起肾上腺髓质激素分泌增多，后者可直接引起小动脉痉挛，也可通过增加心排血量进一步加重高血压。

二、临床表现

（一）一般表现

大多数高血压患者在血压升高早期仅有轻微的自觉症状，如头痛、头晕、失眠、耳鸣、烦躁、工作和学习精力不易集中，容易疲劳等。

（二）并发症表现

疼痛或出现颈背部肌肉酸痛紧张感。血压持久升高可导致心、脑、肾、血管等靶器官受损的表现。当出现心慌、气促、胸闷、心前区疼痛时表明心脏受累；出现尿频、多尿、尿液清淡时表明肾脏受累；如果高血压患者突然出现神志不清、呼吸深沉不规则、大小便失禁等提示可能发生脑出血；如果逐渐出现一侧肢体活动不利、麻木甚至麻痹应当怀疑是否有脑血栓的形成。

（三）高血压危险度分层

根据心血管危险因素和靶器官受损的情况，高血压分层如下。

1. 低危组

男性年龄 <55 岁、女性年龄 <65 岁，高血压 1 级，无其他危险因素者，属低危组。典型情况下，10 年随访中患者发生主要心血管事件的危险 <15%。

2. 中危组

高血压 2 级或 1~2 级同时有 1~2 个危险因素，患者应是否给予药物治疗，开始药物治疗前应经多长时间的观察，医生需十分缜密地判断。典型情况下，该组患者随后 10 年内发生主要心血管事件的危险为 15%~20%，若患者属高血压 1 级，兼有一种危险因素，10 年内发生心血管事件的危险约 15%。

3. 高危组

高血压水平属 1 级或 2 级，兼有 3 种或更多危险因素，兼患糖尿病或靶器官损害或高血压水平属 3 级但无其他危险因素患者属高危组。典型情况下，他们随后 10 年间发生主要心血管事件的危险为 20%~30%。

4. 很高危组

高血压 3 级同时有 1 种以上危险因素或兼患糖尿病或靶器官损害，或高血压 1~3 级并有临床相关疾病。典型情况下，随后 10 年间发生主要心血管事件的危险 ≥30%，应迅速开始最积极的治疗。

（四）三种特殊类型高血压

1. 高血压危象

在高血压疾病发展过程中，因为劳累、紧张、精神创伤、寒冷所诱发，出现烦躁不安、心慌、多汗、手足发抖、面色苍白、异常兴奋等临床表现，可伴有心绞痛、心力衰竭，也可伴有高血压脑病的临床表现。血压升高以收缩压为主，收缩压往往 >200 mmHg。

2. 高血压脑病

在高血压疾病发展过程中，因为劳累、紧张、情绪激动等诱发，急性脑血液循环障碍，引起脑水肿和颅内压增高，出现头痛、呕吐、烦躁不安、心跳慢、视物模糊、意识障碍甚至昏迷等临床表现。血压升高以舒张压为主，舒张压往往 >120 mmHg。

3. 恶性高血压

又称急进性高血压，是指舒张压和收缩压均显著增高，病情进展迅速，常伴有视网膜病变，多见于青年人，常常出现头晕、头痛、视物模糊、心慌、气短、体重减轻等临床表现，舒张压常 >130 mmHg，易并发心、脑、肾等重要脏器的严重并发症，短时间内可因肾衰竭而死亡。

三、治疗

（一）药物治疗

临床上常用的降压药物主要有 6 大类：利尿药、α 受体阻断药、钙通道阻滞药（CCBs）、血管紧张素转换酶抑制药（ACEI）、β 受体阻断药以及血管紧张素 Ⅱ 受体拮抗药（ARBs）。临床试验结果证实几种降血压药物，均能减少高血压并发症。

1. 治疗目标

抗高血压治疗的最终目标是减少心血管和肾脏疾病的发病率和病死率。多数高血压患者，特别是 50 岁以上的患者 SBP 达标时，DBP 也会达标，治疗重点应放在 SBP 达标上。普通高血压患者降至 140/90 mmHg 以下，糖尿病、肾病等高危患者降压目标是 <130/80 mmHg，老年高血压患者的收缩压降至 150 mmHg 以下。

需要说明的是，降压目标是 140/90 mmHg 以下，而不仅仅是达到 140/90 mmHg。如患者耐受，还可进一步降低，如对年轻高血压患者可降至 130/80 mmHg 或 120/80 mmHg。

2. 治疗原则

高血压的治疗应全面考虑患者的血压升高水平、并存的危险因素、临床情况，以及靶器官损害，确定合理的治疗方案。对不同危险等级的高血压患者应采用不同的治疗原则。选择抗高血压药物时应考虑对其他伴随疾病存在有利和不利的影响。

（1）潜在的有利影响：噻嗪类利尿药有助于延缓骨质疏松患者的矿物质脱失。β 受体阻断药可治疗心房快速房性心律失常或心房颤动，偏头痛，甲亢（短期应用），特发性震颤或手术期高血压。CCBs 治疗雷诺综合征和某些心律失常。α 受体阻断药可治疗前列腺疾病。

（2）潜在的不利影响：噻嗪类利尿药慎用于痛风或有明显低钠血症的患者。β 受体阻断药禁用于哮喘、反应性气道疾病、二度或三度心脏传导阻滞。ACEI 和 ARBs 不适用于准备怀孕的妇女，禁用于孕妇。ACEI 不适用于有血管性水肿病史的患者。醛固酮拮抗药和保钾利尿药会导致高钾血症，应避免用于服药前血清钾超过 5.0 mEq/L 的患者。

3. 治疗的有效措施

（1）降低高血压患者的血压水平是预防脑卒中及冠心病的根本，只要降低高血压患者的血压水平，就对患者有益处。

（2）由于大多数高血压患者需要两种或以上药物联合应用才能达到目标血压，故提倡小剂量降压药的联合应用或固定剂量复方制剂的应用。

（3）利尿药、β 受体阻断药、ACE 抑制药、钙通道阻滞药、血管紧张素受体拮抗药及小剂量复方制剂均可作为初始或维持治疗高血压的药物。

（4）推荐应用每日口服 1 次，降压效果维持 24 小时的降压药，强调长期有规律的抗高血压治疗，达到有效、平稳、长期控制的要求。

（二）非药物治疗

非药物治疗是高血压的基础治疗，主要通过改善不合理的生活方式，减低危险因素水平，进而使血压水平下降。对 1 级高血压患者，仅通过非药物治疗就有可能使血压降至正常水平。对于必须接受药物治疗的 2、3 级高血压患者，非药物治疗可以提高药物疗效，减少药物用量，从而降低药物的不良反应，减少治疗费用（表 4-2）。

表 4-2　防治高血压的非药物措施

措施	目标	收缩压下降范围
减重	减少热量，膳食平衡，增加运动，BMI 保持在 20～24 kg/m²	5～20 mmHg/减重 10 kg
膳食限盐	北方首先将每人每日平均食盐量降至 8 g，以后再降至 6 g，南方可控制在 6 g 以下	2～8 mmHg

措施	目标	收缩压下降范围
减少膳食脂肪	总脂肪＜总热量的30％，饱和脂肪＜10％，增加新鲜蔬菜每日400～500 g，水果100 g，肉类50～100 g，鱼虾类50 g，蛋类每周3～4枚，奶类每日250 g，食油每日20～25 g，少吃糖类和甜食	—
增加及保持适当体力活动	一般每周运动3～5次，每次持续20～60分钟。如运动后自我感觉良好，且保持理想体重，则表明运动量和运动方式合适	4～9 mmHg
保持乐观心态，提高应激能力	通过宣教和咨询，提高人群自我防病能力。提倡选择适合个体的体育、绘画等文化活动，增加老年人社交机会，提高生活质量	—
戒烟、限酒	不吸烟；不提倡饮酒，如饮酒，男性每日饮酒精量不超过25 g，即葡萄酒小于100～150 mL（相当于2～3两），或啤酒小于250～500 mL（相当于0.5～1斤），或白酒小于25～50 mL（相当于0.5～1两）；女性则减半量，孕妇不饮酒。不提倡饮高度烈性酒。高血压及心脑血管病患者应尽量戒酒	2～4 mmHg

注：BMI，体重指数＝体重/身高^2（kg/m^2）。

（三）特殊人群高血压治疗

1. 老年高血压

65岁以上的老年人中2/3以上有高血压，老年人降压治疗强调平缓降压，应给予长效制剂，对可耐受者血压应尽可能降至140/90 mmHg以下，但舒张压不宜低于60 mmHg，否则是预后不佳的危险因素。

2. 糖尿病

常合并血脂异常、直立性低血压、肾功能不全、冠心病，选择降压药应兼顾或至少不加重这些异常。

3. 冠心病

高血压合并冠心病的患者发生再次梗死或猝死的机会要高于不合并高血压的冠心病患者，它们均与高血压有直接关系，应积极治疗。研究显示，伴有冠心病的高血压患者，不论选用β受体阻断药还是钙通道阻滞药，作为控制血压的一线药物，最后结果是一样的。

4. 脑血管病

对于病情稳定的非急性期脑血管病患者，血压水平应控制在140/90 mmHg以下。急性期脑血管病患者另作别论。

5. 肾脏损害

血肌酐＜221 μmol/L，首选ACEI，因其对减少蛋白尿及延缓肾病变进展有利；血肌酐＞265 μmol/L应停用ACEI，可选择钙通道阻滞药、α受体阻断药、β受体阻断药。伴有肾脏损害或有蛋白尿的患者（24小时蛋白尿＞1 g），控制血压宜更严格。

6. 妊娠高血压

因妊娠早期的血管扩张作用，在妊娠20周前，轻度高血压患者不需药物治疗，从16周至分娩通常使用的较为安全的药物包括：甲基多巴、β受体阻滞药、肼屈嗪（短期），降低所有的心血管危险因素，停止吸烟。改变生活方式产生的效果与量和时间有关，某些人的效果更好。

四、护理措施

（一）头痛的护理

（1）评估患者头痛的情况，如头痛程度（长海痛尺）、持续时间，是否伴有恶心、呕吐、视物模糊等症状。

（2）尽量减少或避免引起或加重头痛的因素，保持病室环境安静，减少探视，护理人员做到操作轻、说话轻、走路轻、关门轻，保证患者有充足的睡眠。

（3）向患者讲解引起头痛的原因，嘱患者合理安排工作和休息，避免劳累、精神紧张、情绪激动等，戒烟、禁酒。

（4）指导患者放松的技巧，如听轻音乐、缓慢呼吸等。

（5）告知患者控制血压稳定和坚持长期、规律服药的重要性，加强患者的服药依从性。

（二）活动无耐力的护理

（1）告知患者引起乏力的原因，尽量减少增加心脏负担的因素，如剧烈活动等。

（2）评估患者心功能状态，评估患者活动情况，根据患者心功能情况制订合理的活动计划。督促患者坚持动静结合，循序渐进增加活动量。

（3）嘱患者一旦出现心慌、呼吸困难，胸闷等情况应立即停止活动，保证休息，并一次作为最大活动量的指征。

（三）受伤危险的护理

（1）警惕急性低血压反应，避免剧烈运动、突然改变体位，改变体位时动作应缓慢，特别是夜间起床时；服药后不要站立太久，因为长时间的站立会使腿部血管扩张，血流增加，导致脑部供血不足；避免用过热的水洗澡，防止周围血管扩张导致晕厥。

（2）如出现晕厥、恶心、乏力时应立即平卧，头低足高位，促进静脉回流，增加脑部的血液供应。上厕所或外出应有人陪伴，若头晕严重应尽量卧床休息，床上大小便。

（3）避免受伤，活动场所应灯光明亮，地面防滑，厕所安装扶手，房间应减少障碍物。

（4）密切检测血压的变化，避免血压过高或过低。

（四）治疗方案无效的护理

（1）告知患者按时服药的重要性，不能血压正常时就自行停药。

（2）嘱患者定期门诊随访，监测血压控制情况。

（3）坚持服药的同时还要注意观察药物的不良反应，如使用利尿药时应注意监测血钾水平，防止低血钾；用β受体阻断药应注意其抑制心肌收缩力、心动过缓、支气管痉挛、低血糖等不良反应；使用血管紧张素转换酶抑制药应注意头晕、咳嗽、肾功能损害等不良反应。

（五）高血压危重症的护理

（1）患者应进入加强监护室，绝对卧床休息，避免一切不良刺激，保证良好的休息环境。持续监测血压和尽快应用适合的降压药。

（2）安抚患者，做好心理护理，严密观察患者病情变化。

（3）迅速减压，静脉输注降压药，1 小时使平均动脉血压迅速下降但不超过 25%，在以后的 2~6 小时内血压降至 100~110/60 mmHg。血压过度降低可引起肾、脑或冠脉缺血。如果这样的血压水平可耐受和临床情况稳定，在以后 24~48 小时逐步降低血压达到正常水平。

（4）急症常用降压药有硝普钠（静脉）、尼卡地平、乌拉地尔、二氮嗪，肼屈嗪、拉贝洛尔、艾司洛尔、酚妥拉明等。用药时注意效果以及有无不良反应，如静滴硝酸甘油等药物时应注意监测血压变化。

（5）向患者讲明遵医嘱按时服药，保证血压稳定的重要性，争取患者及其家属的配合。

（6）告知患者如出现血压急剧升高、剧烈头痛、呕吐等不适及时来院就诊。

（7）协助生活护理，勤巡视病房，勤询问患者的生活需要。

（六）饮食的护理

在利尿药及其他降压药问世以前，高血压的治疗主要以饮食治疗为主，随着药物学的发展，饮食治疗逐渐降至次要地位。然而近年来关于高血压病因和发病机制的研究促使人们重新评价营养在本病防治中的重要作用。其主要原因是由于：第一，高血压作为一种常见病，其发生与环境因素，特别是营养因素密切相关；第二，现有的各种降压药均有一定的不良反应，而营养治疗不仅具有一定的疗效，而且合乎生理，因此更适于大规模人群的防治。

1. 营养因素在高血压防治中的作用

（1）钠和钾的摄入与高血压的发病和防治有关。首先，流行病学的大量资料表明，高血压的发病率与居民膳食中钠盐摄入量呈显著正相关；其次，临床观察发现，不少轻度高血压患者，只需中度限制钠盐摄入，即可使其血压降至正常范围。即使是重度或顽固性高血压患者，低盐饮食也可增加药物疗效，减少用药剂量；最后，动物实验表明，钠盐摄入过多可使小鸡和大鼠形成高血压，血压增高的程度与摄盐量成正比。进一步研究还表明，钠盐对血压的影响与遗传因素有关。通过近亲交配所产生的对盐敏感的大鼠，即使喂饲钠盐不高的饲料，也可发生高血压。钠盐摄入过多引起高血压的机制尚未明了，认为可能与细胞外液扩张，心排血量增加，组织过分灌注，以至于造成周围血管阻力增加和血压增高。有人发现高血压患者小动脉中每单位干重所含钠盐较正常人为高，这可使动脉壁增厚、血管阻力增加，也可使血管的舒缩性发生改变。

钾不论动物实验还是人体观察均提示其能对抗钠所引起的不利作用。临床观察表明，氯化钾可使血压呈规律性下降，而氯化钠则可使之上升。

（2）水质硬度和微量元素。软水地区高血压的发病率较硬水地区为高，这可能与微量元素镉有关。动物实验已证明，镉可引起大鼠高血压，而用镉的螯合剂则可使其逆转。上海市高血压研究所发现不论健康人或高血压患者的血压增高与血中镉含量的对数呈正相关。锌具有对抗镉的作用，其含量降低可使血压升高。另外，也有报道提到镁对高血压患者有扩张血管作用，能使大多数类型患者的心排血量增加。

（3）其他因素。包括热能、蛋白质、糖类和脂肪等也与本病的发生和防治有一定的关系。

2. 防治措施

（1）限制钠盐摄入。健康成人每天钠的需要量仅为 200 mg（相当于 0.5 g 食盐）。WHO建议每人每日食盐量不超过 6 g。我国膳食中约 80% 的钠来自烹调或含盐高的腌制品，因此限盐首先要减少烹调用盐及含盐高的调料，少食各种咸菜及盐腌食品。根据 WHO 的建议，北方居民应减少日常用盐一半，南方居民减少 1/3。

（2）减少膳食脂肪，补充适量优质蛋白质。有流行病学资料显示，即使不减少膳食中的钠和不减重，如果将膳食脂肪控制在总热量 25% 以下，P/S 比值维持在 1，连续 40 天可使男性 SBP 和 DBP 下降 12%，女性下降 5%。有研究表明每周吃鱼 4 次以上与不吃鱼相比，冠心病发病率减少 28%。

建议改善动物性食物结构，减少含脂肪高的猪肉，增加含蛋白质较高而脂肪较少的禽类及鱼类。蛋白质占总热量 15% 左右，动物蛋白占总蛋白质 20%。蛋白质质量依次为：奶、蛋；鱼、虾；鸡、鸭；猪、牛、羊肉；植物蛋白，其中豆类最好。

（3）注意补充钾和钙。研究资料表明钾与血压呈明显负相关，中国膳食低钾、低钙，因此要增加含钾多、含钙高的食物，如绿叶菜、鲜奶、豆类制品等。这一点在使用利尿药，特别是当血钾含量偏低时尤为重要。

（4）多吃蔬菜和水果。增加蔬菜或水果摄入，减少脂肪摄入可使 SBP 和 DBP 有所下降。素食者比肉食者有较低的血压，其降压的作用可能基于水果、蔬菜、食物纤维和低脂肪的综合作用。人类饮食应以素食为主，适当摄入肉类最理想。

（5）限制饮酒。尽管有研究表明非常少量饮酒可能减少冠心病发病的危险，但是饮酒和血压水平及高血压患病率之间却呈线性相关。大量饮酒可诱发心脑血管事件发作，因此不提倡用少量饮酒预防冠心病，提倡高血压患者戒酒，因饮酒可增加服用降压药物的耐药性。如饮酒，建议每日少量，男性饮酒的酒精不超过 25 g，即葡萄酒 < 150 mL，或啤酒 < 500 mL，或白酒 < 50 mL；女性则减半量，孕妇不饮酒。不提倡饮高度烈性酒。WHO 对酒的新建议是越少越好。

（七）心理护理

1. 评估患者

通过问诊了解患者的家庭、社会、文化状况及行为，分析患者的心理，向患者解释造成高血压最主要的原因及疾病转归，再向患者说明高血压可以控制，甚至可以治愈，从而增强患者战胜疾病的信心。

2. 克服心理障碍

针对中年高血压患者存在的不良心理进行施护。①麻痹大意心理：自以为年轻，身强力壮，采取无所谓的态度。针对这种心理首先要唤起患者对疾病的重视，使之认识到防治高血压的重要性，在调养方法和注意事项上给予正确的引导，使之配合医师治疗，同时给患者制订个体化健康教育计划，并调动家属参与治疗活动，配合医护完成治疗任务，使之早日康复。②焦虑、紧张、恐惧心理：一些患者认为得了高血压就是终身疾病，而且会得心脑血管病，久之产生焦虑恐惧心理。采取的措施是暗示诱导，应诱导患者使其注意力从一个客体转移到另一个客体，从而打破原来心理上存在的恶性循环，保持乐观情绪，轻松愉快地接受治疗，以达到防病治病的目的。

（八）正确测量血压的护理

血压测量是诊断高血压及评估其严重程度的主要手段，目前主要用以下 3 种方法。

1. 诊所血压

是目前临床诊断高血压和分级的标准方法，由医护人员在标准条件下按统一的规范进行测量。具体要求如下。

（1）选择符合计量标准的水银柱血压计或者经国际标准（BHS 和 AAMD）检验合格的电子血压计进行测量。

（2）使用大小合适的袖带，袖带气囊至少应包裹80% 上臂。大多数人的臂围25 ~ 35 cm，应使用长35 cm、宽12 ~ 13 cm 规格气囊的袖带；肥胖者或臂围大者应使用大规格袖带；儿童使用小规格袖带。

（3）被测量者至少安静休息5 分钟，在测量前30 分钟内禁止吸烟或饮咖啡，排空膀胱。

（4）被测量者取坐位，最好坐靠背椅，裸露右上臂，上臂与心脏处在同一水平。如果怀疑外周血管病，首次就诊时应同时测量左、右上臂血压。特殊情况下可以取卧位或站立位。老年人、糖尿病患者及出现直立性低血压情况者，应加测直立位血压。直立位血压应在卧位改为直立位后1 分钟和5 分钟时测量。

（5）将袖带缚于被测者的上臂，袖带的下缘应在肘弯上2.5 cm，松紧适宜。将听诊器探头置于肱动脉搏动处。

（6）测量时快速充气，使气囊内压力达到桡动脉搏动消失后再升高30 mmHg（4.0 kPa），然后以恒定的速率（2 ~ 6 mmHg/s）缓慢放气。在心率缓慢者，放气速率应更慢一些。获得舒张压读数后，快速放气至零。

（7）在放气过程中仔细听取柯氏音，观察柯氏音第 I 时相（第一音）和第 V 时相（消失音）水银柱凸面的垂直高度。收缩压读数取柯氏音第 I 时相，舒张压读数取柯氏音第 V 时相。<12 岁儿童、妊娠妇女、严重贫血、甲状腺功能亢进、主动脉瓣关闭不全及柯氏音不消失者，以柯氏音第Ⅳ时相（变音）为舒张压。

（8）血压单位在临床使用时用毫米汞柱（mmHg），在我国正式出版物中注明毫米汞柱与千帕斯卡（kPa）的换算关系，1 mmHg = 0.133 kPa。

（9）应相隔1 ~ 2 分钟重复测量，取2 次读数的平均值记录。如果收缩压或舒张压的2 次读数相差5 mmHg 以上，应再次测量，取3 次读数的平均值记录。

2. 自测血压

（1）对于评估血压水平及严重程度，评价降压效应，改善治疗依从性，增强治疗的主动参与，自测血压具有独特优点。而且无白大衣效应，可重复性较好。目前，患者家庭自测血压在评价血压水平和指导降压治疗上已经成为诊所血压的重要补充。然而，对于精神焦虑或根据血压读数常自行改变治疗方案的患者，不建议自测血压。

（2）推荐使用符合国际标准的上臂式全自动或半自动电子血压计，正常上限参考值为135/85 mmHg。应注意患者向医生报告自测血压数据时可能有主观选择性，即报告偏差，患者有意或无意选择较高或较低的血压读数向医师报告，影响医师判断病情和修改治疗。有记忆存储数据功能的电子血压计可克服报告偏差。血压读数的报告方式可采用每周或每月的平均值。家庭自测血压往往低于诊所血压，所以家庭自测血压135/85 mmHg 相当于诊所血压140/90 mmHg。对血压正常的人建议定期测量血压(20 ~ 29 岁，每2 年测1 次；30 岁以上每年至少1 次)。

3. 动态血压

（1）动态血压监测能提供日常活动和睡眠时的血压情况：动态血压监测提供评价在无

靶器官损害的情况下（白大衣效应）高血压的可靠证据，也有助于评估明显耐药的患者，抗高血压药物引起的低血压综合征，阵发性高血压以及自主神经功能失调。动态血压测值常低于诊所血压测值。通常高血压患者清醒时血压≥135/85 mmHg，睡眠时≥120/75 mmHg。动态血压监测值与靶器官损害的相关性优于诊所血压。动态血压监测能提供血压升高占测量总数的百分比、整体血压负荷及睡眠时血压降低的程度。大多数人在夜间血压下降10%～20%，如果不存在这种血压下降现象，则其发生心血管事件的危险会增加。

（2）动态血压测量应使用符合国际标准的监测仪。动态血压的正常值推荐以下国内参考标准：24小时平均值＜130/80 mmHg，白昼平均值＜135/85 mmHg，夜间平均值＜125/75 mmHg。正常情况下，夜间血压均值比白昼血压值低10%～15%。

（3）动态血压监测在临床上可用于诊断白大衣性高血压、隐蔽性高血压、顽固难治性高血压、发作性高血压或低血压，评估血压升高严重程度，但是目前主要仍用于临床研究，例如评估心血管调节机制、预后意义、新药或治疗方案疗效考核等，不能取代诊所血压测量。

（4）动态血压测量时应注意以下问题。①测量时间。一般设定为每30分钟测1次，可根据需要而设定所需的时间间隔。②指导患者日常活动，避免剧烈运动。测血压时患者上臂要保持伸展和静止状态。③若首次检查由于伪迹较多而使读数＜80%的预期值，应再次测量。④可根据24小时平均血压，日间血压或夜间血压进行临床决策参考，但倾向于应用24小时平均血压。

（九）适量运动的护理

1. 运动的作用

运动除了可以促进血液循环、降低胆固醇生成外，还能增强肌肉、骨骼，减少关节僵硬的发生，并且能增加食欲，促进肠胃蠕动，预防便秘，改善睡眠。

2. 运动的形式

最好养成持续运动的习惯，对中老年人应包括有氧、伸展及增强肌力练习3类，具体项目可选择步行、慢跑、太极拳、门球、气功等。

3. 运动强度的控制

每个参加运动的人特别是中老年人和高血压患者在运动前最好了解一下自己的身体状况，以决定自己的运动种类、强度、频度和持续运动时间。运动强度必须因人而异，按科学锻炼的要求，常用运动强度指标可用运动时最大心率达到180（或170）减去年龄，如50岁人运动心率为120～130次/分，如果求精确则采用最大心率的60%～85%作为运动适宜心率，需在医师指导下进行。运动频度一般要求每周3～5次，每次持续20～60分钟即可，可根据运动者身体状况和所选择的运动种类以及气候条件等而定。

（十）用药护理

1. 减药

高血压患者一般须终身治疗。患者确诊为高血压后若自行停药，其血压（或迟或早）终将回复到治疗前水平。但患者的血压若长期控制，可以试图小心、逐步地减少服药数或剂量，尤其是认真地进行非药物治疗，密切地观察改进生活方式进度和效果的患者。患者在试行这种"逐步减药"时，应十分仔细地监测血压。

2. 记录

一般高血压患者的治疗时间长达数十年，治疗方案会有多次变换，包括药物选择。建议患者详细记录其用过的治疗药物及疗效，医生则更应为经手治疗的患者保存充分的记录，随时备用。

3. 药物剂量调整

对大多数非重症或急症高血压，除了要寻找其最小有效耐受剂量药物，降压也不宜太快。开始给小剂量药物，经1个月后，如疗效不够而不良反应少或可耐受，可增加剂量；如出现不良反应不能耐受，则改用另一类药物。随访期间血压的测量应在每天的同一时间，对重症高血压，须及早控制其血压，可以较早递增剂量和合并用药。随访时除患者主观感觉外，还要做必要的化验检查，以了解靶器官状况和有无药物不良反应。对于非重症或急症高血压，经治疗血压长期稳定达1年以上，可以考虑减少剂量，目的是减少药物的可能不良反应，但以不影响疗效为前提。

（1）选择针对性强的降血压药：降血压药品种很多，个体差异很大，同一种药物不同的患者服用后的效果会因人而异。对医生开的降血压药，护理人员和患者必须了解药物的名称、作用、剂量、用法、不良反应等，并遵照医嘱按时服药。

（2）合适的剂量：一般由小剂量开始，逐渐调整到合适的剂量。晚上睡觉前的治疗剂量尤其要偏小，因入睡后如果血压降得太低，易出现脑动脉血栓形成。药品剂量不能忽大忽小，否则血压波动太大，会造成实质性脏器损伤。

（3）不能急于求成：如血压降得太低，会引起急性缺血性脑血管病和心脏缺血性疾病的发生。

（4）不要轻易中断治疗：应用降血压药过程中，症状改善后仍需坚持长期服药，也不可随意减少剂量，必须听从医生的治疗安排。

（5）不宜频繁更换降血压药物：各种降血压药在人体内的作用时间不尽相同，更换降血压药时往往会引起血压的波动，换降血压药必须在医生指导下进行，不宜多种药合用，以避免药物不良反应。

（6）患痴呆症或意识不清的老人，护理人员必须协助服药，并帮助管理好药物，以免发生危险。

（7）注意观察药物不良反应，必要时采取相应的防范措施。若患者突然出现头痛、多汗、恶心、呕吐、烦躁、心慌等症状，家人协助患者立即平卧抬高头部，用湿毛巾敷在头部；测量血压，若血压过高，应用硝苯地平嚼碎舌下含服等，以快速降血压；如果半小时后血压仍不下降，且症状明显，应立即去医院就诊。

（十一）随访教育

1. 教育诊断

确定患者的目前行为状况、知识、技能水平和学习能力、态度和信念以及近期内患者首先要改变的问题。

2. 咨询指导

指导要具体化，行为改变从小量开始，多方面参与支持，从各方面给患者持续一致的正面的健康信息可加强患者行为的改变。要加强家庭和朋友的参与以及全体医务人员的参与。

3. 随访和监测

定期随访患者，及时评价和反馈，并设定下一步的目标，可使患者改变的行为巩固和持续下去。一旦开始应用抗高血压物治疗，多数患者应每月随诊，调整用药直至达到目标血压。2 级高血压或有复杂并发症的患者应增加随访的次数。每年至少监测 1~2 次血钾和肌酐。如血压已达标并保持稳定，可每隔 3~6 个月随访 1 次。如有伴随疾病如心力衰竭，或合并其他疾病如糖尿病，或实验室检查需要均会影响随诊的频率。其他的心血管危险因素也应达到相应的治疗目标，并大力提倡戒烟。由于未控制的高血压患者服用小剂量阿司匹林脑出血的危险增加，因此只有在血压控制的前提下，才提倡小剂量阿司匹林治疗。

（孙桂英）

第二节　心肌梗死

心肌梗死是心肌缺血性坏死，是在冠状动脉病变基础上，发生冠状动脉供血急剧减少或中断，使相应的心肌严重而持久的急性缺血所致。

一、病因与发病机制

（一）病因

基本病因是冠状动脉粥样硬化（偶为冠状动脉痉挛、栓塞、炎症、先天性畸形、外伤、冠状动脉阻塞所致），造成管腔狭窄和心肌供血不足，而侧支循环尚未建立。一旦冠状动脉血供急剧减少或中断20~30分钟，使心肌严重而持久的急性缺血达 0.5 小时以上，即可发生心肌梗死。

另外，心肌梗死发生严重心律失常、休克、心力衰竭，可使冠状动脉血流量进一步下降，心肌坏死范围扩大。

（二）发病机制

冠状动脉病变：血管闭塞处于相应的心肌部位坏死。

二、临床表现

临床表现与心肌梗死面积大小、梗死部位、侧支循环情况密切相关。

（一）先兆症状

多数患者于发病前数日可有前驱症状，如原有心绞痛近日发作频繁、程度加重，持续时间较久，休息或硝酸甘油不能缓解，甚至在休息或睡眠中发作。表现为突发上腹部剧痛、恶心、呕吐、急性心力衰竭，或严重律失常。心电图检查可显示 ST 段一过性抬高或降低，T 波高大或明显倒置。

（二）发作症状

1. 疼痛

是最早出现的症状。少数患者可无疼痛，起病即表现休克或急性肺水肿。有些患者疼痛部位在上腹部，且伴有恶心、呕吐，易与胃穿孔、急性胰腺炎等急腹症相混淆。

2. 全身表现

表现为发热、心动过速、白细胞增高、红细胞沉降率增快，由坏死物质吸收所引起。一般在疼痛 24～48 小时出现，程度与梗死范围呈正相关，体温 38℃ 左右，很少超过 39℃，持续约 1 周。

3. 胃肠道症状

疼痛可伴恶心、呕吐、上腹胀痛，与迷走神经受坏死物质刺激和胃肠道组织灌注不足等有关。

4. 心律失常

75%～95% 的患者有心律失常，以 24 小时内为最多见，以室性心律失常最多。

5. 休克

20% 患者数小时至 1 周内发生，主要原因如下。

（1）心肌遭受严重损害，左心室排血量急剧将低（心源性休克）。

（2）剧烈胸痛引起神经反射性周围血管扩张。

（3）因呕吐、大汗、摄入不足导致血容量不足。

6. 心力衰竭

主要是急性左侧心力衰竭。可在最初几天内发生，或在疼痛、休克好转阶段，为梗死后心脏舒缩力减弱或不协调所致。

急性心肌梗死引起的心力衰竭称为泵衰竭。按 Killip 分级法可分为：Ⅰ级，无明显心力衰竭；Ⅱ级，有左侧心力衰竭；Ⅲ级，有急性肺水肿；Ⅳ级，有心源性休克。

（三）体征

1. 心脏体征

心率多增快，第一心音减弱，出现第四心音。若心尖区出现收缩期杂音，多为乳头肌功能不全所致。反应性纤维心包炎者，有心包摩擦音。

2. 血压改变

有不同程度的降低，起病前有高血压者，血压可降至正常。

3. 其他

可有心力衰竭、休克、心律失常有关的体征。

三、治疗

心肌梗死的救治原则为：①挽救濒死心肌，防止梗死扩大，缩小心肌缺血范围；②保护、维持心脏功能；③及时处理严重心律失常、泵衰竭及各种并发症。

（一）监护及一般治疗

1. 休息

卧床休息 1 周，保持安静，必要时给予镇静药。

2. 吸氧

持续吸氧 2～3 天，有并发症者须延长吸氧时间。

3. 监测

在 CCU 进行 ECG、血压、呼吸监测 5～7 天。

4. 限制活动

无并发症者，根据病情制订活动计划，详见护理部分。

5. 注意饮食

进食易消化食物，不宜过饱，可少量多餐。保持大便通畅，必要时给予缓泻药。

（二）解除疼痛

尽快止痛，可应用强力止痛药。

（1）哌替啶（度冷丁）50～100 mg 紧急肌内注射。

（2）吗啡 5～10 mg 皮下注射，必要时 1～2 小时后再注射 1 次，以后每 4～6 小时可重复应用，注意呼吸抑制作用。

（3）轻者可待因 0.03～0.06 g 口服或罂粟碱 0.03～0.06 g 肌内注射或口服。

（4）试用硝酸甘油 0.3 mg、异山梨酯 5～10 mg 舌下含服或静脉滴注，注意心率增快、血压下降等不良反应。

（5）疼痛顽固者采用人工冬眠疗法。

（三）再灌注心肌

1. 溶栓疗法

（1）溶栓药物。尿激酶、链激酶、重组组织型纤维蛋白溶酶原激活药（rt-PA）等。

（2）注意事项。①溶栓期间进行严密心电监护，及时发现并处理再灌注心律失常。溶栓 3 小时内心律失常发生率最高，84% 心律失常发生在溶栓 4 小时之内。前壁心肌梗死时，心律失常多为室性心律失常，如频发室性期前收缩、加速室性自主心律、室性心动过速、心室颤动等；下壁梗死时，心律失常多发生窦性心动过缓、房室传导阻滞。②血压监测，低血压是急性心梗的常见症状，可由于心肌大面积梗死、心肌收缩力明显降低、心排血量减少所致，也可能与血容量不足、再灌注性损伤、血管扩张药及合并出血等有关。一般低血压在急性心肌梗死后 4 小时最明显。对单纯的低血压，应加强血压监测。在溶栓进行的 30 分钟内，10 分钟测量 1 次血压；溶栓结束后 3 小时内，30 分钟测量 1 次；之后 1 小时测量 1 次；血压平稳后根据病情延长测量时间。③用药期间注意出血倾向，在溶栓期间应严密观察患者有无皮肤黏膜出血、尿血、便血及颅内出血（观察瞳孔意识），输液穿刺部位有无瘀点、瘀斑，有无牙龈出血等。溶栓后 3 天内每天检查 1 次尿常规、大便隐血和出凝血时间，溶栓次日复查血小板，应尽早发现出血性并发症，早期采取有效的治疗措施。

（3）不宜溶栓的情况。①年龄大于 70 岁。②ST 段抬高，时间 >24 小时。③就诊时严重高血压（>180/110 mmHg）。④仅有 ST 段压低（如非 Q 心梗、心内膜下心梗）及不稳定性心绞痛。⑤有出血倾向、外伤、活动性溃疡病、糖尿病视网膜病变，有脑出血史及 6 个月内缺血性脑卒中史，夹层动脉瘤，半个月内手术等。

（4）判断再通指标。

1）冠状动脉造影直接判断。

2）临床间接判断血栓溶解（再通）指标：①ECG 抬高的 ST 段于 2 小时内回降 >50%；②胸痛 2 小时内基本消失；③2 小时内出现再灌注性心律失常；④血清 CK-MB 酶峰值提前出现（14 小时内）。

2. 经皮冠状动脉腔内成形术（PTCA）

（1）补救性 PTCA：经溶栓治疗，冠状动脉再通后又再堵塞，或再通后仍有重度狭窄者，如无出血禁忌，可紧急施行 PTCA，随后再安置支架。预防再梗和再发心绞痛。

（2）直接 PTCA：不进行溶栓治疗，直接进行 PTCA 作为冠状动脉再通的手段，其目的是挽救心肌。

适应证：①对有溶栓禁忌或不适宜溶栓治疗的患者，以及对升压药无反应的心源性休克患者应首选直接 PTCA；②对有溶栓禁忌证的高危患者，如年龄 >70 岁，既往有 AMI 史，广泛前壁心肌梗死以及收缩压 <100 mmHg，心率 >100 次/分或 Killip 分级 > I 级的患者若有条件最好选择直接 PTCA。

（四）控制休克

最好根据血流动力学监测结果用药。

1. 补充血容量

估计血容量不足、中心静脉压下降者，用低分子右旋糖酐、10% 葡萄糖注射液 500 mL 或生理盐水 500 mL 静脉滴入。输液后中心静脉压 >18 cmH$_2$O，则停止补充血容量。

2. 应用升压药

补充血容量后血压仍不升，而心排血量正常时，提示周围血管张力不足，此时可用升压药物。多巴胺或间羟胺微泵静脉使用，两者也可合用。也可选用多巴酚丁胺。

3. 应用血管扩张药

经上述处理后血压仍不升，周围血管收缩致四肢厥冷时可使用硝酸甘油。

4. 其他措施

纠正酸中毒，保护肾功能，避免脑缺血，必要时应用糖皮质激素和洋地黄制剂。

5. 主动脉内球囊反搏术（IABP）

上述治疗无效时可考虑应用 IABP，在 IABP 辅助循环下行冠脉造影，随即行 PTCA、CABG。

（五）治疗心力衰竭

主要治疗左侧心力衰竭。

（六）其他治疗

有助于挽救濒死心肌，防止梗死扩大，缩小缺血范围，根据患者具体情况选用。

1. β 受体阻滞药、钙通道阻滞药、ACE 抑制药的使用

改善心肌重构，防止梗死范围扩大，改善预后。

2. 抗凝疗法

口服阿司匹林等药物。

3. 极化液疗法

有利于心脏收缩，减少心律失常，有利于 ST 段恢复。极化液具体配置 10% KCl 15 mL + 胰岛素 8 U + 10% 葡萄糖注射液 500 mL。

4. 使用促进心肌代谢药物

维生素 C，维生素 B$_6$，1，6-二磷酸果糖，辅酶 Q$_{10}$ 等。

5. 使用右旋糖酐 40 或羟乙基淀粉

降低血黏度，改善微循环。

（七）并发症的处理

1. 栓塞

溶栓或抗凝治疗。

2. 心脏破裂

乳头肌断裂、VSD 患者手术治疗。

3. 室壁瘤

影响心功能或引起严重心律失常患者手术治疗。

4. 心肌梗死后综合征

可用糖皮质激素、阿司匹林、吲哚美辛等。

（八）右室心肌梗死的处理

表现为右侧心力衰竭伴低血压患者治疗以扩容为主，维持血压，不宜用利尿药。

四、护理措施

（一）疼痛的护理

1. 绝对卧床休息（包括精神和体力）

休息为最好的疗法之一，病情稳定、无特殊不适，且在急性期均应绝对卧床休息，严禁探视，避免精神紧张，一切活动包括翻身、进食、洗脸、大小便等均应在医护人员协助下进行，避免生扯硬拽现象。如果患者焦虑、抑郁情绪严重并有睡眠障碍等表现时，应根据病情选择没有禁忌的镇静药物，如哌替啶等。

2. 做好氧疗管理

心肌梗死时由于持续的心肌缺血缺氧，代谢物积聚或产生多肽类致痛物等，刺激神经末梢，经神经传导至大脑产生痛觉，而疼痛使患者烦躁不安、情绪恶化，加重心肌缺氧，影响治疗效果。若胸闷、疼痛剧烈或症状不缓解，持续时间长，氧流量可控制在 5 ~ 6 L/min，待症状消失后改为 3 ~ 4 L/min，一般不少于 72 小时，5 天后可根据情况间断给氧。

3. 心理管理

疾病给患者带来胸闷、疼痛等压抑的感觉，再加上环境的生疏，可使患者恐惧、紧张不安，而这又导致交感神经兴奋引起血压升高，心肌耗氧量增加，诱发心律失常，加重心肌缺血坏死。因此，应了解患者的职业、文化、经济、家庭情况及发病诱因，关心体贴患者，消除其紧张恐惧心理，帮助患者树立战胜疾病的信心，使患者处于一个最佳心理状态。

（二）恐惧的护理

（1）消除患者紧张与恐惧心理。救治过程中要始终关心体贴、态度和蔼，鼓励患者表达自己的感受，安慰患者，使之尽快适应环境，进入患者角色。

（2）了解患者的思想状况，向患者讲清情绪与疾病的关系，使患者明白紧张的情绪会加重病情，使病情恶化。劝慰患者消除紧张情绪，使患者处于接受治疗的最佳心理状态。

（3）向患者介绍救治心梗的特效药及先进仪器设备，肯定效果与作用，使患者得到精神上的安慰和对医护人员的信任。在治疗护理过程中做到忙而不乱，紧张而有序，迅速而准确。

（4）给患者讲解抢救成功的例子，帮助其树立战胜疾病的信心。

（5）针对心理反应进行耐心解释，真诚坦率地为患者排忧解难，做好生活护理，给患者创造一个安静、舒适、安全、整洁的休息环境。

（三）自理缺陷的护理

（1）心肌梗死急性期卧床期间协助患者洗漱进食、大小便及个人卫生等生活护理。

（2）将患者经常使用的物品放在易拿取的地方，以减少患者拿东西时的体力消耗。

（3）将呼叫器放在患者手边，听到铃响立即给予答复。

（4）提供患者有关疾病治疗及预后的确切消息，强调正面效果，以增加患者自我照顾的能力和信心，并向患者说明健康程序，不要允许患者延长卧床休息时间。

（5）在患者活动耐力范围内，鼓励患者从事部分生活自理活动和运动，以增加患者的自我价值感。

（6）让患者有足够的时间，缓慢地进行自理活动或者在活动过程中提供多次短暂的休息时间；或者给予较多的协助，以避免患者过度劳累。

（四）便秘的护理

（1）合理饮食。提醒患者饮食要节制，要选择清淡易消化、产气少、无刺激的食物。进食速度不宜过快，少食多餐。

（2）遵医嘱给予软化大便药或缓泻药。

（3）鼓励患者定时排便，安置患者于舒适体位排便。

（4）不习惯于床上排便的患者，应向其讲明病情及需要在床上排便的理由并用屏风遮挡。

（5）告知患者排便时不要太用力，可用手掌在腹部按乙状结肠走行方向做环形按摩。

（五）心力衰竭的护理

（1）避免诱发心力衰竭的因素，如上感、劳累、情绪激动、感染，以及不适当的活动。

（2）若突然出现急性左侧心力衰竭，应立即采取急救。

（六）心源性休克的护理

（1）严密观察神志、意识、血压、脉搏、呼吸、尿量等情况并做好记录。

（2）观察患者末梢循环情况，如皮肤温度、湿度、色泽。

（3）注意保暖。

（4）保持输液通畅，并根据心率、血压、呼吸及用药情况随时调整滴速。

（七）心律失常的护理

（1）给予心电监护，监测患者心律、心率、血压、脉搏、呼吸及心电图改变，并做好记录。

（2）嘱患者尽量避免诱发心律失常的因素，如情绪激动、烟酒、浓茶、咖啡等。

（3）向患者说明心律失常的临床表现及感受，若出现心悸、胸闷、胸痛、心前区不适等症状，应及时告诉医护人员。

（4）遵医嘱应用抗心律失常药物，并观察药物疗效及不良反应。

（5）备好各种抢救药物和仪器，如除颤器、起搏器、抗心律失常药及复苏药。

（八）心理护理

本病起病急，症状明显，患者因剧烈疼痛而有濒死感，又因担心病情及疾病预后而产生焦虑、紧张等情绪，护士应陪伴在患者身旁，允许患者表达出对死亡的恐惧如呻吟、易怒等，用亲切的语言回答患者提出的问题。解释先进的治疗方法及监护设备的作用。

（九）饮食护理

急性心梗 2～3 天时以流食为主，每天总热能 500～800 kcal；控制液体量，减轻心脏负担，口服液体量应控制在 1 000 mL/d；宜摄入低脂、低胆固醇、低盐、适量蛋白质、高食物纤维饮食，脂肪限制在 40 g/d 以内，胆固醇应 <300 mg/d；选择容易消化吸收的食物，不宜过热过冷，保持大便通畅，排便时不可用力过猛；病情稳定 3 天后可逐渐改半流质、低脂饮食，总热能 1 000 kcal/d 左右。避免食用辛辣或发酵食物，减少便秘和腹胀。康复期宜摄入低糖、低胆固醇饮食，多吃富含维生素和钾的食物，伴有高血压或心力衰竭者应限制钠盐摄入量。

在食物选择方面，心梗急性期主食可用藕粉、米汤、菜水、去油过筛肉汤、淡茶水、红枣泥汤；选低胆固醇及有降脂作用的食物，可食用的有鱼类、鸡蛋清、瘦肉末、嫩碎蔬菜及水果，降脂食物有山楂、香菇、大蒜、洋葱、海鱼、绿豆等。病情好转后改为半流食，可食用浓米汤、厚藕粉、枣泥汤、去油肉绒、鸡绒汤、薄面糊等。病情稳定后，可逐渐增加或进软食，如面条、面片、馄饨、面包、米粉、粥等。恢复期饮食治疗按冠心病饮食治疗。

禁忌食物：凡胀气、刺激性流食不宜吃，如豆浆、牛奶、浓茶、咖啡等；忌烟酒及刺激性食物和调味品，限制食盐和味精用量。

（十）作息指导

保证睡眠时间，两次活动间要有充分的休息。急性期后 1～3 天应绝对卧床，4～6 天可在床上做上下肢被动运动。1 周后，无并发症的患者可于床上坐起活动。每天 3～5 次，每次 20 分钟，动作宜慢。有并发症者，卧床时间延长。第 2 周起开始床边站立→床旁活动→室内活动→完成个人卫生。根据患者对运动的反应，逐渐增加活动量。2 周后室外走廊行走，3～4 周试着上下 1 层楼梯。

（十一）用药护理

1. 止痛药

使用吗啡或哌替啶止痛，配合观察镇静止痛的效果及有无呼吸抑制、脉搏加快。

2. 溶栓药

溶栓过程中应配合监测心率、心律、呼吸、血压，注意胸痛情况和皮肤、牙龈、呕吐物及尿液有无出血现象，发现异常应及时报告医护人员，及时处理。

3. 硝酸酯类药

配合用药时间及用药剂量，使用过程中要注意观察疼痛有无缓解，有无头晕、头痛、血压下降等不良反应。

4. 抑制血小板聚集药物

药物宜餐后服，用药期间注意有无胃部不适，有无皮下、牙龈出血，定期检查血小板数量。

（丁志兰）

第三节 感染性心内膜炎

感染性心内膜炎是心内膜表面的微生物感染，伴赘生物形成。赘生物是大小不等、形状不一的血小板和纤维素团块，内有微生物和炎症细胞。瓣膜是最常受累部位，间隔缺损部位、腱索或心壁内膜也可发生感染，而动静脉瘘、动脉瘘（如动脉导管未闭）、主动脉缩窄部位的感染虽然属于动脉内膜炎，但临床与病理均类似于感染性心膜炎。

感染性心内膜炎根据病程可分为急性和亚急性。急性感染性心内膜炎特点是：中毒症状明显；病情发展迅速，数天或数周引起瓣膜损害；迁移性感染多见；病原体主要是金黄色葡萄球菌。亚急性感染性心内膜炎特点是：中毒症状轻；病程长，可数周至数月；迁移性感染少见；病原体多为草绿色链球菌，其次为肠球菌。

感染性心内膜炎又可分为自体瓣膜心内膜炎、人工瓣膜心内膜炎和静脉药瘾者的心内膜炎。本节主要阐述自体瓣膜心内膜炎。

一、病因和发病机制

（一）病因

感染性心内膜炎主要是由链球菌和葡萄球菌感染引起。急性感染性心内膜炎主要由金黄色葡萄球菌引起，少数患者由肺炎球菌、淋球菌、A 族链球菌和流感杆菌等所致。亚急性感染性心内膜炎以草绿色链球菌感染最常见，其次为 D 族链球菌（牛链球菌和肠球菌）、表皮葡萄球菌，其他细菌较少见。真菌、立克次体和衣原体等是感染性心内膜炎少见的致病微生物。

（二）发病机制

1. 急性感染性心内膜炎

目前尚不明确，多为来自皮肤、肌肉、骨骼、肺等部位的活动性感染灶的病原菌引起，细菌量大、毒力强，具有很强的侵袭性和黏附于心内膜的能力。主要累及正常心瓣膜，主动脉瓣常受累。

2. 亚急性感染性心内膜炎

亚急性感染性心内膜炎临床上至少占据感染性心内膜炎病例的 2/3，其发病与以下因素有关。

（1）血流动力学因素：亚急性感染性心内膜炎患者约有 3/4 发生于器质性心脏病，多为心脏瓣膜病，主要是二尖瓣和主动脉瓣；其次是先天性心血管病，如室间隔缺损、动脉导管未闭、法洛四联症和主动脉狭窄。赘生物常位于二尖瓣关闭不全的瓣叶心房面、主动脉瓣关闭不全的瓣叶心室面和室间隔缺损的间隔右心室侧，可能与这些部位的压力下降和内膜灌注减少，利于微生物沉积和生长有关。高速射流冲击心脏或大血管内膜处可使局部损伤，如二尖瓣反流面对的左心房壁、主动脉反流面对的二尖瓣前叶有关腱索和乳头肌，未闭动脉导管射流面对的肺动脉壁的内皮损伤，并容易感染。在压差小的部位，发生亚急性感染性心内膜炎少见，如房间隔缺损和大室间隔缺损或血流缓慢时少见，房颤和心力衰竭时少见，瓣膜狭窄时比关闭不全少见。

近年来，随着风湿性心脏病发病率的下降，风湿性瓣膜心内膜炎发生率也随之下降。由于超声心动图诊断技术的普遍应用，主动脉瓣二叶瓣畸形、二尖瓣脱垂和老年性退行性瓣膜病的诊断率提高和风湿性瓣膜病心内膜炎发病率下降，而非风湿性瓣膜病的心内膜炎发病率有所升高。

（2）非细菌性血栓性心内膜病变：研究证实，当内膜的内皮受损暴露内皮下结缔组织的胶原纤维时，血小板聚集，形成血小板微血栓和纤维蛋白沉积，成为结节样无菌性赘生物，称其为非细菌性血栓性心内膜病变，是细菌定居瓣膜表面的重要因素。无菌性赘生物最常见于湍流区域、瘢痕处（如感染性心内膜炎后）和心脏外因素所致内膜受损。正常瓣膜可偶见。

（3）短暂性菌血症感染无菌性赘生物：各种感染或细菌寄居的皮肤及黏膜创伤（如手术、器械操作等）导致暂时性菌血症，皮肤和心脏外其他部位葡萄球菌感染的菌血症，口腔创伤常致草绿色链球菌菌血症，消化道和泌尿生殖道创伤或感染常引起肠球菌和革兰阴性杆菌菌血症，循环中的细菌定居在无菌性赘生物上。细菌定居后，迅速繁殖，促使血小板进一步聚集和纤维蛋白沉积，感染性赘生物增大。纤维蛋白层覆盖在赘生物外，阻止吞噬细胞进入，为细菌生存繁殖提供良好的庇护所，即发生感染性心内膜炎。

细菌感染无菌性赘生物形成与3个因素有关：①发生菌血症的频度；②循环中细菌的数量，这与感染程度和局部寄居细菌的数量有关；③细菌黏附于无菌性赘生物的能力。草绿色链球菌从口腔进入血流的机会频繁，黏附性强，因而成为亚急性感染性心内膜炎最常见的致病菌；虽然大肠埃希菌的菌血症常见，但因其黏附性差，极少引起心内膜炎。

二、临床表现

从短暂性菌血症的发生至症状出现之间的时间多在2周以内，但有不少患者无明确的细菌进入途径可寻。

（一）症状

1. 发热

发热是感染性心内膜炎最常见的症状，除有些老年或心、肾衰竭重症患者外，几乎均有发热，常伴有头痛、背痛和肌肉关节痛的症状。亚急性感染性心内膜炎起病隐匿，可伴有全身不适、乏力、食欲缺乏和体重减轻等症状，可有弛张性低热，体温一般<39℃，午后和晚上高。急性感染性心内膜炎常有急性化脓性感染，呈暴发性败血症过程，有高热、寒战，常可突发心力衰竭。

2. 非特异性症状

（1）脾肿大：有15%~50%的病例出现，病程>6周的患者可出现。急性感染性心内膜炎少见。

（2）贫血：贫血较为常见，尤其多见于亚急性感染性心内膜炎，伴有苍白无力和多汗。多为轻中度贫血，晚期患者有重度贫血。主要由于感染骨髓抑制所致。

（3）杵状指（趾）：部分患者可见。

3. 动脉栓塞表现

多发生于病程后期，但也有少部分患者为首发症状。赘生物引起动脉栓塞可发生在机体的任何部位，如脑、心脏、脾、肾、肠系膜及四肢，脑栓塞的发生率最高。在由左向右分流的先天性心血管病或右心内膜炎时，肺循环栓塞常见。如三尖瓣赘生物脱落引起肺栓塞，表现为突然咳嗽、呼吸困难、咯血或胸痛等症状。肺栓塞还可发展为肺坏死、空洞，甚至脓气胸。

（二）体征

1. 心脏杂音

80%～85%的患者可闻及心脏杂音，是基础心脏病和（或）心内膜炎导致瓣膜损害所致。

2. 周围体征

可能是微血管炎或微栓塞所致，多为非特异性，包括以下5点。

（1）瘀点：多见病程长者，可出现于任何部位，以锁骨、皮肤、口腔黏膜和睑结膜常见。

（2）指、趾甲下线状出血。

（3）Roth斑：多见于亚急性感染性心内膜炎，表现为视网膜的卵圆形出血斑，其中心呈白色。

（4）Osler结节：为指和趾垫出现豌豆大的红色或紫色痛性结节，较常见于亚急性感染性心内膜炎。

（5）Janeway损害：是手掌和足底处直径1～4 mm、无痛性出血红斑，主要见于急性感染性心内膜炎。

（三）并发症

1. 心脏并发症

（1）心力衰竭：是最常见的并发症，主要由瓣膜关闭不全所致，以主动脉瓣受损患者最多见，其次为二尖瓣受损患者，三尖瓣受损患者也可发生。各种原因的瓣膜穿孔或腱索断裂导致急性瓣膜关闭不全时，可诱发急性左心衰竭。

（2）心肌脓肿：常见于急性感染性心内膜炎患者，可发生于心脏任何部位，以瓣膜周围特别是主动脉瓣环多见，可导致房室和室内传导阻滞。偶见心肌脓肿穿破。

（3）急性心肌梗死：多见于主动脉瓣感染时，出现冠状动脉细菌性动脉瘤，引起冠状动脉栓塞，发生急性心肌梗死。

（4）化脓性心包炎：主要发生于急性感染性心内膜炎患者，但不多见。

（5）心肌炎。

2. 细菌性动脉瘤

多见于亚急性感染性心内膜炎患者，发生率为3%～5%。一般见于病程晚期，多无自觉症状。受累动脉多为近端主动脉及主动脉窦，脑、内脏和四肢动脉，可扪及搏动性肿块，发生于周围血管时易诊断。如果发生在脑、肠系膜动脉或其他深部组织的动脉时，常到动脉瘤出血时才可确诊。

3. 迁移性脓肿

多见于急性感染性心内膜炎患者，亚急性感染性心内膜炎患者少见，多发生在肝、脾、骨髓和神经系统。

4. 神经系统并发症

神经系统受累表现，约有1/3患者发生。

（1）脑栓塞：占 1/2。最常受累的是大脑中动脉及其分支。

（2）脑细菌性动脉瘤：除非破裂出血，多无症状。

（3）脑出血：由脑栓塞或细菌性动脉瘤破裂所致。

（4）中毒性脑病：可有脑膜刺激征。

（5）化脓性脑膜炎：不常见，主要见于急性感染性心内膜炎患者，尤其是金黄色葡萄球菌性心内膜炎。

（6）脑脓肿。

5. 肾并发症

大多数患者有肾损害。

（1）肾动脉栓塞和肾梗死，多见于急性感染性心内膜炎患者。

（2）局灶性或弥漫性肾小球肾炎，常见于亚急性感染性心内膜炎患者。

（3）肾脓肿，但少见。

三、辅助检查

1. 尿常规检查

显微镜下常有血尿和轻度蛋白尿。肉眼血尿提示肾梗死，红细胞管型和大量蛋白尿提示弥漫性肾小球性肾炎。

2. 血常规检查

白细胞计数正常或轻度升高，分类计数轻度左移。可有"耳垂组织细胞"现象，即揉耳垂后穿刺的第一滴血液涂片时可见大单核细胞，是单核—吞噬细胞系统过度受刺激的表现。急性感染性心内膜炎常有血白细胞计数增高，并有核左移。红细胞沉降率加快。亚急性感染性心内膜炎患者常见正色素正常细胞性贫血。

3. 免疫学检查

80% 的患者血清出现免疫复合物，25% 的患者有高丙种球蛋白血症。亚急性感染性心内膜炎在病程 6 周以上的患者中有 50% 类风湿因子阳性。当并发弥漫性肾小球肾炎时，血清补体可降低。免疫学异常表现在感染治愈后可消失。

4. 血培养

血培养是诊断菌血症和感染性心内膜炎的最有价值的方法。近期未接受过抗生素治疗的患者血培养阳性率可高达 95% 以上。血培养的阳性率降低，常由于 2 周内用过抗生素或采血、培养技术不当所致。

5. 影像学检查

肺部多处小片状浸润阴影，提示脓毒性肺栓塞所致的肺炎；左心衰竭时可有肺瘀血或肺水肿征；主动脉增宽可是主动脉细菌性动脉瘤所致。

细菌性动脉瘤有时需经血管造影协助诊断。

CT 扫描有助于脑梗死、脓肿和出血的诊断。

6. 心电图检查

心肌梗死心电图表现可见于急性感染性心内膜炎患者，主动脉瓣环或室间隔脓肿的患者可出现房室、室内传导阻滞的情况。

7. 超声心动图检查

超声心动图发现赘生物、瓣周并发症等支持心内膜炎的证据，对明确感染性心内膜炎诊断有重要价值。经食管超声（TTE）可以检出直径 < 5 mm 的赘生物，敏感性高达 95%以上。

四、治疗

（一）抗微生物药物治疗

抗微生物药物治疗是治疗本病最重要的措施。用药原则为：①早期应用；②充分用药，选用灭菌性抗微生物药物，大剂量和长疗程；③静脉用药为主，保持稳定、高的血药浓度；④病原微生物不明时，急性感染性心内膜炎应选用针对金黄色葡萄球菌、链球菌和革兰阴性杆菌均有效的广谱抗生素，亚急性感染性心内膜炎应用针对链球菌、肠球菌的抗生素；⑤培养出病原微生物时，应根据致病菌对药物的敏感程度选择抗微生物药物。

1. 经验治疗

病原菌尚未培养出时，对急性感染性心内膜炎患者，采用萘夫西林、氨苄西林和庆大霉素，静脉注射或滴注；亚急性感染性心内膜炎患者，按常见的致病菌链球菌的用药方案，以青霉素为主或加庆大霉素静脉滴注。

2. 已知致病微生物的治疗

（1）对青霉素敏感的细菌治疗：至少用药 4 周。对青霉素敏感的细菌如草绿色链球菌、牛链球菌、肺炎球菌等。①首选大剂量青霉素分次静脉滴注。②青霉素加庆大霉素静脉滴注或肌注。③青霉素过敏时可选择头孢曲松或万古霉素静脉滴注。

（2）青霉素耐药的链球菌治疗：①青霉素加庆大霉素，青霉素应用 4 周，庆大霉素应用 2 周；②万古霉素剂量同前，疗程 4 周。

（3）肠球菌心内膜炎治疗：①大剂量青霉素加庆大霉素静脉滴注；②氨苄西林加庆大霉素，用药 4 ~ 6 周，治疗过程中酌减或撤除庆大霉素，防其不良反应；③治疗效果不佳或不能耐受者可改用万古霉素，静脉滴注，疗程 4 ~ 6 周。

（4）针对金黄色葡萄球菌和表皮葡萄球菌的治疗：①萘夫西林或苯唑西林，静脉滴注，用药 4 ~ 6 周，治疗开始 3 ~ 5 天加用庆大霉素，剂量同前；②青霉素过敏或无效患者，可用头孢唑林，静脉滴注，用药 4 ~ 6 周，治疗开始 3 ~ 5 天，加用庆大霉素；③如青霉素和头孢菌素无效，可用万古霉素 4 ~ 6 周。

（5）耐药的金黄色葡萄球菌和表皮葡萄球菌治疗：应用万古霉素治疗 4 周。

（6）对其他细菌的治疗：用青霉素、头孢菌素或万古霉素，加或不加氨基糖苷类，疗程 4 ~ 6 周。革兰阴性杆菌感染，可用氨苄西林、哌拉西林、头孢噻肟或头孢拉定，静脉滴注。加庆大霉素，静脉滴注，环丙沙星静脉滴注也有效。

（7）真菌感染的治疗：用两性霉素 B，静脉滴注。首日 1 mg，之后每日递增 3 ~ 5 mg，总量 3 ~ 5 g。在用药过程中，应注意两性霉素的不良反应。完成两性霉素疗程后，可口服氟胞嘧啶，用药需数月。

（二）外科治疗

有严重心脏并发症或抗生素治疗无效的患者，应考虑手术治疗。

五、护理措施

（一）一般护理

要保持室内环境清洁整齐，定时开窗通风，保持空气新鲜。注意防寒保暖，保持口腔、皮肤清洁，预防呼吸道、皮肤感染。

（二）饮食护理

给予高热量、高蛋白、高维生素、易消化的半流食或软食，注意补充蔬菜、水果，变换膳食花样和口味，促进食欲，补充高热引起的机体消耗。

（三）发热护理

观察体温和皮肤黏膜，每4~6小时测量1次体温，并准确记录，以判断病情进展和治疗效果。观察患者皮肤情况，检查有无指、趾甲下线状出血，指和趾垫有无出现豌豆大的红色或紫色痛性结节，手掌和足底有无无痛性出血红斑等周围体征。

高热患者应卧床休息，给予物理降温如温水擦浴、冰袋等，及时记录降温后体温变化。及时更换被汗浸湿的床单、被套，为避免患者因大汗频繁更换衣服而受凉，可在患者出汗多的时候，在衣服与皮肤之间衬以柔软的毛巾，便于及时更换，增加舒适感。

患者高热、大汗要及时补充水分，必要时注意补充电解质，记录出入量，保证水及电解质的平衡。注意口腔护理，防止感染，增加食欲。

（四）正确采集血标本

正确留取合格的血培养标本，对于本病的诊断、治疗十分重要，而采血方法、培养技术及应用抗生素的时间，都可影响血培养阳性率。告诉患者暂时停用抗生素和反复多次抽血的必要性，以取得患者的理解和配合。留取血培养标本方法如下。

（1）对于未开始治疗的亚急性感染性心内膜炎患者应在第1天每间隔1小时采血1次，共3次。如次日未见细菌生长，重复采血3次后，开始抗生素治疗。

（2）已用过抗生素患者，应停药2~7天后采血。急性感染心内膜炎患者应在入院后3小时内，每隔1小时1次，共取3个血标本后开始治疗。

每次取静脉血10~20 mL，做需氧和厌氧培养，至少应培养3周，并周期性做革兰染色涂片和次代培养。必要时培养基需补充特殊营养或采用特殊培养技术。

（五）病情观察

严密观察体温及生命体征的变化；观察心脏杂音的部位、强度，性质有无变化，有新杂音出现、杂音性质改变往往与赘生物导致瓣叶破损、穿孔或腱索断裂有关；注意观察脏器动脉栓塞有关症状，当患者发生可疑征象，尽早报告医师及时处理。

（六）用药护理

遵医嘱给予抗生素治疗，告诉患者病原菌隐藏在赘生物内和内皮下，需要坚持大剂量、全疗程、时间长的抗生素治疗才能杀灭，要严格按时间、剂量准确地用药，以确保维持有效的血药浓度。注意保护患者静脉血管，有计划地用药，以保证完成长时间的治疗。在用药过程中要注意观察用药效果和可能出现的不良反应，如有发生及时报告医师，调整抗生素应用方案。

（七）健康教育

1. 提高患者依从性

帮助患者及其家属认识本病的病因、发病机制，坚持足够疗程的治疗意义。

2. 就诊注意事项

告诉患者在就诊时应向医师讲明本人有心内膜炎病史，在实施口腔内手术如拔牙、扁桃体摘除，上呼吸道手术或操作及生殖、泌尿、消化道侵入性检查或其他外科手术前，预防性使用抗生素。

3. 预防感染

嘱咐患者平时要注意防寒、保暖，保持口腔及皮肤清洁，不要挤压痤疮、疖、痈等感染病灶，减少病原菌侵入机会。

4. 病情观察

帮助患者掌握病情自我观察方法，如自测体温，观察体温变化，观察有无栓塞表现等，定期门诊随诊，有病情变化及时就诊。

5. 家属支持

教育患者家属要在长时间疾病诊治过程中，注意给患者生活照顾、心理支持，鼓励协助患者积极治疗。

（孟淑红）

第四节　心肌炎

一、病因与发病机制

心肌炎是指心肌实质或间质局限性或弥漫性病变，由多种病因所致。小儿时期心肌炎主要由病毒及细菌感染或急性风湿热引起。病情轻重不一，轻者可无症状，重者出现疲乏无力、恶心、呕吐、胸闷、呼吸困难等症状。可因心源性休克或严重心律失常而猝死。按发病原因可分为 3 种类型。

1. 感染性心肌炎

由细菌、病毒、真菌、螺旋体和原虫等感染所致。

2. 反应性心肌炎

为变态反应及某些全身性疾病在心肌的反应。

3. 中毒性心肌炎

由药物、毒物反应或中毒而引起的心肌炎性病变。

其中病毒性心肌炎最常见。病毒性心肌炎是指人体感染嗜心性病毒（肠道病毒、黏病毒、腺病毒、巨细胞病毒及麻疹病毒、腮腺炎病毒、乙型脑炎病毒、肝炎病毒等），引起心肌非特异间质性炎症。该炎症可呈局限性或弥漫性，病程可以是急性、亚急性或慢性。急性病毒性心肌炎患者多数可完全恢复正常，很少发生猝死，一些慢性发展的病毒性心肌炎可以演变为心肌病。

目前，全球对病毒性心肌炎发病机制尚未完全明了，但是随着病毒性心肌炎实验动物模型和培养搏动心肌细胞感染柯萨奇 B 组病毒致心肌病变模型的建立，对病毒性心肌炎发生机制的阐明已有了很大的发展。以往认为该病分为两个阶段：①病毒复制期；②免疫变态反应期。但是近来的研究结果表明，第一阶段除有病毒复制直接损伤心肌外，也存在有细胞免疫损伤过程。

第 1 阶段：病毒复制期，该阶段是病毒经血液直接侵犯心肌，病毒直接作用，产生心肌细胞溶解作用。第 2 阶段：免疫变态反应期，对于大多数病毒性心肌炎（尤其是慢性期者），病毒在该时期内可能已不存在，但心肌仍持续受损。目前认为该期发病机制是通过免疫变态反应，主要是 T 细胞免疫损伤致病。

二、临床表现

病毒性心肌炎的临床症状具有轻重程度差异大，症状表现常缺少特异典型性的特点。约有半数患者在发病前（1~3 周）有上呼吸道感染和消化道感染史。但原发病症状常轻重不同，有时症状轻，易被患者忽视，须仔细询问才能被注意到。

（一）症状

1. 心脏受累的症状

可表现为胸闷、心前区隐痛、心悸、气促等。

2. 其他症状

有些病毒性心肌炎是以一种与心脏有关或无关的症状为主要或首发症状就诊的。

（1）以心律失常为主诉和首发症状就诊。

（2）少数以突然剧烈的胸痛为主诉，而全身症状很轻。此类情况多见于病毒性心肌炎累及心包或胸膜。

（3）少数以急性或严重心功能不全症状为主诉就诊。

（4）少数以身痛、发热、少尿、昏厥等严重全身症状为主诉，心脏症状不明显而就诊。

（二）体征

1. 心率改变

可为心率增快，但与体温升高不相称；也可为为心率减慢。

2. 心律失常

节律常不整齐，期前收缩最为常见，表现为房性或室性期前收缩。其他缓慢性心律失常如房室传导阻滞、病态窦房结综合征也可出现。

3. 心界扩大

病情轻者心脏无扩大，一般可有暂时性扩大，可以恢复。

4. 心音及心脏杂音

心尖区第一心音可有减低或分裂或呈胎心音样。发生心包炎时有心包摩擦音出现。心尖区可闻及收缩期吹风样杂音，为发热、心腔扩大所致；也可闻及心尖部舒张期杂音，为心室腔扩大、相对二尖瓣狭窄所产生。

5. 心力衰竭体征

较重病例可出现左侧心力衰竭或右侧心力衰竭的体征，极少数出现心源性休克的一系列体征。

（三）分期

病毒性心肌炎根据病情变化和病程长短可分为 4 期。

1. 急性期

新发病者临床症状和体征明显而多变，病程多在 6 个月以内。

2. 恢复期

临床症状和客观检查好转，但尚未痊愈，病程一般在 6 个月以上。

3. 慢性期

部分患者临床症状、客观检查呈反复变化或迁延不愈，病程多在 1 年以上。

4. 后遗症期

患心肌炎时间已久，临床已无明显症状，但遗留较稳定的心电图异常，如室性期前收缩、房室或束支传导阻滞、交界区性心律等。

三、辅助检查

1. 心电图检查

感染后 1~3 周或发病同时新出现的各种心律失常而在未服抗心律失常药物前出现下列心电图改变。

（1）房室传导阻滞或窦房传导阻滞、束支传导阻滞。

（2）2 个以上导联 ST 段呈不平型或下斜型，下移≥0.05 mV，或多个导联 ST 段异常抬高或有异常 Q 波。

（3）频发多形、多源成对或并行性期前收缩；短阵室速、阵发性室上速或室速，扑动或颤动等。

（4）2 个以上以 R 波为主波的导联 T 波倒置、平坦或降低 < R 波的 1/10。

（5）频发房性期前收缩或室性期前收缩。

注：具有（1）至（3）任何一项即可诊断。具有（4）或（5）或无明显病毒感染史者要补充下列指标以助诊断：①左室收缩功能（减弱经无创或有创检查证实）；②病程早期有 CPK、CPK-MB、GOT、LDH 增高。

2. 病原学检查

如有条件应进行以下病原学检查。

（1）大便、咽拭子分离出柯萨奇病毒或其他病毒和（或）恢复期血清中同型病毒抗体滴度较第 1 份血清升高 4 倍（双份血清应相隔 2 周以上），或首次滴度 >1：640 者为阳性，1：320 者为可疑。

（2）心包穿刺液分离出柯萨奇病毒或其他病毒。

（3）心内膜、心肌或心包分离出病毒或特异性荧光素标记抗体检查阳性。

（4）对尚难明确诊断者可长期随访，有条件时可做心肌活检以帮助诊断。

（5）在考虑病毒性心肌炎诊断时，应除外甲状腺功能亢进症、β 受体功能亢进症及影响心肌的其他疾患，如风湿性心肌炎、中毒性心肌炎、冠心病、结缔组织病及代谢性疾病等。

四、治疗

目前病毒性心肌炎尚无特效治疗方法。一般治疗以休息、对症处理为主，多数患者经休息和治疗后可以痊愈。

（一）休息

休息对本病的治疗意义是减轻心脏负担，防止心脏扩大、发生心力衰竭和心律失常。即使是已有心脏扩大者，经严格休息 1 个相当长的时间，大多数也可使心脏恢复正常。具体做法是：卧床休息，一般卧床休息需 3 个月左右，直至症状消失、心电图正常。如果心脏已扩大或有心功能不全，卧床时间还应延长到半年，直至心脏不能继续缩小、心力衰竭症状消失。其后在严密观察下，逐渐增加活动量。在病毒性心肌炎的恢复期中，应适当限制活动 3~6 个月。

（二）对症处理

1. 改善心肌营养和代谢

具有改善心肌营养和代谢作用的药物有维生素 C、维生素 B_6、维生素 B_{12}、辅酶 A、肌苷、细胞色素 C、三磷腺苷（ATP）、三磷腺苷（CTP）、辅酶 Q_{10} 等。

2. 调节细胞免疫功能

目前常用的有人白细胞干扰素、胸腺素、免疫核糖核酸等。目前由于各地在这类药物生产中质量、含量不一致，在使用时需对一些不良反应、变态反应注意。中药黄芪已在调节细胞免疫功能方面显示出良好作用。

3. 治疗心律失常和心力衰竭

需要注意的是，心肌炎患者对洋地黄类药物耐受性低、敏感性高，用药量需减至常规用药量的 1/2~2/3，以防止发生洋地黄类药物中毒。

4. 治疗重症病毒性心肌炎

重症病毒性心肌炎表现为短期内心脏急剧增大、高热不退、急性心力衰竭、休克、高度房室传导阻滞等。

（1）肾上腺皮质激素：肾上腺皮质激素可以抑制抗原抗体，减少变态反应，有利于保护心肌细胞、消除局部的炎症和水肿，有利于挽救生命，安度危险期。但是地塞米松等肾上腺皮质激素对于一般急性病毒感染性疾病属于禁用药，病毒性心肌炎是否可以应用此类激素治疗，意见不一。因为肾上腺皮质激素有抑制干扰素合成、促进病毒繁殖和炎症扩散的作用，有加重病毒性心肌炎心肌损害的可能，所以现在一般认为病毒性心肌炎在急性期，尤其是前 2 周内，除重症病毒性心肌炎患者外，一般禁用肾上腺皮质激素。

（2）治疗重症病毒性心肌炎高度房室传导阻滞或窦房结损害应首先应用人工心脏起搏器度过急性期。

（3）对于重症病毒性心肌炎，特别是并发心力衰竭或心源性休克者，近期有人提出应用 1, 6-二磷酸果糖（FDP）5 g 静脉滴注。1, 6-二磷酸果糖是糖代谢过程的底物，具有增加能量的作用，有利于心肌细胞能量代谢。

五、护理措施

（一）活动无耐力的护理

（1）心肌炎急性期有并发症者，需卧床休息，待体温、心电图及 X 线检查恢复正常后逐渐增加活动量。

（2）进行必要的解释和鼓励，解除心理紧张和顾虑，使患者能积极配合治疗和得到充分休息。不要过度限制活动及延长患者卧床休息时间，鼓励患者白天坐在椅子上休息。下床活动前患者要做充分的活动准备，并为患者自理活动提供方便，如抬高床头，使患者便于起身下床。

（3）鼓励采取缓慢的重复性活动，保持肌肉张力，如上下肢的循环运动等。为患者提供安全的活动场所，把障碍物移开。

（4）合理安排每日的活动计划，在两次活动之间给予休息时间，不要急于求成。若患者在活动后出现心悸、气促、呼吸困难、胸闷、胸痛、心律失常、血压升高、脉搏加快等反应，则应停止活动，并以此作为限制最大活动量的指征。

（二）心悸、气促的护理

（1）心肌炎并发心律失常或心功能不全时应增加卧床时间，协助生活护理，避免劳累。保持室内空气新鲜，呼吸困难者给予吸氧，半卧位。

（2）遵医嘱给药控制原发疾病，补充心肌营养。

（3）给予高蛋白、高维生素、易消化的低盐饮食，少量多餐，避免刺激性食物，高热者给予营养丰富的流质或半流质饮食。

（4）安慰患者，消除其紧张情绪，鼓励患者保持最佳的心理状态。指导患者使用放松技术，如缓慢地深呼吸，全身肌肉放松等。

（5）戒烟、禁酒。

（三）心排血量减少的护理

（1）尽可能减少或排除增加心脏负荷的原因及诱发因素，如有计划地护理患者，减少不必要的干扰，以保证充足的休息及睡眠时间；嘱患者卧床休息，协助患者满足生活需要；减少用餐时的疲劳，给予易消化、易咀嚼的食物，嘱患者晚餐少吃一点。

（2）为患者提供一个安静、舒适的环境，限制探视，保证患者充分休息。根据病情采用适当的体位。保持室内空气新鲜，定时翻身拍背，预防呼吸道感染。

（3）持续吸氧，流量根据病情调节。输液速度不超过 20～30 滴/分。准备好抢救用物品和药物。

（四）心律失常的护理

（1）心肌炎并发轻度心律失常者应适当增加休息，避免劳累及感染，心律失常如影响心肌排血功能或有可能导致心功能不全，应卧床休息。

（2）给予易消化饮食，少量多餐，禁烟酒，禁饮浓茶、咖啡。

（3）准备好抢救药品及物品。

（五）充血性心力衰竭的护理

（1）心肌炎并发心力衰竭者需绝对卧床休息，抬高床头使患者半卧位。待心力衰竭症状消除后可逐步增加活动量。

（2）合理使用利尿药，严格控制输液量及每分钟滴速。间断或持续给氧，氧流量 2～3 L/min，严重缺氧时以 4～6 L/min 为宜。

（3）给患者高蛋白、高维生素、易消化的低盐饮食，少量多餐。避免刺激性食物，补充钾盐及含钾丰富的食物，如香蕉、橘子。

（4）做好基础护理。注意保暖，多汗者及时更衣，防止受凉，预防呼吸道感染；长期卧床，尤其是水肿患者，要定时协助翻身，预防压疮。做好口腔及皮肤护理。保持大便通畅，便秘时使用开塞露。习惯性便秘者，每日给通便药物。

（5）预防细菌、病毒感染，防止再次发生药物中毒及物理性作用对心肌的损害。

（六）猝死的预防与护理

（1）病情平稳时做好健康教育，使患者自觉避免危险因素，包括情绪激动、劳累、饱餐、寒冷、吸烟等。

（2）掌握猝死的临床表现，如神志不清、抽搐、呼吸减慢或变浅甚至停滞、发绀、脉搏触不到、血压测不到、瞳孔散大、对光反射消失。

（3）一旦发生猝死立即进行心肺复苏，建立静脉通道，遵医嘱给药，必要时予以电除颤或心脏起搏。

（4）心跳恢复后，严密观察病情变化，包括神志、呼吸、心电图、血压、瞳孔等，并做详细记录。

（七）预防感染

病毒性心肌炎是感染病毒引起的，因此防止病毒的侵入十分重要。尤其应预防呼吸道感染和肠道感染。对易感冒者平时应注意营养，避免过劳，选择适当的体育活动以增强体质。避免不必要的外出，必须外出时应注意防寒保暖，饮食卫生。感冒流行期间应戴口罩，避免去人口拥挤的公共场所活动。

1. 预防呼吸道和消化道感染

多数病毒性心肌炎患者在发病前 1 ~ 3 周内或发病同时有呼吸道或消化道感染的前驱表现，因此积极采取措施加以预防，可以减少病毒性心肌炎的发生。

2. 预防病毒性传染病

麻疹、脊髓灰质炎、风疹、水痘、流行性腮腺炎等病毒性传染病均可累及心肌而发生病毒性心肌炎，因此积极有效地预防这些传染病，可以降低心肌炎的发病率。

3. 及时治疗各种病毒性疾病

及时治疗呼吸道感染、消化道感染及其他病毒性疾病。在病毒血症阶段即采用抗病毒药物治疗，便可直接杀灭病毒，减少病毒侵入心肌的机会或数量，降低心肌炎的发病率或减轻病情。

4. 避免条件致病因素的影响

在感染病毒之后机体是否发生心肌炎，除了与受感染者的性别、年龄、易感性以及所感染的病毒是否具有嗜心性、感染的数量等有关之外，还与受到细菌感染、发热、精神创伤、剧烈运动、过劳、缺氧、接受放射线或辐射、受冷、过热、使用激素、营养不良、接受外科手术、外伤、妊娠、心肌梗死等条件因子影响有关。这些条件因子不仅容易引起心肌炎发病，而且在病后易使病情反复、迁延或加重，因此必须积极防治。

（八）适当休息

急性发作期，一般应卧床休息 2 ~ 4 周，急性期后仍应休息 2 ~ 3 个月。严重心肌炎伴心界扩大者，应休息 6 ~ 12 个月，直到症状消失，心界恢复正常。如出现胸闷、胸痛、烦躁不安时，应在医生指导下用镇静、止痛药。如果有心肌炎后遗症，可尽量与正常人一样地生活工作，但不宜长时间看书、工作甚至熬夜。应避免情绪激动及过度体力活动而引起身体疲劳，使机体免疫力降低。

（九）饮食护理

饮食宜高蛋白、高热量、高维生素，尤其是含维生素 C 多的食物，如山楂、苹果、橘子、番茄等。多食葡萄糖、蔬菜、水果。忌暴饮暴食，忌食辛辣、熏烤、煎炸之品。吸烟时烟草中的尼古丁可促进冠状动脉痉挛收缩，影响心肌供血，饮酒会造成血管功能失调，故应戒烟、忌酒。食疗上可服用菊花粥、人参粥等，可遵医嘱使用生晒参、西洋参等，有利于心肌炎的恢复。

（李琪琳）

第五章

消化系统疾病护理

第一节　贲门失弛缓症

贲门失弛缓症又称贲门痉挛、巨食管，是食管贲门部的神经肌肉功能障碍所致的食管功能性疾病。其主要特征是食管缺乏蠕动，食管下端括约肌（LES）高压和对吞咽动作的松弛反应减弱。食物滞留于食管腔内，逐渐导致伸长和屈曲，可继发食管炎及在此基础上发生癌变，癌变率为2%～7%。

失弛缓症的病因迄今不明，一般认为是神经肌肉功能障碍所致。其发病与食管肌层内Auerbach神经节细胞变性、减少或缺乏以及副交感神经分布缺陷有关，或许病因与免疫因素有关。

一、临床表现

1. 吞咽困难

无痛性吞咽困难是最常见、最早出现的症状，占80%～95%。起病症状表现多较缓慢，但也可较急，多呈间歇性发作，常因情绪波动、发怒、忧虑、惊骇或进食生冷和辛辣等刺激性食物而诱发。

2. 食物反流和呕吐

发生率可达90%。呕吐多在进食后20～30分钟内发生，可将前一餐或隔夜食物呕出。呕吐物可混有大量黏液和唾液。当并发食管炎、食管溃疡时，反流物可含有血液。患者可因食物反流、误吸而引起反复发作的肺炎、气管炎，甚至支气管扩张或肺脓肿。

3. 疼痛

40%～90%的贲门失弛缓症患者有疼痛的症状，性质不一，可为闷痛、灼痛、针刺痛、刀割样痛或锥痛。疼痛部位多在胸骨后及中、上腹；也可在胸背部、右侧胸部、右胸骨缘以及左季肋部。疼痛发作有时酷似心绞痛，甚至舌下含硝酸甘油片才可获缓解。

4. 体重减轻

体重减轻与吞咽困难影响食物的摄取有关。病程长者可有体重减轻、营养不良和维生素缺乏等表现，而呈恶病质者罕见。

5. 其他

贲门失弛缓症患者偶有食管炎所致的出血。在后期病例，极度扩张的食管可压迫胸腔内

— 67 —

器官而产生干咳、气短、发绀和声嘶等。

二、辅助检查

1. 食管钡餐 X 线造影检查

吞钡检查见食管扩张、食管蠕动减弱、食管末端狭窄呈鸟嘴状、狭窄部黏膜光滑，是贲门失弛缓症患者的典型表现。

Henderson 等将食管扩张分为 3 级：Ⅰ级（轻度），食管直径 < 4 cm；Ⅱ级（中度），食管直径 4 ~ 6 cm；Ⅲ级（重度），食管直径 > 6 cm，甚至弯曲呈 S 形。

2. 食管动力学检查

食管下端括约肌高压区的压力常为正常人的 2 倍以上，吞咽时下段食管和括约肌压力不下降。中、上段食管腔压力也高于正常。

3. 胃镜检查

检查可排除器质性狭窄或肿瘤。在内镜下贲门失弛缓症表现特点如下所述。

（1）大部分患者食管内残留中到大量积食，多呈半流质状态覆盖管壁，且黏膜水肿增厚致使失去正常的食管黏膜色泽。

（2）食管体部见扩张，并有不同程度的扭曲变形。

（3）食管壁可呈节段性收缩环，似憩室膨出。

（4）贲门狭窄程度不等，直至完全闭锁不能通过。应注意的是，有时检查镜身通过贲门感知阻力不甚明显时易忽视该病。

三、治疗

贲门失弛缓症的治疗目的在于降低食管下端括约肌压力，使食管下段松弛，从而解除功能性梗阻，使食物顺利进入胃内。

1. 保守治疗

对轻症患者应解释病情，安定情绪，少食多餐，细嚼慢咽，并服用镇静解痉药物，如钙离子通道阻滞剂（如硝苯地平等），部分患者症状可缓解。为防止睡眠时食物溢流入呼吸道，可用高枕或垫高床头。

2. 内镜治疗

随着微创观念的深入，新的医疗技术及设备不断涌现，内镜下治疗贲门失弛缓症得到广泛应用，并取得很多新进展。传统内镜治疗手段主要包括内镜下球囊扩张和支架植入、镜下注射 A 型肉毒杆菌毒素、内镜下微波切开和硬化剂注射治疗等。

3. 手术治疗

对中重度及传统内镜下治疗效果不佳的患者应行手术治疗。贲门肌层切开术（Heller 手术）仍是目前最常用的术式。可经胸或经腹手术，也可在胸腔镜或者腹腔镜下完成。远期并发症主要是反流性食管炎，故有人主张附加抗反流手术，如胃底包绕食管末端 360°（Nissen 手术）、270°（Belsey 手术）、180°（Hill 手术），或将胃底缝在食管腹段和前壁（Dor 手术）。

经口内镜下肌切开术（POEM）治疗贲门失弛缓症取得了良好的效果。POEM 手术无皮肤切口，通过内镜下贲门环形肌层切开，最大限度地恢复食管的生理功能并减少手术并发症，术后早期即可进食，95%的患者术后吞咽困难得到缓解，且反流性食管炎的发生率低。由于 POEM 手术时间短、创伤小、恢复特别快，疗效可靠，可能是目前治疗贲门失弛缓症的最佳选择。

四、护理措施

（一）一般护理

（1）指导患者少量多餐，每 2~3 小时 1 餐，每餐 200 mL，避免食物过冷或过热，注意细嚼慢咽，减少食物对食管的刺激。

（2）禁食酸、辣、煎炸、生冷食物，忌烟酒。

（3）指导服药及用药方法，常用药物有硝苯地平（心痛定）、异山梨酯（消心痛）、多潘立酮（吗丁啉）、西沙必利等。颗粒药片一定碾成粉末，加凉开水冲服。

（4）介绍食管—贲门失弛缓症的基本知识，让患者了解疾病的发展过程和预后。

（二）疼痛护理

遵医嘱给予硝酸甘油类药物，其有弛缓平滑肌作用，可以改善食管的排空。

（三）术前护理

术前使用内镜下球囊扩张治疗贲门失弛缓症。

（1）告知患者球囊扩张治疗不需开刀，痛苦少，改善症状快，费用低。

（2）详细介绍球囊扩张术的操作过程及注意事项。尽可能让患者向治愈的患者咨询及进行交流，以消除其顾虑、紧张情绪，能够主动配合医师治疗，以提高扩张治疗的成功率。

（3）术前 1 天进食流质，术前禁食 12 小时，禁水 4 小时。对部分病史较长、食管扩张较严重者需禁食 24~48 小时。

（四）术后护理

术后使用内镜下球囊扩张治疗贲门失弛缓症。

（1）术后患者应绝对卧床休息，取半卧位或坐位，平卧及睡眠时也要抬高头部 15°~30°，防止胃食物反流。

（2）术后 12 小时内禁食。12 小时后患者若无不适可进温凉流质，术后 3 天进固体食物。

（3）餐后 1~2 小时内不宜平卧，进食时尽量取坐位。

（五）并发症观察

扩张术的并发症主要有出血、感染、穿孔等，术后应严密监测生命体征，密切观察患者胸痛的程度、性质、持续时间。注意观察有无呕吐及呕吐物、大便的颜色及性质。轻微胸痛及少量黑便一般不需特殊处理，1~3 天会自行消失。

（李　扬）

第二节　非酒精性脂肪性肝病

非酒精性脂肪性肝病（NAFLD）是指排除过量饮酒和其他明确的肝损伤因素，以弥漫性肝细胞大泡性脂肪变为病理特征的临床综合征。包括非酒精性单纯性脂肪肝（NAFL）、非酒精性脂肪性肝炎（NASH）及其相关肝硬化和肝细胞癌，其发病和胰岛素抵抗及遗传易感性关系密切。以 40～50 岁最多见，男女患病率基本相同。

NAFLD 的危险因素包括高脂肪、高热量膳食结构，多坐少动的生活方式，代谢综合征及其他（肥胖、高血压、血脂紊乱和 2 型糖尿病）。全球脂肪肝的流行主要与肥胖症患病率迅速增长密切相关。我国 NAFLD 近年发病率呈上升趋势，明显超过病毒性肝炎及酒精性肝病的发病率，成为最常见的慢性肝病之一。

一、临床表现

本病起病隐匿，发病缓慢。

（一）症状

常无症状。少数患者可有乏力、右上腹轻度不适、肝区隐痛或上腹胀痛等非特异症状。严重脂肪性肝炎可有食欲减退、恶心、呕吐等。发展至肝硬化失代偿期的临床表现与其他原因所致的肝硬化相似。

（二）体征

严重脂肪性肝炎可出现黄疸，部分患者可有肝肿大。

二、辅助检查

1. 血清学检查

血清转氨酶和 γ-谷氨酰转肽酶水平正常或轻中度升高，通常以丙氨酸氨基转移酶（ALT）升高为主。

2. 影像学检查

B 超、CT 和 MRI 检查对脂肪性肝病的诊断有重要的实用价值，其中 B 超敏感性高，CT 特异性强，MRI 在局灶性脂肪肝与肝内占位性病变鉴别时价值较大。

3. 病理学检查

肝穿刺活组织检查是确诊 NAFLD 的主要方法。

三、治疗

治疗主要针对不同的病因和危险因素，包括病因治疗、饮食控制、运动疗法和药物治疗。

（1）合理饮食，改善不良习惯，合理运动，提倡中等量的有氧运动。

（2）控制危险因素。控制饮食，控制体重在正常范围，改善胰岛素抵抗，调整血脂紊乱，合并高脂血症的患者可采用降血脂治疗，选择对肝细胞损害较小的降血脂药，如贝特类、他汀类或普罗布考类药。维生素 E 具有抗氧化作用，可减轻氧化应激反应，建议常规用于脂肪性肝炎治疗。

（3）促进非酒精性脂肪性肝病的恢复。

（4）手术治疗，如肝移植。

四、护理措施

（一）饮食护理

调整饮食结构，低糖、低脂为饮食原则。在满足基础营养需求的基础上，减少热量的摄入，维持营养平衡，维持正常血脂、血糖水平，降低体重至标准水平。指导患者避免高脂肪食物，如动物内脏，少食甜食（包括含糖饮料），尽量食用含有不饱和脂肪酸的油脂（如橄榄油、菜籽油、茶油等）。多食青菜、水果和富含纤维素的食物，以及瘦肉、鱼肉、豆制品等；多食有助于降低血脂的食物，如燕麦、绿豆、海带、茄子、芦笋、核桃、枸杞、黑木耳、山楂、苹果、葡萄、猕猴桃等。不吃零食，睡前不加餐。避免辛辣刺激性食物。可制作各种减肥食谱小卡片给患者，以增加患者的健康饮食知识，提高其依从性。

（二）适当运动

适当增加运动可以有效促进体内脂肪消耗。合理安排工作，做到劳逸结合，选择合适的锻炼方式，避免过度劳累。每天安排体力活动的量和时间，按减体重目标计算，对于需要亏空的能量，一般多采用增加体力活动量和控制饮食相结合的方法，其中50%应该由增加体力活动的能量消耗来解决，其他50%可由减少饮食总能量和减少脂肪的摄入量以达到需要亏空的总能量。不宜在饭后立即进行运动，也应避开凌晨和深夜运动，以免扰乱人体生物节奏；并发糖尿病患者应于饭后1小时进行锻炼。

（三）控制体重

合理设置减肥目标，逐步接近理想体重，防止体重增加或下降过快。用体重指数（BMI）和腹围等作为监测指标，以肥胖度控制在 $0 \sim 10\%$［肥胖度＝（实际体重－标准体重）/标准体重×100%］为度。

（四）改变不良生活习惯

吸烟、饮酒均可致血清胆固醇升高，应督促患者戒烟、戒酒；改变长时间看电视、用计算机、上网等久坐的不良生活方式，增加有氧运动时间。

（五）病情监测

每半年监测体重指数、腹围、血压、肝功能、血脂和血糖，每年做肝、胆、脾B超检查。

（于　冰）

第三节　酒精性肝病

酒精性肝病（ALD）是长期大量饮酒所致的肝脏损害，初期通常表现为脂肪肝，进而可发展成酒精性肝炎、酒精性肝纤维化和酒精性肝硬化，严重酗酒可诱发广泛肝细胞坏死甚至急性肝功能衰竭。本病在欧美等国多见，近年我国的发病率也有上升，多见于男性。

许多因素可影响嗜酒者肝病的发生和发展：①性别；②遗传易感性；③营养状态；④嗜肝病毒感染；⑤与肝毒物质并存；⑥吸烟和饮用咖啡。

一、临床表现

患者的临床表现因饮酒的方式、个体对酒精的敏感性以及肝组织损伤的严重程度不同而有明显的差异。症状一般与饮酒的量和酗酒的时间长短有关，患者可在长时间内没有任何肝脏的症状和体征。

1. 酒精性脂肪肝表现

一般情况良好，常无症状或症状轻微，可有乏力、食欲缺乏、右上腹隐痛或不适。肝脏有不同程度的肿大。患者有长期饮酒史。

2. 酒精性肝炎表现

临床表现差异较大，与组织学损害程度相关。常发生在近期（数周至数月）大量饮酒后，出现全身不适、食欲缺乏、恶心、呕吐、乏力、肝区疼痛等症状。可有发热（一般为低热），常有黄疸，肝肿大并有触痛。严重者可并发急性肝衰竭。

3. 酒精性肝硬化表现

发生于长期大量饮酒者，其临床表现与其他原因引起的肝硬化相似，可以门静脉高压为主要表现。可伴有慢性酒精中毒的其他表现，如精神及神经症状、慢性胰腺炎等。

二、辅助检查

1. 血常规及生化检查

酒精性脂肪肝可有血清天门冬氨酸氨基转移酶（AST）、丙氨酸氨基转移酶（ALT）轻度升高。酒精性肝炎具有特征性的酶学改变，即 AST 升高比 ALT 升高明显，AST/ALT 常 > 2，但 AST 和 ALT 值很少 > 500 U/L，否则应考虑是否并发其他原因引起的肝损害。γ-谷氨酰转肽酶（GGT）、总胆红素（TBil）、凝血因子时间（PT）和平均红细胞容积（MCV）等指标也可有不同程度的改变，联合检测有助于诊断酒精性肝病。

2. 影像学检查

B 超检查可见肝实质脂肪浸润的改变，多伴有肝脏体积增大。CT 平扫检查可准确显示肝脏形态改变及分辨密度变化。重度脂肪肝密度明显降低，肝脏与脾脏的 CT 值之比 < 1，诊断准确率高。影像学检查有助于酒精性肝病的早期诊断。发展至酒精性肝硬化时各项检查发现与其他原因引起的肝硬化相似。

3. 病理学检查

肝活组织检查是确定酒精性肝病及分期、分级的可靠方法，是判断其严重程度和预后的重要依据，但很难与其他病因引起的肝脏损害相鉴别。

三、治疗

1. 戒酒

戒酒是治疗酒精性肝病的关键。如果仅为酒精性脂肪肝，戒酒 4~6 周后脂肪肝可停止进展，最终可恢复正常。彻底戒酒可使轻中度酒精性肝炎的临床症状、血清氨基转移酶升高乃至病理学改变逐渐减轻，而且酒精性肝炎、纤维化及肝硬化患者的存活率明显提高。但对临床上出现肝衰竭表现（凝血因子时间明显延长、腹腔积液、肝性脑病等）或病理学有明显炎症浸润或纤维化者，戒酒未必可阻断病程发展。

2. 营养支持

长期嗜酒者酒精取代了食物所提供的热量，故蛋白质和维生素摄入不足引起营养不良。所以酒精性肝病患者需要良好的营养支持，在戒酒的基础上应给予高热量、高蛋白、低脂饮食，并补充多种维生素（如维生素 B、维生素 C、维生素 K 及叶酸）。

3. 药物治疗

多烯磷脂酰胆碱可稳定肝窦内皮细胞膜和肝细胞膜，降低脂质过氧化，减轻肝细胞脂肪变性及其伴随的炎症和纤维化。美他多辛有助于改善酒精中毒。糖皮质激素用于治疗酒精性肝病尚有争论，但对重症酒精性肝炎可缓解症状，改善生化指标。其他药物（如 S-腺苷甲硫氨酸）有一定的疗效。

4. 肝移植

严重酒精性肝硬化患者可考虑肝移植，但要求患者肝移植前戒酒 3～6 个月，并且无严重的其他脏器的酒精性损害。

四、护理措施

（一）戒酒

戒酒是关键，戒酒能明显提高肝硬化患者 5 年生存率。酒精依赖者戒酒后可能会出现戒断综合征，应做好防治。

（二）心理疏导

调整心态，积极面对。

（三）饮食护理

以低脂肪、高蛋白、高维生素和易消化饮食为宜，做到定时、定量、有节制。早期可多食豆制品、水果、新鲜蔬菜，适当进食糖类、鸡蛋、鱼类、瘦肉；当肝功能显著减退并有肝昏迷征兆时，应避免高蛋白质摄入；忌辛辣刺激和坚硬生冷食物，不宜进食过热食物以防并发出血。

（四）适当运动

肝硬化肝代偿功能减退，并发腹腔积液或感染时应绝对卧床休息。代偿期时病情稳定可做轻松工作或适当活动，进行有益的体育锻炼，如散步、做保健操、太极拳等。活动量以不感觉疲劳为宜。

（五）重视对原发病的防治

积极预防和治疗慢性肝炎、血吸虫病、胃肠道感染，避免接触和应用对肝有毒性的物质，减少致病因素。

（六）健康教育

（1）提供宣传饮酒危害的教育片或书刊，供患者观看或阅读。

（2）宣传科学饮酒的知识，帮助患者认识大量饮酒对健康的危害。

（3）协助患者建立戒酒的信心，培养健康的生活习惯，积极戒酒和配合治疗。

（郝秀婷）

第六章

神经外科疾病护理

第一节 颅脑损伤

颅脑损伤在所有全身损伤中，仅次于四肢伤而居第 2 位，占损伤的 15% ~20%，但其死亡率居首位。平时临床多见闭合性损伤和少数锐器、火器所致的开放伤；战时主要为火器性颅脑损伤。颅脑损伤包括头皮损伤、颅骨损伤及脑损伤。本章重点阐述颅骨和脑的损伤及其护理。

一、临床表现

颅骨损伤即颅骨骨折，是外力直接或间接作用于颅骨所致。其形成取决于外力性质、外力大小和颅骨结构三方面的因素。颅骨骨折分颅盖骨折和颅底骨折，两者发生率之比为 4∶1。颅骨骨折的临床意义主要在于并发脑膜、血管、脑和颅神经损伤。

（一）颅盖骨折

按骨折形式分为两种情况。

1. 线性骨折

可单发或多发，后者可能是多处分散的几条骨折线，也可能是一处多发骨折线交错形成粉碎性骨折。骨折多为内板与外板全层断裂，也可为部分裂开。头颅 X 线摄片可以确诊。单纯的线形骨折无须特别治疗，但当骨折线通过硬脑膜血管沟或静脉窦时，应警惕并发颅内血肿。

2. 凹陷性骨折

骨折全层或仅为内板向颅腔凹陷，临床表现和影响视其部位、范围及深度而有所不同，轻者仅为局部压迫，重者损伤局部的脑膜、血管和脑组织，进而引起颅内血肿。有些凹陷性骨折可以触知，但确诊常有赖于 X 线摄片检查。

（二）颅底骨折

颅底骨折绝大多数是线形骨折，按其发生部位分为 3 种情况。

1. 颅前窝骨折

常累及额骨眶板和筛骨，引起的出血经前鼻孔流出；或流进眶内、眶周皮下及球结合膜下形成瘀斑，即所谓"熊猫"眼征。骨折处脑膜破裂时，脑脊液可经额窦或筛窦由前鼻孔流出，成为脑脊液鼻漏，空气也可经此逆行进入颅腔内形成颅内积气。筛板及视神经管骨折可引起嗅神经和视神经损伤。

2. 颅中窝骨折

常累及颞骨岩部，脑膜和骨膜均破裂时，脑脊液经中耳由鼓膜裂孔流出形成脑脊液耳漏；如鼓膜完好，脑脊液则经咽鼓管流往鼻咽部，常合并第Ⅶ或第Ⅷ颅神经损伤。如骨折累及蝶骨和颞骨内侧，可伤及脑垂体和第Ⅱ、第Ⅲ、第Ⅳ、第Ⅴ及第Ⅵ颅神经。如果伤及颈内动脉海绵窦段可形成颈内动脉海绵窦瘘而出现搏动性突眼；颈内动脉如在破裂孔或在颈内动脉管处破裂，则可发生致命性鼻出血或耳出血。

3. 颅后窝骨折

骨折累及颞骨岩部后外侧时，多在伤后 2～3 天出现乳突部皮下瘀血（Battle 征）。骨折累及枕骨基底部时，可在伤后数小时出现枕下部肿胀及皮下瘀血；骨折累及枕大孔或岩骨尖后缘，还可出现个别或全部后组颅神经（即第Ⅸ～Ⅻ颅神经）受累的症状，如声音嘶哑、吞咽困难。

检查主要依据上述临床症状，颅骨 X 线平片检查仅 30%～50% 能显示骨折线，必要时摄颅底位片、断层摄片或 CT 扫描等检查。

（三）脑震荡

脑震荡是最常见的轻度原发性脑损伤，既无肉眼可见的结构损伤，也没有神经功能受损，以功能性损伤为主。临床表现为伤后立即出现一过性意识障碍，数秒或数分钟，一般不超过半小时，清醒后大多数患者对受伤经过及伤前近期事物想不起来，称为逆行性遗忘。较重者可同时出现短暂的面色苍白、冷汗、脉搏呼吸微弱、血压下降、肌张力减退等症状。神经系统检查无阳性体征，脑脊液中无红细胞，CT 或 MRI 无异常发现。此后可能诉有头昏头痛，活动后可有眩晕、呕吐等。

（四）弥漫性轴索损伤

弥漫性轴索损伤常是旋转力所致的弥漫性脑损伤，由于脑的扭曲变形，在脑内产生剪切或牵拉作用，造成脑白质广泛性轴索损伤。病变可分布于大脑半球、胼胝体、小脑或脑干，显微镜下所见为轴突断裂的结构改变，可与脑挫伤合并存在。临床表现主要为受伤当时立即出现的昏迷时间较长。昏迷原因主要是广泛的轴索损伤，使皮层与皮层下中枢失去联系。若累及脑干，还可有瞳孔变化等表现。CT 扫描可见大脑皮质与髓质交界处、胼胝体、脑干、内囊区或三脑室周围有多个点状或小片状出血灶。MRI 能提高小出血灶的检出率。

（五）脑挫裂伤

脑挫裂伤主要是指大脑皮层及脑干的损伤。挫伤时软脑膜下有散在的点状或片状出血灶，软脑膜裂伤时，多伴有脑组织和血管的破裂，故脑挫裂伤周围常有继发性脑水肿及大小不等的出血灶或血肿形成。外伤性脑水肿反应一般 3～7 天，第 3～4 天为高峰，严重的脑水肿常因颅内压增高而引发脑疝，脑水肿较轻者在高峰期后可逐渐消退。脑挫裂伤区的病灶日后可形成胶样组织瘢痕、囊肿，并常与硬脑膜内面粘连，有发生外伤性癫痫的可能，尤其是开放性颅脑伤者发生率较高。如果损伤区的病变影响了脑脊液循环，则有形成外伤性脑积水的可能；广泛的脑缺氧及脑挫裂伤可导致弥漫或局限的外伤性脑萎缩。

临床表现：由于受伤部位各异，轻重悬殊，临床征象差别较大。一般伤后立即出现意识障碍，其深度及昏迷时间取决于损伤的范围和程度，数小时至数月不等。生命体征紊乱及神经系统阳性体征也是脑挫裂伤的主要临床征象。若在意识恢复过程中出现躁动、伤情加重、脉搏呼吸变慢、血压升高等生命体征变化时，应立即进行神经系统检查，了解有无新的神经系统阳性体征或原有体征加重，例如偏瘫、瞳孔变化、偏盲、失语及脑膜刺激征或头痛剧烈、呕吐频繁、意识再度障碍等征象，此时，往往提示颅内存在继发性病变。

脑干损伤常与弥散性脑损伤并存，常因网状结构上行激动系统受损而持久昏迷。脑干是循环、呼吸等生命中枢所在，伤后早期常出现严重的生命体征紊乱，即使轻度脑干损伤，也多有交感神经系统紊乱的表现，如大汗淋漓、衣被浸湿，重者交感神经麻痹，皮肤干燥，可出现中枢性高热和"去大脑强直"发作，频繁和持续的肌紧张，体温升高，瞳孔时大时小，甚至出现消化道出血，据此可预知后果不良。部分伤者症状随病情稳定逐步好转，但可能遗留部分神经功能残缺，不同程度的智力障碍和（或）癫痫。

（六）颅内血肿

颅内血肿是一种较为常见、致命，却又是可逆的继发性病变。由于血肿直接压迫脑组织，常引起局部脑功能障碍、占位性病变的症状、体征和颅内压增高的病理生理改变，如不及时处理，可导致脑疝危及生命，因此及早发现、及时处理是改善预后的关键。

根据血肿发展的速度，颅内血肿可分为 3 种。

（1）急性：3 天内出现症状。

（2）亚急性：3 天至 3 周内出现症状。

（3）慢性：3 周以上始出现症状。

根据血肿的部位又可分为硬脑膜外、硬脑膜下及脑内血肿。由于血肿的范围和受压脑组织的部位不同，局部神经功能受损的症状和体征变化多端。有时一个发展迅速的小血肿可因位于颅后窝或累及脑脊液（CSF）循环而导致患者死亡。反之，一个发展缓慢的硬脑膜下巨大血肿却可能历经数月乃至数年，患者仍能适应。

1. 硬脑膜外血肿（EDH）

以急性型最多见，约占 85%，多发生在头部直接损伤部位，因颅骨骨折（约 90%）或颅骨局部暂时变形血管破裂，血液聚积于硬膜外间隙所致。发生率为各种颅脑损伤的 1% ~ 3%，占颅内血肿的 25% ~ 30%，多数单发，少数可在大脑半球的一侧或两侧，或在小脑幕上下同时发生，或与其他类型血肿同时存在。出血来源为硬脑膜中动脉和静脉、板障血管及静脉窦等损伤，因此血肿多位于颞部、额顶部和颞顶部。随着血肿扩大，可使硬脑膜自颅骨内板剥离，并撕破一些小血管，出血越来越多，结果形成更大的血肿。

临床表现：硬脑膜外血肿可同时存在各种类型的脑损伤，血肿又可以出现于不同部位，故其临床表现也各异。以典型的颞部硬脑膜外血肿为例，具有下列特征。

（1）有轻型急性颅脑损伤病史，颞部可有伤痕，有骨折线跨过脑膜中动脉沟，伤后神经系统无阳性体征。

（2）受伤时曾有短暂意识障碍，意识好转后，因颅内出血使颅内压迅速上升，出现急性颅内压增高症状，头痛进行性加重，烦躁不安，频繁呕吐等。生命体征变化，表现为血压升高、脉搏和呼吸减慢，即"两慢一高"的柯兴征。此时受伤对侧出现锥体束征、轻偏瘫等局灶症状，同时又逐渐转入昏迷。两次昏迷之间的时间称为"中间清醒期"或"意识好转期"，短者为 2 ~ 3 小时或更短，大多数为 6 ~ 12 小时或稍长，24 小时或更长者则少见。

中间清醒期短，表明血肿形成迅速，反之则缓慢。原发性脑损伤很轻者，伤后无明显意识障碍，到血肿形成后才陷入昏迷。

（3）随血肿增大及颅内压增高，逐渐出现脑疝症状。一般表现为意识障碍加重，血肿侧瞳孔先缩小，后散大，对光反射也随之减弱而消失，血肿对侧明显的锥体束征及偏瘫。继之对侧瞳孔也散大，生命功能随之衰竭，终因呼吸首先停止而死亡。

具有上述典型表现的病例约占小脑幕上硬脑膜外血肿的 1/3 左右，诊断较容易。其余不典型病例，可根据上述规律行脑血管造影或 CT 脑扫描等做出诊断。

幕下硬脑膜外血肿较为少见，但十分险恶。出血主要来自枕部静脉窦损伤，多为暴力直接作用于枕部，故局部可见头皮损伤、颅骨线形骨折，因颅后窝容量有限，容易造成脑脊液（CSF）循环障碍，出现颅内压增高症状较早，引起剧烈头痛、频繁呕吐，患者烦躁不安，同时因血肿激惹颅后窝硬脑膜，引起颈肌痉挛而出现强迫头位。如果不进行及时正确的处理，患者可能突然呼吸骤停，心跳相继停止后死亡。故幕下硬脑膜外血肿一旦确诊，多须立即手术，清除血肿。如发现、处理及时，预后良好。

2. 硬脑膜下血肿（SDH）

常继发于对冲性脑挫裂伤，多见于额颞前部。出血多来自挫裂的脑实质血管损伤。

临床表现：急性硬脑膜下血肿的症状类似硬脑膜外血肿，但一般因脑实质损伤较重，原发昏迷时间长，所以中间清醒期往往不明显。慢性硬脑膜下血肿的出血因大脑皮层汇入上矢状窦的桥静脉撕伤所致，由于致伤外力小，出血缓慢，临床症状波动，有来而复去的头痛、间歇性神经定位体征，患者行为个性多有改变，有时智力下降，易被误诊为精神病或颅内肿瘤。

手术方法目前多采用颅骨钻孔冲洗引流清除血肿，术后 48 小时拔管。

3. 脑内血肿（ICH）

出血为脑挫裂伤所致的脑实质血管损伤所致，主要发生在额叶、颞叶的脑内，常与急性硬脑膜下血肿并存。神经系统症状更为突出，术后遗留残缺也较多见。一般采用清除血肿手术治疗，近年来穿刺引流术取得良好效果。

二、治疗

（一）颅骨骨折治疗

1. 颅盖骨折治疗

线性骨折采用观察保守治疗，但需注意并发急性硬脑膜外血肿的可能。凹陷性骨折治疗的原则是手术复位，手术指征如下。

（1）骨折片陷入颅腔的深度在 1 cm 以上。

（2）大面积的骨折片陷入颅腔，因骨性压迫或并发出血等引起颅内压增高。

（3）因骨折片压迫脑组织，引起神经系统体征或癫痫。位于大静脉窦部的凹陷性骨折如引起神经系统体征或颅内压增高也应手术，反之则无须手术。术前必须做好充分的输血设备，以防止骨折整复时大出血。

2. 颅底骨折治疗

这类骨折多数无须特殊治疗，但要着重处理合并的脑损伤和其他并发损伤。耳鼻出血和脑脊液漏，不可堵塞或冲洗，以免引起颅内感染。多数脑脊液漏能在 2 周左右自行停止。持续 4 周以上或伴颅内积气经久不消时，应及时手术，进行脑脊液瘘修补，封闭瘘口。对碎骨片压迫引起的视神经或面神经损伤，应尽早手术去除骨片。伴脑脊液漏的颅底骨折属于开放伤，需给予抗生素治疗。

（二）脑损伤治疗

多数脑震荡患者休息 2 周左右可望完全恢复，通常无须特殊治疗及护理；少数自觉症状延续时间长者，需加强心理护理。

脑损伤治疗原则如下。

（1）严密观察病情变化，必要时作 CT 或 MRI 检查以了解颅内伤情。

（2）保持呼吸道通畅，维持正常的气体交换，必要时作气管切开或气管内插管辅助呼吸。

（3）采用过度换气、脱水疗法对抗脑水肿，降低颅内压。用亚低温疗法降低脑代谢率，清除氧自由基，以减轻脑细胞损害。

（4）营养支持，抗感染。

（5）对症治疗，及时处理并发症。

（6）对开放性脑损伤者，应尽早手术清创，使之转为闭合性脑损伤。

三、护理措施

（一）颅骨骨折的护理

1. 密切观察有无颅内继发性损害

颅骨骨折可伴有脑组织和血管的损伤，引发癫痫及颅内出血，故应密切观察患者意识、生命体征、瞳孔及肢体活动情况。除了脑膜中动脉骨管沟及血管断裂所致的颞区硬膜外血肿外，也有可能因粉碎性骨折片戳破硬脑膜静脉窦壁而导致出血；或在颅骨变形时硬膜自颅骨内板剥离，硬膜表面至颅骨的小供养血管被撕伤出血。倘若骨折片压迫静脉窦，则可使脑静脉回流受阻，出现颅内压增高征象。

2. 防止颅内感染

脑脊液外漏属隐性开放性骨折，防止颅内感染至关重要。对脑脊液漏患者应每日两次清洁、消毒鼻前庭或外耳道口，切忌棉球过湿使液体逆流入颅。清洁消毒后应松置一干棉球于鼻前庭或外耳道口，随湿随换，记录 24 小时浸湿的棉球数以估计漏出液是否逐日减少。严禁为脑脊液漏者从鼻腔吸痰或安插胃管，禁止作耳、鼻滴药及冲洗和填塞。根据医嘱，预防性应用抗生素及破伤风抗毒素（TAT）或破伤风类毒素。

3. 促进颅内外漏道尽早闭合

维持特定的体位，借重力作用使脑组织移向颅底硬脑膜裂缝处，有助于使局部粘连而封闭瘘口。颅前窝骨折且神志清醒者给予半坐位，昏迷者抬高床头 30°，患侧卧位；颅中窝、颅后窝骨折者卧于患侧。维持特定体位至停止漏液后 3 天。绝大部分患者在伤后 1 周内瘘口常能自行愈合，极少数超过 2 周以上者需行手术修补漏孔。

4. 注意颅内低压综合征

大量脑脊液外流可引起剧烈头痛、眩晕、呕吐、厌食、反应迟钝、脉细弱、血压偏低等，患者常诉当抬高头部或端坐时头痛加重，补充大量水分后可缓解。

5. 健康教育

（1）防止气颅。劝告患者勿挖耳、抠鼻，勿用力屏气排便、咳嗽、擤鼻或打喷嚏，以免鼻窦或乳突气房内的空气被压入或吸入颅内，导致气颅和感染。

（2）指导患者正确面对颅骨骨折，教导患者不可因症状轻微而疏忽大意，也勿因颅骨骨折而忧心忡忡。颅骨的愈合多属纤维性愈合，线形骨折后，小儿约需 1 年，成人则需 2～5 年才可望达到骨性愈合。如有颅骨缺损，可在伤后半年左右作缺损处的颅骨成形术。

（二）脑损伤的护理

1. 意识障碍与生命体征的观察

颅脑损伤患者的病情变化复杂，如较轻的脑损伤可因病情变化未能及时发现而产生严重后果；相反，严重的脑损伤也可因观察确切、处理恰当及长期精心护理得到较完全的恢复。动态的病情观察旨在提高警惕，及早发现脑疝。有时病情变化为时短暂，唯有护士在掌握受伤机制及伤情转归的基础上，通过细致的观察才能及时发现，赢得抢救时机，故无论伤情轻重，急救时均应建立观察记录单。观察及记录的间隔时间，根据病情每 15～60 分钟一次，稳定后可适当延长。

（1）观察意识：意识是人体生命活动的外在表现，反映大脑皮质功能及脑损伤的轻重。目前临床对意识障碍的分级方法不一。传统方法根据患者对语言刺激反应、疼痛刺激反应、生理反应、大小便能否自理及能否配合检查分为清醒、模糊、浅昏迷、昏迷和深昏迷 5 级。

根据病情采用相同种类、相同程度的语言和痛刺激。记录时应作动态分析，判断意识状态是好转或恶化。例如，深昏迷患者在口腔护理时出现吞咽反射，提示病情好转；清醒患者突然遗尿，可能有意识障碍；躁动患者突然安静、昏睡，应怀疑病情恶化。

（2）观察生命体征：伤后可出现持续的生命体征紊乱。伤后初期，由于组织创伤反应，出现中等程度的发热，若累及间脑或脑干，可导致体温调节紊乱，出现体温过低或中枢性高热。先测呼吸，次测脉搏，再测血压、心律。注意呼吸深浅，有无叹息呼吸、呼吸困难和呼吸暂停；注意脉搏是洪大有力还是细弱不整，注意脉压有无波动。单项指标有变化应寻找原因，如气道梗阻引起的呼吸困难、肢体强直引起的血压增高等。几项指标同时变化，须识别是否为颅内血肿引起的颅内压增高所致代偿性生命体征改变。脑脊液外漏推迟了颅内压增高症状的出现，但一旦出现，抢救更为困难，故必须按脑部损伤定时作观察记录，保持高度警惕。

暴力直接作用于枕部的患者，须警惕颅后窝血肿，如脉搏缓慢、呼吸次数明显下降、强迫体位及呕吐频繁。伤后即有高热者，多为下视丘或脑干损伤，而伤后数日体温增高常提示有感染性合并症。闭合性颅脑损伤者的生命体征呈现休克征象时，应检查有无内脏出血，如迟发性脾破裂、应激性溃疡出血等。

（3）观察神经系统病征：神经系统病征有定位意义。须特别重视：①受伤后一段时间出现的症状；②除原有病征外出现的新症状；③逐步加重或发展的症状。这些常提示颅内继发性血肿的存在。

2. 躁动的护理

躁动不安是颅脑损伤急性期的常见表现。引起躁动不安有许多因素，首先要考虑的是脑水肿、肿胀或颅内血肿所致的颅内压增高；其次是颅外因素，如呼吸道不通畅引起缺氧，尿潴留引起膀胱过度充盈，大便干结引起强烈的排便反射，呕吐物或大小便浸渍衣被，卧姿不适和瘫痪肢体受压以及冷、热、痛、痒、饥饿等。

当患者突然由安静转入躁动，或自躁动转为安静深睡时，应提高警惕，观察是否有伤情恶化，并对躁动原因逐一加以解除。切勿轻率给予镇静剂，以防混淆观察。对躁动患者不能强加约束，以免其过分挣扎使颅内压进一步增高并消耗能量，可加床挡以防坠床，必要时专人守护；注射时需有人相助以防断针；勤剪指甲或戴手套以防抓伤；加强卫生处理，保持床被平整，以防皮肤擦伤。

3. 昏迷的护理

中、重型颅脑损伤患者均有不同程度的意识障碍。一方面，突然的暴力打击引起体内各系统的功能紊乱，机体抵抗力骤降；另一方面，颅内出血、脑疝、脑膜炎、支气管炎等继发病变及合并症将进一步威胁患者生命，任何一种情况的出现，都可能使病情急转直下。具体的护理措施按 GCS 评分进行常规护理。

4. 呼吸道护理

脑组织需氧量极大，因此对缺氧的耐受性极差，会因短暂的严重缺氧导致不可逆损害。脑损伤患者既可因意识障碍、气道不通畅出现周围性呼吸障碍；也可因病情危重，出现中枢性呼吸衰竭。呼吸道阻塞的后果：①引起胸腔内压力增高，致颅内静脉回流受阻；引起脑水肿，使颅内压增高后脑动脉供血不足，脑缺氧更为严重，脑水肿加剧；②因肺换气不足，血内二氧化碳含量增加导致脑血管扩张；毛细血管通透性增高，也加重脑水肿，形成恶性循环。因此，保持呼吸道通畅，维持正常呼吸功能应居护理首位。

（1）防治窒息：颅脑损伤患者常有不同程度的意识障碍；正常的咳嗽反射和吞咽功能丧失；呼吸道分泌物不能主动排除，血液、脑脊液及呕吐物可逆流进入呼吸道，下颌松弛、舌根后坠等，都可引起严重的呼吸道梗阻。因此，必须尽快掏出口腔和咽部的血块及呕吐物，将患者侧卧或放置口咽通气道，若情况仍未见改善，可行气管插管。

（2）保持正确体位：抬高床头 20°，将患者置于侧俯卧位；防止舌后坠阻塞气道，让口角处于稍低位，以使唾液自然引流。上面一侧的肢体需以枕垫支托，以免妨碍呼吸。枕头厚薄应合适，以保持头与脊柱的中枢在同一直线上。头部仰俯或侧屈均会影响呼吸道通畅及颈静脉回流，不利于降低颅内压。

（3）保持呼吸道通畅：在患者意识状态逐渐转为清醒的过程中，特别是颅内压增高者，容易因舌根后坠而突然阻塞呼吸道。一旦发生这种情况，要立即抬起下颌，插入通气道，清除分泌物，必要时行气管插管或气管切开术。

对于伴有颌面部损伤、气道分泌物难以排除或伤后昏迷估计短期内难以清醒，以及接受亚低温治疗者，常需作气管切开以维持正常的呼吸功能。气管切开后，便于清除呼吸道分泌物，解除呼吸道梗阻，减轻阻力，使胸内压、颅内压下降。由于减少了呼吸道无效腔，增加了有效气体的交换量，使血中二氧化碳含量减少，降低了颅内压，便于气管内滴药或给氧。除气管切开护理常规外，需注意以下 7 项。

1）要根据患者年龄、体型选择合适的气管套管，及时吸痰，防止分泌物或痰栓堵塞管口。按照 Poisulle 定律：气体通过管道时，管道直径减半，阻力增加 16 倍。因此，套管细或分泌物未及时清除，不但通气量不足，且呼吸阻力增加，影响呼吸困难的改善。有癫痫、抽搐的患者，为防止抽搐时头部过仰，气管套管前端反复压迫气管前壁，引起局部溃疡、穿孔，甚至纵隔炎症，应选用硅胶套管。

2）吸痰时，若吸痰管超过套管，可引起呛咳，虽有助于排痰，但剧咳可使颅内压增高，宜谨慎。

3）接受气管切开的患者大多有意识障碍，吞咽及咳嗽反射迟钝或消失，唾液容易流入呼吸道，且不能自行排出，因此要防止反流所致窒息。

4）仰卧时气管分支与水平线成17°~20°倾斜，分泌物因重力作用随呼吸进入各级支气管，造成下呼吸道阻塞，影响气体交换，因此不能平卧。

5）有时虽然喉头痰鸣并不明显，也须定时抽痰，并每日数次诱发呛咳，以使下呼吸道分泌物能及时排出。为防止干扰正常呼吸功能和颅内压突然增高，每次吸痰不宜超过15秒，并避免剧咳。痰液黏稠者，给予雾化后15分钟吸痰效果较好。

6）每日检查肺部情况，如局部痰鸣多，可将患者翻向对侧，雾化吸入、拍背后平卧，深插吸痰管。右支气管短而粗，与气管垂线所成夹角仅30°，吸痰管容易进入。

7）有意识障碍的患者没有自卫能力，也不能诉说疼痛与不适，所以要随时保持头颈与躯干在同一轴线上。

气管切开术在处理神经外科患者的呼吸问题上是一项较为重要的有效措施，但需防止因护理不周给患者增加很多不安全因素，如肺部严重感染、套管脱出窒息等。

5. 水、电解质失衡的护理

（1）抗休克：开放性脑损伤可出现失血性休克，闭合性脑损伤除小儿外一般不致有严重休克，所以凡出现休克征象者，应协助医生查明有无颅外其他部位的合并伤，如多发性骨折、内脏破裂等。使患者平卧、保暖、补充血容量，禁用吗啡，以防呼吸抑制或因瞳孔缩小影响观察。

（2）颅脑损伤患者常有呕吐、高热、大汗、强直抽搐等表现，容易引起代谢紊乱，加上早期限制水钠摄入、脱水利尿、激素治疗等干扰生理平衡的措施，患者常有不同程度的脱水。但静脉补液仍需谨慎，快速滴注可使颅内压增高，自主神经系统受损者容易引起急性肺水肿。

（3）按医嘱、按时按量准确给予脱水剂等药物，以减少脑组织中的水分，缩小脑体积，达到降低颅内压、改善脑供血供氧、防止并阻断脑水肿恶性循环的形成，但补液时须控制液量，注意滴速。

（4）妥善处理伤口。头皮撕裂伤或开放性颅脑损伤累及主要动脉或静脉窦时，均可发生严重失血，威胁患者生命，并因之失去进一步手术的机会。单纯头皮出血可加压包扎止血，开放性颅脑损伤应剪短伤口周围头发，以酒精擦净。注意勿使酒精流入伤口，不冲洗、不用任何外用药，外露的脑组织周围可用纱布卷保护，以防受压，外加干纱布适当包扎。若伤情许可，宜将头部抬高以减少出血量。全身抗感染及破伤风预防注射应尽早进行。

6. 营养支持护理

（1）营养支持：重型脑损伤患者，代谢中枢也可能受损，所以机体的代谢改变较之其他部位损伤要严重而持久。高能量代谢一般持续1个月以上，虽然有利于蛋白质转换和组织修复，但大量消耗内源性能源；高分解代谢使重型脑损伤患者每日丢失尿氮15~25 g，负氮平衡一般要持续2~3周；创伤后急性期的应激反应、血糖升高，在脑外伤患者中也尤为明显，且与伤情密切相关，因血糖增高、乳酸堆积，可加重脑水肿。因此，必须正确补充热能以减轻机体损耗，合理补充蛋白质，同时运用胰岛素将血糖控制在11 mmol/L以内。虽然肠内营养较肠外营养更有利于肠黏膜完整，有利于降低细菌移位，发生感染的问题也远较肠外营养少，但一般伤后 10 天患者才能耐受全速、全量的胃内营养，故早期需辅以肠外营养。但无论哪种营养支持方式，都应在伤后 72 小时内开始，才可望于 7 天内达到热能平衡。禁食 3 天后如果消化道功能趋于正常，可开始鼻饲。对鼻饲饮食的耐受性个体差异很大，开始可小量试喂，根据情况逐步增加，直至每日 6 餐，每餐 300～400 mL。管喂内容也逐步过渡到多种平衡配方。成人每日总热量为 8 400 kJ（2 000 kCal），每公斤体重 1～1.5 g 蛋白质。切勿急于求成，一旦腹泻，得不偿失。高糖、高蛋白管喂可导致溶质性利尿，出现脱水或高渗性昏迷，故应补充水分。

（2）注意消化功能：当脂肪消化不良时，肠鸣增多，腹泻，大便中可见脂肪颗粒；蛋白质消化不良时，大便恶臭，呈碱性反应；糖类消化不良时，腹泻，排气多，大便呈酸性反应。需根据情况随时调整，定时送检血、尿、便，了解代谢情况，以判断饮食配方是否恰当。

当意识好转、有吞咽反射时，可耐心地从口试喂。由于吞咽肌组的协调功能尚未完全恢复，故开始时以藕粉、蒸蛋等流质食宜。护理人员离开前，务必检查患者口中饮食是否吞下，以防呛入气道。营养不足部分，仍需管喂补充。

7. 躯体移动障碍的护理

（1）对患者作任何护理时，均应轻柔呼唤其姓名，提出配合治疗要求，语言简单扼要，注意其意识有无好转，也为以后的功能训练打下基础。瘫痪在床的患者，枕骨、肩胛部、髋部、骶尾部、足跟部等骨骼突出处易发生压疮，应用软枕或海绵垫保护骨隆突处，每 2～3 小时翻身一次，避免拖拉、推拽等动作，床铺经常保持干燥清洁，定时温水擦澡按摩，以增进局部血液循环，改善局部营养状况。

（2）昏迷患者的挛缩畸形出现较早，尤其是小肌肉、小关节。应每日 2～3 次做四肢关节被动活动，维护关节功能，以免发生失用性肌肉萎缩。做好五官护理。眼睑闭合不全者，可给予眼膏保护；若无需随时观察瞳孔时，可用纱布卷压住上睑，甚至行眼睑缝合术，以防暴露性角膜炎。

（3）每日行四肢向心性按摩，每次 10～15 分钟，以促进静脉血回流，防止深静脉血栓形成。一旦发现不明原因的发热、下肢肿痛，应迅速诊治。

（4）保持功能位：保持瘫痪肢体功能位是保证肢体功能顺利康复的前提。仰卧或侧卧位时，头抬高 15°～30°，下肢膝关节略屈曲，足与小腿保持 90°，脚尖向正上；上肢前臂呈半屈曲状态，手握一布卷或圆形物。

（5）功能锻炼每日 3～4 次，幅度、次数逐渐增加。

1）上肢功能锻炼：护理人员站在患者患侧，一手握住患肢手腕，另一手置于肘关节略上方，将患肢行上、下、左、右、伸曲、旋转等关节全范围运动；护理人员一手握住患肢手腕，另一手做各指的运动。

2）下肢功能锻炼：护理人员一手握住患肢的踝关节，另一手握住膝关节略下方，使髋膝关节伸、屈、内外旋转、内收外展；护理人员一手握住患肢的足弓部，另一手做各趾的活动。

此外，每日定时帮助患者翻身拍背 4～6 次，每次拍背 10 分钟左右。

（6）昏迷患者常有排尿功能紊乱，短暂尿潴留后继以溺床。导尿，尤其是留置尿管极易导致尿路感染，尽量少用。留置过程中，应定时放尿，以保持膀胱贮尿功能，并在每次放尿时告诉患者，帮助其用手轻压膀胱区加速尿液排放，训练定时排尿功能。使用强力脱水剂期间，应缩短放尿间隔。晨、晚间护理时，注意清洗龟头及冠状沟或大小阴唇间的积垢。

8. 健康教育

重症颅脑损伤患者，在意识逐渐恢复过程中，常出现遗尿、失语、失读、肢体活动障碍等，即患者在不同程度上丧失了独立生活的能力，影响其个人卫生、仪容仪态。不能顺利回归社会，会给患者造成很大的心理负担，往往出现烦躁、焦虑、自卑乃至抗拒等心态。护士作为健康教育者，对患者废损功能的再训练应非常耐心，应教育和指导家属务必让患者随时感到被关怀、支持和鼓励对患者康复的重要性，通过暗示、例证及权威性疏导，增强患者的信心。

（1）不能翻身者，应协助翻身以防压疮，同时防止碰伤、跌伤和烫伤等意外。

（2）对留置导尿者，定时开放夹管，并注意尿量及性状。对意识已恢复者及早作膀胱功能训练，拔除导尿管。鼓励患者多饮水，以达到清洁尿路的目的。并注意会阴部的清洁，预防交叉感染。如发现尿液浑浊、发热，是泌尿系感染的征兆，应及早治疗。瘫痪患者多有便秘，有的可因为用力排便致使脑出血再次发生，因此应定时定点给便器排便，必要时应用通便药物、灌肠。

（3）加强营养摄入，注意饮食结构，多给患者吃低脂、高蛋白、高能量饮食及含粗纤维的蔬菜、水果等，并给予足够水分。

（4）注意口腔卫生及护理。

（5）鼓励患者自行功能锻炼的同时配合针灸、理疗、按摩，由完全照顾过渡到协助照顾，直至生活自理，如自行吃饭、穿衣、洗漱、如厕及做一些室外活动，加快康复。

（6）患者常有忧郁、沮丧、烦躁、易怒、悲观失望等情绪反应，因此护理人员和患者家属应从心理上关心体贴患者，做好心理护理，多与患者交谈，安慰鼓励患者，创造良好的家庭气氛，耐心解释病情，消除患者的疑虑及悲观情绪，使其了解自己的病情，建立和巩固功能康复训练的信心和决心。

（于　静）

第二节　颅内压增高

颅腔是一个半封闭的容腔，主要经颈静脉孔和枕骨大孔与颅外相通。正常成人的颅腔容积是固定不变的，为 1 400～1 500 mL。其内包含着三类内容物（脑组织，1 400 g，80%～90%；脑脊液，150 mL，10%；血液，75 mL，2%～11%），是组成颅内压的解剖学基础。脑脊液的液体静力压和脑血管张力变动的压力是组成颅内压的生理学基础。在正常生理情况下，颅腔容积与其内容物的体积是相适应的，并在颅内保持着相对稳定的压力。这种压力就是指颅内容物对颅腔壁所产生的压力，即颅内压（ICP）。机体通过生理调节，维持着相对稳定的正常颅内压。正常颅内压是保证中枢神经系统内环境稳定和完成各种生理功能的必要条件。

由于颅内的脑脊液介于颅腔壁和脑组织之间，一般以脑脊液的静水压代表颅内压，通过侧卧位腰椎穿刺或直接脑室穿刺测量来获得该压力数值。正常颅内压在侧卧位时，成人为

$0.7 \sim 2.0$ kPa（$70 \sim 200$ mmH$_2$O），儿童为 $0.5 \sim 1.0$ kPa（$50 \sim 100$ mmH$_2$O）。临床上颅内压还可以通过采用颅内压监护装置，进行持续动态观察。

一、病因与发病机制

（一）病因

1. 颅腔容积缩小

颅骨先天性病变和畸形、颅骨异常增生症及外伤性颅骨广泛凹陷性骨折等，使颅腔变小，产生不同程度的颅内压增高。

2. 颅腔内容增加

（1）脑组织体积增加（脑水肿）：是引起颅内压增高最常见的原因，包括某些全身性疾病或颅内广泛性炎症引起的弥漫性脑水肿和颅内局灶性病变引起的局限性脑水肿。脑水肿从发病机制和病理方面，分为血管源性与细胞毒性脑水肿两大类。血管源性脑水肿主要由于血脑屏障受损，脑毛细血管通透性增加，血浆蛋白与水分外溢，细胞外液增加。细胞毒性脑水肿主要由于脑缺血、缺氧，使细胞内钙、钠、氧化物与水潴留。

（2）脑脊液量增多：包括先天性和后天性脑积水，以及由于静脉窦阻塞、内分泌失调、血液病、维生素 A 过多症、药物性反应及代谢性疾病等引起的假性脑瘤症候群。

（3）颅内占位性病变：包括颅内血肿和颅内肿瘤，以及颅内脓肿、颅内肉芽肿及脑寄生虫病等。

（二）发病机制

当颅缝闭合后，颅腔容积相对固定。颅腔内容物在正常生理情况下，脑组织体积比较恒定，特别是在急性颅内压增高时不能被压缩。当发生颅内压增高时，首先被压缩出颅腔的是脑脊液，然后是脑血容量。通过生理调节作用以取得颅内压代偿的能力是有限的，可缓解颅内压的代偿容积约为颅腔容积的 $8\% \sim 10\%$，当颅内病变的发展超过可调节的限度时，即产生颅内压增高。常见的情况有：①生理调节功能丧失；②脑脊液循环障碍；③脑血液循环障碍。

颅内容积代偿有其特殊的规律。在颅内容积增大的初期，由于颅内容积代偿功能较强，颅内压不增高或增高不明显；随着容积逐渐增大，代偿功能逐渐消耗，当代偿功能的消耗发展到一个临界点时，即使容积少量增加，也引起颅内压明显上升，临床上可以从颅内压监测所示的容积—压力曲线反映出来。当颅内压增高的患者颅内容积代偿功能的消耗发展到临界点时，用力排便、咳嗽、呼吸道不畅通、躁动不安或体位不正，均可引起血压升高或颅内静脉回流受阻，进而导致颅内容积的增加，即使这种增加容积量很小，有时也足以使颅内压力急剧上升，发生颅内高压危象。相反，少量容积量减少，如进行脱水疗法、脑室脑脊液引流、过度换气等，也可迅速缓解颅内高压危象。

（三）影响颅内压增高病程的常见因素

1. 年龄

一般儿童及青少年颅缝融合尚未完全牢固时，颅内压增高可使颅骨缝分离；婴幼儿颅骨缝及前囟未闭，颅内压增高可增加颅腔容积，使颅腔容积的代偿性空间扩大。有脑实质性萎缩的患者（常见于老年人），颅腔的容积代偿空间相对扩大。

2. 病变的生长速度和性质

急性硬膜下血肿患者，当脑中线移位 10 mm 时，颅内压增高可达 6.67 kPa（50 mmHg）；而慢性硬膜下血肿或良性肿瘤患者，即使脑中线移位 20 mm，颅内压力仍可增高不明显。

3. 病变部位

位于脑室系统、中线部位或颅后窝的病变，由于容易堵塞脑脊液循环通路，影响脑脊液的吸收，因此虽然病变体积本身可能不大，但常因发生脑积水而使颅内压增高早期出现或加重原有颅内压增高。

4. 颅内病变伴发脑水肿的程度

炎症性颅内病变，如脑脓肿、脑寄生虫病、脑结核瘤、脑肉芽肿、弥漫性脑膜炎及脑炎等，均可伴有明显的脑水肿；恶性脑肿瘤，特别是脑转移性癌，常见肿瘤体积并不大而伴发脑水肿却较严重，可导致颅内压增高早期出现。

5. 全身情况

严重的系统性疾病，如尿毒症、肝昏迷、各种毒血症、肺部感染、酸碱平衡失调等，都可引起继发性脑水肿，促使颅内压增高。如呼吸道不通畅或呼吸抑制造成脑组织缺氧和碳酸增多，可继发脑血管扩张和脑水肿，导致颅内压增高。后者又使脑血流量减少，呼吸抑制和脑缺氧加剧，进一步加重颅内压增高。颅内压严重增高可引起脑疝，脑疝可加重脑脊液和脑血液循环障碍；结果颅内压更高，反过来又促使脑疝更加严重。全身性高热也会加重颅内压增高的程度。

二、分类及临床表现

颅内压增高是由多种原因和因素引起的。根据起病原因、速度和预后，可分为弥漫性和局限性颅内压增高、急性和慢性颅内压增高及良性颅内压增高。各种类型的颅内压增高所表现的基本临床症状是头痛、呕吐、视神经盘水肿，称为"颅内压增高三主征"。但是，由于各型的病因和病理过程不一样，所以都有各自的特定症候，就连上述的"三主征"在各型的具体表现也不尽相同。仔细鉴别各型颅内压增高的临床特点，对于病因及预后的判断是非常重要的。

（一）按病因分类

1. 弥漫性颅内压增高

多由于颅腔狭小或脑实质普遍性的体积增加所引起，特点是颅腔内各部位及各分腔之间不存在明显的压力差，因此在脑室造影、颅脑 CT 等摄片检查上，脑组织及中线结构显示没有明显移位。临床常见各种原因引起的弥漫性脑膜炎、弥漫性脑水肿、交通性脑积水等造成的颅内压增高，都属于此种类型。

2. 局限性颅内压增高

多因颅内某一部位有局限性的扩张病变引起。在病变部位，压力首先增高，进而促使其附近的脑组织因来自病灶的压力而发生移位，并把压力传向远处。在颅内各分腔之间存在着压力差，这种压力差是导致脑室、脑干及中线结构移位的主要动力。神经外科临床上见到的颅内压增高大多数属于此种类型，原因常见有颅内各种占位性病变，如肿瘤、脓肿、囊肿、肉芽肿等。患者对这种类型颅内压增高的耐受力较低，压力解除后神经功能的恢复较慢且常不完全。

（二）按发生速度分类

1. 急性颅内压增高

常见于急性颅内出血、重型脑挫裂伤、神经系统的急性炎症和中毒等。其特点为早期出现剧烈的头痛，烦躁不安，频繁呕吐，继而出现意识障碍，表现为嗜睡或神志恍惚，逐渐陷入昏迷，有时出现频繁的癫痫样发作。抽搐的主要原因是脑组织缺血、缺氧，刺激大脑皮层的运动中枢。脑干网状结构受到刺激或损害时，则出现间歇性或持续性肢体强直；其他生命体征如体温、脉搏、血压、瞳孔等变化也较明显。急性颅内压增高时，眼底可表现为小动脉痉挛，视神经盘水肿往往不明显，或只有较轻度的静脉扩张瘀血，以及视神经盘边界部分欠清。有部分急性颅内压增高患者，可于短时间内出现眼底视神经盘水肿、出血等。

2. 慢性颅内压增高

常见于颅内发展缓慢的局限性病变，如肿瘤、肉芽肿、囊肿、脓肿等。其症状和体征表现如下。

（1）头痛：是最常见的临床表现。其特点为持续性钝痛，伴有阵发性加剧，常因咳嗽、打喷嚏等用力动作而加重。初期多不严重，但随着病变的发展头痛逐渐加剧。头痛一般位于双颞侧与前额，与脑膜、血管受到牵扯或挤压有关。颅后窝占位性病变时，头痛则常位于枕部，与小脑扁桃体疝时压迫颈神经有关。

（2）呕吐：常出现于晨起头痛加重时，典型表现为与饮食无关的喷射状呕吐，吐后头痛可略减轻。呕吐前常伴恶心，早期常只有恶心而无呕吐，晚期则在呕吐前不一定有恶心。恶心、呕吐是因高颅压时刺激了迷走神经核团或其神经根引起的。呕吐也是儿童颅内压增高的最常见症状。

（3）视神经盘水肿及视力障碍：视神经盘水肿是颅内压增高的主要客观体征。颅内压增高过程的早期，先出现视网膜静脉回流受阻，静脉瘀血，继而出现视神经盘周围渗出、水肿、出血，甚至隆起。早期一般视力正常；晚期则出现继发性视神经萎缩，视力明显障碍，视野向心性缩小，最后可导致失明。一旦失明，恢复几乎是不可能的。因此，早期及时处理颅内压增高，对于保存视力是很重要的。肿瘤患者，成人 70% 以上有视神经盘水肿，婴儿几乎完全不发生视神经盘水肿，幼儿也少见。

（4）其他症状：一侧或双侧展神经麻痹，复视、黑蒙、头晕、耳鸣、猝倒、反应迟钝、智力减退、记忆力下降、情绪淡漠或欣快、意识模糊等症状也不少见。若病变位于功能区，还可伴有相应的体征出现。

（5）颅内压增高晚期：可出现生命体征的明显改变，如血压升高、心率缓慢、脉搏徐缓、呼吸慢而深等。这些变化是中枢神经系统为改善脑循环的代偿性功能表现，最后将导致呼吸、循环功能衰竭而死亡。

（三）良性颅内压增高

良性颅内压增高是一组病因和发病机制尚不完全清楚的症候群，具有颅内压增高的症状，脑脊液化验正常，无神经系统的其他阳性体征，预后较好。

三、治疗

对颅内压增高的处理，早期诊断、早期治疗是关键。在颅内压增高的发生和发展过程中，要尽可能地对症降低颅内压，及时中断恶性循环的每一个环节，以预防脑疝的发生，收到良好的治疗效果。

（一）颅内压增高的治疗原则

颅内压增高最根本的处理原则是去病因治疗。对于外伤、炎症、脑缺血缺氧等原因引起的脑水肿，占位效应不明显的，应首先用非手术方法治疗。由于肿瘤等占位性病变所引起者，应采用手术治疗切除病变。由于脑脊液通路受阻而形成脑积水者，可做脑脊液分流手术等。但颅内压增高患者往往情况紧急，有时对确定病因诊断的各种检查来不及进行而患者已处于较严重的紧急状态，此时应先做暂时性的症状处理，以争取时机，利用一切可能的检查手段，确定病因后再给予去病因治疗。

1. 一般对症处理原则

包括住院观察治疗，密切注意患者意识、瞳孔、血压、脉搏、呼吸、体温等改变，由此判断病情的变化，以便进行及时的处理。重症患者应做颅内压监护，清醒患者给予普通饮食。频繁呕吐者应暂禁饮食，以防引起吸入性肺炎。每日给予静脉输液，其量应根据病情需要而定。一般每日给予液体量不超过 1 500 mL，输液不宜过多，以免增加脑水肿，加重颅内压增高。昏迷时间长或不能由口进食者应给予鼻饲流质饮食，以维持水电解质平衡。注意及时处理促使颅内压进一步增高的一些因素，如呼吸道不通畅、痰多难以咳出，应做气管切开，经常吸痰，保持呼吸道通畅。预防呼吸道感染，减少肺炎的发生。有尿潴留者及时导尿。大便秘结者可用开塞露肛门灌注或用缓泻剂等。

2. 对因治疗原则

（1）非手术治疗：颅内压增高的非手术治疗主要是脱水降颅压治疗，包括各种脱水药物的应用、激素治疗、冬眠降温降压治疗等。另外还包括对颅内肿瘤术前或术后的放疗和化疗、免疫治疗、抗感染治疗、高压氧治疗、抗癫痫治疗以及康复治疗等。

（2）手术治疗：其目的是尽可能进行病灶全切除，争取手术后解除或至少部分解除病变对主要功能结构的压迫，为其他治疗如恶性肿瘤的放化疗等创造条件。解除颅内压增高的手术方法，视颅内压增高的性质不同又分为两类。

1）颅内占位性病变：对颅内占位性病变引起的颅内压增高，在脱水降颅内压的基础上，应首先考虑开颅病灶清除术。颅内良性占位性病变，位于手术易到达的部位，应争取在显微镜下彻底切除；位置深且位于重要功能区，全切除有困难时，可行大部或部分切除术。若病变不能切除而颅内压又比较高，可行去骨瓣减压、颞肌下或枕下减压等外减压术。必要时甚至可行颞极或额极、枕极脑叶切除内减压术。

2）脑积水的治疗：不论何种原因引起的阻塞性或交通性脑积水，凡不能除去病因者均可行脑脊液分流术。根据阻塞的不同部位，可使脑脊液绕过阻塞处到达大脑表面，再经由蛛网膜颗粒吸收，以达到降低颅内压的目的；或将脑脊液引流到右心房或腹腔等部位而被吸收。若分流术成功，效果比较肯定。

（二）降颅内压药物治疗

脱水治疗是降低颅内压，治疗脑水肿的主要方法。脱水治疗可减轻脑水肿，缩小脑体积，改善脑供血和供氧情况，防止和阻断颅内压恶性循环的形成和发展。尤其是在脑疝前驱期或已发生脑疝时，正确应用脱水药物常是抢救成败的关键。常用脱水药物有渗透性脱水药和利尿药两大类，激素也用于治疗脑水肿。

四、护理措施

（一）一般护理

定时观察并记录患者的意识、瞳孔、血压、脉搏、呼吸及体温变化，掌握病情发展动态。抬高床头 15°~30°，以便于颅内静脉回流，减轻脑水肿；吸入高流量氧气，改善脑缺氧，使脑血管收缩；降低脑血流量，控制液体摄入量。不能进食者，成人每日补液量不超过2 000 mL，神志清醒者可予以普通饮食，但应适当减少盐摄入量，注意防止水、电解质平衡紊乱。高热可使机体代谢增高，加重脑缺氧，故对高热患者应予以有效降温护理。躁动不安者，应寻找原因及时处理，切忌强制约束，以免患者挣扎使颅内压进一步增高。劝慰患者安心养病，避免因情绪激动、血压升高增加颅内压力。有视力障碍或复视的患者，护士递送物件时应直送其手中；单独行动时，须注意安全。对复视者可戴单侧眼罩，两眼交替使用，以免视神经失用性萎缩。

（二）症状护理

可用适量的镇痛剂缓解疼痛，但禁用吗啡、哌替啶，避免抑制呼吸中枢。防止患者受凉，避免咳嗽、喷嚏或弯腰、低头以及用力活动使头痛加重。当患者呕吐时，护士应陪伴于侧，将弯盆置其下颏处以承接呕吐物，支托头部侧向弯盆，防止呕吐物呛入气管。呕吐不仅使患者不适，且失去自控能力与尊严，以致大部分患者感到窘迫内疚，为此，护士应用屏风或床旁布幔为之遮挡，也避免影响同病室患者。呕吐停止后及时帮助漱口，清洗手、脸，更换污染的被单或衣物，开窗通气。估计呕吐量并记录之，以供补充液量时参考。

（三）防止颅内压骤然增高的护理

颅内压骤然增高可导致脑疝发生，故应避免以下情况。

1. 呼吸道梗阻护理

多见于有意识障碍的患者。呼吸道梗阻时，患者虽用力呼吸却仍无效，且致胸腔内压力增高。由于颅内静脉系统无静脉瓣，胸腔压力能直接逆传至颅内静脉，造成静脉瘀血，加重颅内高压。此外，呼吸道梗阻使血中 $PaCO_2$ 增高，致脑血管扩张，脑血容量增多，颅内压进一步增高。护理时应及时清除呼吸道分泌物，勿使呕吐物吸入气道。任何卧位都要防止颈部过屈过伸或扭曲，以免颈静脉和气管受压。舌根后坠影响呼吸者应及时安置通气管；意识不清或排痰困难者，必要时应配合医生及早行气管切开术。加强定时翻身拍背、口腔护理等，以防肺部并发症发生。

2. 剧咳及便秘护理

剧烈呛咳及用力排便均可引起胸腹腔压力骤然增高而导致脑疝，故应防止呛咳，尤其是后组颅神经（第Ⅸ、第Ⅹ、第Ⅺ颅神经）功能不全者，进食时更应注意。颅内压增高患者每因限制水分摄入及行脱水疗法，引起大便秘结，应鼓励多食粗纤维类食物以利于肠蠕动。凡两天未解便即给予轻泻剂以防止便秘；已出现便秘者，嘱咐患者切勿用力屏气排便，也不可采用高压大量液体灌肠，必要时应协助掏出直肠下段硬结的粪块，再给轻泻剂或低压小量液体灌肠。神志清醒者，告诫勿猛然用力提取重物。

3. 癫痫发作护理

癫痫发作可加重脑缺氧及脑水肿，两者往往互为因果形成恶性循环，严重时可引起癫痫持续状态，有生命危险。为此，应遵医嘱定时定量给予抗癫痫药物，防止癫痫发作增高颅内压。发作后，应及时给予降颅压处理。

4. 脱水剂应用护理

脱水疗法是降低颅内压的主要方法。通过脱水治疗，可以减少脑组织中的水分，缩小脑体积，达到降低颅内压力，改善脑供血、供氧，防止脑水肿的作用。高渗性脱水剂，如20%甘露醇250 mL，快速静脉滴注，每日2~4次，静注后10~20分钟颅内压开始下降，维持4~6小时；利尿性脱水剂，如呋塞米20~40 mg，口服、静脉滴注或肌内注射，每日2~4次，与甘露醇联合使用，降颅压效果更为明显。但过多使用呋塞米可引起电解质紊乱、血糖升高，故应注意观察。慢性颅内压增高者还可口服乙酰唑胺，25~50 mg，每日2~3次。脱水治疗期间，应及时准确记录出入量。为防止颅内压反跳现象，脱水药物应按医嘱定时、反复使用，停药前逐渐减量或延长给药间隔。

5. 辅助过度换气护理

通过过度换气使$PaCO_2$降低、PaO_2升高，产生显著的脑血管收缩。据估计，$PaCO_2$每下降0.13 kPa（1 mmHg），可使脑血流量递减2%，从而使颅内压降低。根据患者情况，按医嘱静脉给予肌松弛剂后，调节呼吸机的各种参数。初始潮气量可按10~15 mL/kg体重进行调节，渐次可加至4 000 mL，呼吸频率12~16次/分，吸气与呼气之比为1：2；呼气末与吸气末的压力分别为-0.49 kPa（-5 cmH_2O）及1.47 kPa（15 cmH_2O）。过度换气的主要不良反应是脑血流量减少，血红素对氧的亲和力降低，使已经处于灌注不良的脑区受到进一步损害，故此，应定时进行血气分析监护，维持患者的PaO_2在12.0~13.3 kPa（90~100 mmHg），$PaCO_2$在3.33~4.00 kPa（25~30 mmHg）水平。

6. 激素应用护理

应用肾上腺皮质激素，可稳定血脑屏障，预防并缓解脑水肿，使颅内压降低，同时改善患者症状。常用药物有地塞米松，5~10 mg静脉注射或肌内注射，0.75 mg口服，每日2~3次；氢化可的松100 mg静脉注射，每日1~2次；泼尼松5~10 mg口服，每日1~3次。由于激素有引发消化道出血、增加感染机会等不良反应，故在按医嘱给药的同时应加强这方面的观察及护理。

7. 冬眠低温护理

冬眠低温治疗不仅用于颅内压增高的患者，也用于神经外科其他中枢性高热患者。

（孙慧芳）

第三节　颅脑手术常规护理

头部外伤、脑肿瘤及脑血管疾病患者，经身体神经学方面及各种辅助检查后，如发现有无法消失的肿块、血块，即应把握时机给予紧急手术处理，以挽救患者的生命。

一、手术方式

1. 开颅术

打开颅骨切除病灶的手术，用于颅内肿瘤、血肿的摘除。

2. 去骨瓣减压术

是指切除一块颅骨，敞开硬膜，同时清除挫裂糜烂、血循环不良的脑组织、肿瘤等，进行内减压。对于病情较重的广泛性脑挫裂伤或已有严重脑水肿存在者，可考虑行两侧支骨瓣减压术。

3. 钻孔探查术

是指在瞳孔首先扩大的一侧钻孔，或根据神经系统体征、头皮伤痕、颅骨骨折的部位来选择钻孔位置。多数钻孔探查需在两侧多处进行。对于伤后意识障碍进行性加重或出现再昏迷等，因条件限制术前未能作 CT 检查，或就诊时脑疝十分明显已无时间作 CT 检查的患者，钻孔探查术是一种有效的诊断和抢救措施。

4. 脑室引流术

脑室内出血或血肿如合并脑室扩大，应行脑室引流术。当脑室内为未凝固的血液时，可行颅骨钻孔穿刺脑室置管引流；如主要为血凝块时，则行开颅术，切开皮质进入脑室清除血肿后置管引流。

5. 脑血管手术

（1）颈动脉血栓内膜剥脱术：目的在于扩大及疏通狭窄与闭塞的颈部大动脉，重建脑部的血供。适用于颅外颈动脉狭窄或闭塞的病例。

（2）颅外颅内动脉吻合术：适用于颅内的动脉狭窄或闭塞。可选用颞浅动脉—大脑中动脉分支吻合，枕动脉与小脑后下动脉或枕动脉与大脑后动脉吻合。

（3）颅内动脉血栓内膜剥离术：此手术要求术者对颅内动脉血栓形成的部位了解得十分准确，操作要轻巧精细。

（4）大网膜颅内移植术：该手术的目的是利用大网膜上的丰富血管网建立脑缺血区的侧支供应。移植的大网膜可带蒂也可游离，如为后者则需作血管吻合。

二、术前护理

（1）完成一切例行检查，以评估重要脏器的功能。

（2）向患者及其家属说明手术的程序。

（3）安排机会，使患者及其家属在引导下说出所担忧的事或对手术所持的期望。

（4）向患者及其家属说明手术后可能会有的改变，如头上会有很厚的敷料，可能会出现暂时性失语、意识不清或肢体麻木感。幕上开颅术后可能会有眼睑水肿、眼眶瘀血，可予以冷敷，3~4 天即可改善。

（5）完成术前身体准备：①按医嘱限制食物及入水量以减轻脑水肿；②评估患者是否有便秘或便秘的危险，教导患者勿用力排便，灌肠也应采取小量灌肠，以防颅内压升高；③开颅术前 1 日应理发、洗头，术前 2 小时剃光全部头发，包括两鬓及枕后，颅前窝手术应将眉毛剃去；④术中需使用脱水剂者应在术日晨安放留置导尿管；⑤昏迷患者或已行气管切开者应吸净呼吸道分泌物，以防在推送手术室途中分泌物堵塞呼吸道。

三、术后护理

1. 搬运

术毕应由 3~4 人协作将患者抬上推床送回病室。搬动过程中动作必须轻稳，需有专人稳托患者头部，防止头部过度扭曲或震动。

2. 术后监护

患者在病床上安置好后术后监护立即开始，包括测血压、脉搏、呼吸、瞳孔、意识状态，观察肢体活动状况、气道是否通畅，连接颅外引流管，必要时安置颅内压监护仪及血氧饱和度测试仪。

3. 体位

全麻未清醒的患者取侧卧位，以便于呼吸道护理。意识清醒、血压平稳后，宜抬高床头 15°~30°，以利于颅内静脉回流。幕上开颅术后应卧向健侧，避免切口受压，幕下开颅术后早期宜无枕侧卧或侧俯卧位。体积较大的肿瘤切除后，因颅内留有较大空隙，24 小时内手术区应保持在高位，以免突然翻动时发生脑和脑干移位，引起大脑上静脉撕裂、硬膜下出血或脑干功能衰竭。对于后组脑神经受损、吞咽功能障碍者只能取侧卧位，以免口咽部分泌物误入气管。

4. 保持气道畅通

（1）术后吸氧，预防血氧过低而加重脑水肿。

（2）抽吸痰液。

（3）患者的主动咳嗽和吞咽反射未恢复前，不可由口进食，意识不清者可插胃管以保证营养的供给。

（4）必要时进行动态血气分析，测定脑代谢率。

（5）严防肺部感染。

5. 止痛

脑手术后若患者诉头痛，应了解和分析头痛原因，然后对症处理。

（1）切口疼痛：多发生在手术后 24 小时内，使用一般止痛剂可奏效。

（2）颅内压增高所引起的头痛：多发生在术后 2~4 日脑水肿的高峰期，常为搏动性头痛，严重时伴有呕吐，需依赖脱水、激素治疗降低颅内压才能缓解。因此，术后使用脱水剂和激素，应注意在 24 小时内合理分配，不可集中在白天。

（3）对术后血性脑脊液刺激脑膜而引起的头痛，需于术后早期行腰椎穿刺引流血性脑脊液，待脑脊液逐渐转清，头痛自然消失。脑手术后不论何种原因引起的头痛都不宜轻易使用吗啡和杜冷丁，因为这类药物有抑制呼吸的作用，不仅影响气体交换，而且有使瞳孔缩小的不良反应，影响临床观察。

6. 镇静

为防止颅内压增高及颅内再出血，术后应减少不必要的刺激，让患者保持安静是必要的，如果发现患者躁动不安，如非颅内压增高或膀胱充盈所引起的烦躁，则可按医嘱使用镇静剂，如氯丙嗪、异丙嗪、安定、10% 水合氯醛等。

7. 切口脑脊液漏的处理

手术切口如有脑脊液漏，应让患者取半卧位抬高头部，即可减少漏液，另外，及时通知医生妥为处理。注意防止颅内感染，头部包扎应使用消毒绷带，枕上垫无菌治疗巾并经常更换，严防患者抓敷料。定时观察敷料有无浸湿情况，并在敷料上适当标记浸湿范围，估计渗出程度。

8. 防止压疮

神经外科患者因卧床较久、大小便失禁、感觉运动障碍及营养不良，容易发生压疮。为预防压疮的发生，应每 2 小时翻身一次，局部按摩，早晚清洁皮肤，随时保持床褥平整、干燥，防止骨隆突处受压。

9. 引流管的护理

颅脑手术后常用的引流有脑室引流、创腔引流、囊腔引流及硬脑膜下引流。

（1）脑室引流：是经颅骨钻孔穿刺侧脑室，放置的引流管可将脑脊液引流至体外。

其目的为：①抢救因脑脊液循环通路受阻所致的颅内高压危急状态，如枕骨大孔疝；②自引流管注入造影剂进行脑室系统的检查，以明确诊断和定位，注入抗生素控制感染；③脑室内手术后安放引流管引流血性脑脊液，减轻脑膜刺激症状、蛛网膜粘连和在术后早期起到控制颅内压的作用。

脑室引流管的护理要点如下，①患者回病室后，立即在严格的无菌条件下接上引流瓶，并将引流瓶悬挂于床头，引流管的开口需高出侧脑室平面 10～15 cm，以维持正常的颅内压。②早期脑室引流切忌过快、过多。因为处于颅内高压状态骤然减压会有危险，如对伴有脑积水的患者可致硬脑膜下或硬脑膜外血肿。对患有脑室系统肿瘤的患者可使肿瘤内出血（瘤卒中）。对于颅后窝占位性病变患者，幕下压力骤然降低，小脑中央叶可向上疝入小脑幕裂孔。③脑脊液由脑室内脉络膜丛分泌，每日分泌量为 400～500 mL，因此，每日引流量以不超过 500 mL 为宜。如患者有颅内感染，脑脊液分泌增多，则引流量可相应增加，但同时要注意水盐平衡。④正常脑脊液无色透明，无沉淀，术后 1～2 日脑脊液可略带血性，以后转为橙黄色。如果术后脑脊液中有大量鲜血或术后血性脑脊液的颜色逐渐加深，常提示有脑室内出血，需严密观察，如大量出血则需紧急手术止血。⑤脑室引流时间一般不宜超过 5～7 天，过久有可能发生颅内感染，感染后的脑脊液浑浊，呈毛玻璃状或有絮状物。⑥引流管要保持通畅，不可受压、扭曲、成角、折叠。翻身及护理操作时，应避免牵拉引流管。术后患者头部的活动范围应适当限制。引流管如无脑脊液流出，则应查明原因。可能的原因有：颅内压低于 12～15 cmH$_2$O，可将引流瓶放低观察有无脑脊液流出，如确定是低颅内压所致，仍应将引流瓶放在正常高度；引流管放入脑室过深过长致引流管在脑室内盘曲成角；管口吸附于脑室壁，可将引流管轻轻旋转，使管口离开脑室壁；如怀疑引流管为挫碎的脑组织或小血凝块所堵塞，切不可高压注入生理盐水企图冲通，应用无菌注射器轻轻向外抽吸。⑦每日定时更换引流瓶，记录引流量，严格无菌操作，并夹闭引流管以免管内脑脊液逆流入脑室。⑧拔管前一日可试行抬高引流瓶或夹闭引流管，以便了解脑脊液循环是否通畅、颅内压是否有再次升高的情况。夹管后如患者出现头痛、呕吐等颅内压升高的症状，应立即开放夹闭的引流管并告知医师。

（2）创腔引流：指去除颅内占位性病变后，在颅内的创腔内放置引流物。其目的是引流手术残腔的血性液体及气体，减少局部积液或形成假性囊肿的机会。

创腔引流的护理要点：①术后早期，引流瓶放在与头部创腔一致的位置上，通常放在头旁枕上或枕边；②术后 48 小时，可将引流瓶略为放低，以期引流出创腔内残留的液体，使脑组织膨起，以减少局部残腔；③在血性脑脊液已转清时，应及时拔除引流管，以免形成脑脊液漏，一般在术后 3~4 日拔除。

（3）脓腔引流：对有包膜形成的脑脓肿，在患者发生脑疝或全身衰竭不能耐受开颅手术的情况下，为挽救生命常施行颅骨钻孔、脓肿穿刺抽脓术。术后引流管应低于脓腔至少 30 cm，同时患者的卧位必须适合体位引流的要求。术后 24 小时才能开始囊内冲洗，因此时创口周围已初步形成粘连，不致引起感染扩散。冲洗时，应缓慢注入冲洗液，再轻轻抽出，不可过分加压。脓腔闭合后即可拔管。

（4）硬脑膜下引流：对已形成完整包膜、包膜内血肿液化的硬脑膜下血肿或慢性硬脑膜下积液，临床上多采用颅骨钻孔、血肿冲洗引流术。术后安放引流管于包膜内继续引流。

硬脑膜下引流的护理要点为：①卧位，头低脚高位向患侧卧，注意体位引流；②引流瓶低于创腔；③术后不使用强力脱水剂，也不过分限制水分摄入，以免影响脑膨隆；④拔管时间通常在引流术后第 3 天。

10. 术后并发症的护理

（1）出血：颅内术后出血是脑手术后最危险的并发症，术后出血多发生在术后 24~48 小时内。患者往往有意识改变，麻醉苏醒后又逐渐嗜睡、反应迟钝甚至陷入昏迷。术后出血与患者呼吸道不通畅、二氧化碳积蓄、躁动不安、用力挣扎、呕吐及护理不周等有关。凡能导致颅内压骤然增高的因素均应避免。要严密观察，一旦发现患者有出血征象，应立即通知医生，并做好再次手术止血的准备。

（2）感染：颅脑手术后常见的感染有切口感染、脑膜炎及肺部感染。

1）切口感染：多发生在术后 3~5 日，患者感切口处再次疼痛，局部有明显的水肿、皮下积液及压痛。

2）脑膜炎：常继发于开放性颅脑损伤，或因切口感染伴脑脊液外漏而导致颅内感染，其表现为术后 3~4 日外科热消退后再次体温升高，同时伴有头痛、呕吐、意识障碍，甚至抽搐，脑膜刺激征阳性。腰椎穿刺示白细胞增加。

3）肺部感染：一般多在术后 1 周左右，意识不清、全身情况较差的患者较易发生。如不能及时控制，可因高热及呼吸功能障碍致脑水肿加重。护理肺部感染的患者需注意隔离、降温，保持呼吸道通畅并加强营养。

（3）中枢性高热：是由下丘脑、脑干及上颈髓病变或损害所引起，多于术后 48 小时内出现，临床上以高热多见，偶有表现为体温过低者，甚至低于 32℃ 以下，常同时伴有意识障碍、瞳孔缩小、脉速、呼吸急促等自主神经功能紊乱症状。高热的处理一般用物理降温效果不佳，需及时采用冬眠低温治疗。

（4）尿崩症：术后尿崩症主要发生在鞍上手术之后，如垂体腺瘤、颅咽管瘤术后。其表现为多饮、口渴，尿量多者可达 10 000 毫升，尿比重低，在 1.005 以下。护理上应准确记录出入量，根据尿量的增减和血液电解质的含量调节用药剂量。

四、颅脑手术患者的健康教育

（1）颅脑损伤患者致残率高，部分患者遗留不同程度的神经功能障碍症状，鼓励患者正确面对疾病，保持乐观情绪，促进早日康复。

（2）加强营养，适当活动，增强体质，着重进行患肢的日常生活练习，逐渐达到生活自理的程度。

（3）颅脑损伤后常发生癫痫，应注意安全，避免单独到危险的地方，防止发生意外，并遵医嘱定时服药。

（4）颅骨缺损患者注意保护头部，防止发生意外，颅骨缺损修补手术一般在颅脑手术后 3~6 个月进行。

（5）定期门诊复查。

（蔺媛媛）

第七章

普外科疾病护理

第一节　胃癌

胃癌是人类最常见的恶性肿瘤之一，好发于胃窦部，其次是胃小弯和贲门，发病年龄以 40~60 岁为多见。

一、病因与发病机制

胃癌是慢性疾病，发病过程较长且复杂。目前没有任何一种单一因素被证明是人类胃癌的直接因素。因此，胃癌发病与多种因素有关。

1. 亚硝基化合物

亚硝基化合物是一大类化学致癌物，天然存在的亚硝基化合物极微量，自然界存在大量的亚硝基化合物的前体物如硝酸盐，食物中的二级、三级胺，这类前体物可在胃内合成亚硝基化合物。当胃黏膜病变发生，如胃腺体萎缩、壁细胞减少，胃液 pH 升高时，胃内细菌繁殖，胃内微小环境发生改变，胃内细菌可加速硝酸盐还原为亚硝酸盐，并催化亚硝化反应，生成较多的亚硝基化合物。

2. 多环芳烃化合物

致癌物可在污染食品或加工过程中形成。如冰岛为胃癌高发国，居民多以渔业为生，有食用熏鱼、熏羊肉的习惯，分析熏鱼和熏羊肉的样品，发现这些食品有较严重的包括 3, 4-苯并芘在内的多环芳烃化合物的污染。

3. 饮食因素

已有比较充分的证据说明胃癌与高盐饮食及盐渍食品摄入量多有关。1985 年以来，在中国、日本、意大利、法国、英国和美国进行的 12 项研究中对 2 876 例患者和 8 516 例对照调查，结果均显示高盐、盐渍食品为胃癌的危险因素，相对危险度为 1.4~6.2。

4. 幽门螺杆菌

幽门螺杆菌为带有鞭毛的革兰阴性细菌，在胃黏膜生长、代谢中可产生尿素，使局部环境酸性降低。在正常胃黏膜中很少能分离到幽门螺杆菌，而随胃黏膜病变加重，幽门螺杆菌感染率增高。检测胃癌患者患病以前的血清，发现其幽门螺杆菌抗体阳性率明显高于对照组，为胃癌的危险因素。但是，目前认为幽门螺杆菌并非胃癌直接致癌物，而是通过对胃黏膜的损伤，促使病变发展的条件因素，使胃癌危险性增高。

5. 遗传因素

胃癌在少数家族中显示有聚集性。在胃癌患者中调查显示，一级亲属患胃癌比例显著高于二级、三级亲属，相对危险度为 2.0～4.0。血型与胃癌存在一定关系，A 型血人的胃癌危险度高出其他血型的 20%～30%。

6. 其他因素

在全世界数项病例对照的前瞻性研究中，大多数结果显示吸烟为胃癌的危险因素，并有随吸烟量增加而升高的趋势。还有某些职业暴露如煤矿、石棉、橡胶行业工人中胃癌相对高发。

二、临床表现

（一）症状

胃癌的早期常无特异的症状，甚至毫无症状。随着肿瘤的发展，影响胃的功能时，才发现较明显的症状，但这种症状也并非胃癌特有，常与胃炎、溃疡病等胃慢性疾患相似。有时甚至出现明显恶性梗阻，腹部扪及肿块或出现淋巴结转移时才被诊断。

1. 腹痛

是胃癌常见的症状，也是最无特异而易被忽视的症状。初起时仅感上腹部不适，如出现疼痛持续加重且向腰背放射，则常是胰腺受侵犯的晚期症状，肿瘤一旦穿孔，则可出现剧烈腹痛的胃穿孔症状。

2. 食欲减退、消瘦、乏力

这是另一组常见而又非特异的胃癌症状。

3. 恶心、呕吐

胃癌早期仅有食后饱胀及轻度恶心感，此症状常因肿瘤引起梗阻或胃功能紊乱所致。

4. 呕血或黑便

此症状也可早期出现，早期胃癌有此症状者为 20%。凡无胃病史的老年患者一旦出现黑便时必须警惕胃癌可能。

5. 其他症状

患者有时可出现腹泻、便秘及下腹不适，也可有发热的症状。

（二）体征

一般胃癌尤其是早期胃癌无明显的体征，上腹部深压痛，有时伴有轻度肌抵抗感，常是唯一值得注意的体征。上腹部肿块，直肠前触及肿物，脐部肿块，锁骨上淋巴结肿大等，均是胃癌晚期或已出现转移的体征。

三、辅助检查

1. 纤维胃镜检查

诊断早期胃癌的有效方法，与细胞学检查、病理检查联合应用，可大大提高阳性率。

2. X 线钡剂检查

该项检查无痛苦，易为患者接受。X 线钡剂双重对比造影检查不仅对胃癌能作出定性诊断（是否为胃癌），还能做定量诊断（胃癌病灶的大小、柔软程度及黏膜皱襞改变），是胃癌早期诊断的主要手段之一，其确诊率达 86.2%。

3. 超声检查

（1）腹部 B 超：对胃外肿块可在其表面见到增厚的胃壁，对黏膜下肿块则在其表面见到 1～3 层胃壁结构，可鉴别胃平滑肌或肉瘤；将胃壁分为五层，可判断胃癌对胃壁浸润的深度和广度；可判断胃癌的胃外侵犯及肝、淋巴结的转移情况。

（2）超声胃镜检查：在观察内镜原有图像的同时，还能观察到胃黏膜以下各层次和胃周围邻近脏器的超声图像。也能在超声引导下通过胃镜直视下进行深层组织和胃外脏器穿刺，达到组织细胞学诊断、明确胃周围肿大淋巴结有无转移的目的。超声胃镜有助于胃癌的术前临床分期（TNM），其对胃癌 T 分期的准确率为 80%～90%，N 分期为 70%～75%，超声胃镜与分子、免疫组化、胃癌组织血管计数等技术相结合，对胃癌的分期诊断及恶性度可进行综合判断。

4. CT 检查

可以了解腔外侵及的范围与邻近脏器的关系，还可通过显示胃周淋巴结的大小来判断是否已有淋巴结转移，作为临床治疗的参考。

四、治疗

1. 外科治疗

外科手术既是治疗胃癌的主要手段，又是目前治愈胃癌的唯一方法。

2. 外科手术辅助治疗

（1）术后辅助化疗。

（2）术后免疫治疗。

（3）术后放疗、化疗。

（4）术前化疗。

（5）腹腔内化疗。

（6）辅助性化疗。

3. 化疗

化疗是整个胃癌治疗的重要组成部分，尤其胃癌的手术治疗效果并不令人满意，相当一部分患者不能手术或术后复发须借助于化疗，新的辅助化疗方案均出自胃癌化疗的治疗经验。

五、护理

（一）术前护理措施

（1）按普通外科疾病术前护理常规护理。

（2）全面评估患者的一般情况，包括体温、脉搏、呼吸、血压、神志、行动能力、健康史、精神状态及身心状况等。

（3）心理护理：对患者给予同情、理解、关心、帮助，告诉患者不良的心理状态会降低机体的抵抗力，不利于疾病的康复。告知疾病的有关知识，解除患者的紧张情绪，更好地配合治疗和护理。

（4）饮食护理：给予高蛋白、高热量、富含维生素、易消化、无刺激的饮食，少食多餐。

（5）应用抗酸、解痉、减少胃酸分泌的药物。

（6）合并幽门梗阻者禁食，输血输液，营养支持，纠正低氯、低钾性碱中毒，术前3天用生理盐水洗胃。

（7）做好术前护理，备皮，给患者口服泻药及肠道消炎药。

（8）做好术前指导，嘱患者保持情绪稳定，避免过度紧张焦虑，备皮后洗头、洗澡、更衣，准备好术后需要的各种物品如一次性尿垫、痰杯等，术前晚22：00以后禁食水，术晨取下义齿，贵重物品交由家属保管等。

（9）术前留置胃管。

（二）术后护理措施

（1）按普通外科术后一般护理常规及全麻手术后护理常规护理。

（2）病情观察。术后定时监测患者的血压、脉搏、呼吸、神志、肤色、尿量、切口渗液情况。

（3）禁食、胃肠减压。保持胃管引流通畅，每日用生理盐水冲洗胃管以防血痂堵塞胃管；观察引流液的性质及量，术后24小时内可由胃管引流出少量血液或咖啡样液体100～300 mL。若有较多鲜血，应警惕吻合口出血，要及时与医师联系并处理。妥善固定胃管，告诉患者留置胃管的重要性，不能自行拔出，若胃管脱出，要在医师的指导下重新放置，动作要轻，以防造成吻合口出血。

（4）饮食指导：胃大部或全胃切除后患者的治疗既要补充营养，又要结合患者自身对饮食的耐受情况，区别对待，切不可强求一律。一般在胃手术后24～48小时禁食，3～4天肠道功能恢复、肛门开始排气后先进少量多餐的流质饮食，然后改为全量流食，而后逐步由无渣、少渣半流食过渡到普食。一般坚持半年以上的半流食才能逐渐恢复到正常饮食。

（三）并发症预防的护理

1. 术后胃出血

术后6小时内应每15～30分钟测生命体征1次，待病情平稳后可改为4～6小时测1次。如患者出现烦躁不安、脸色苍白、大汗淋漓，生命体征不稳，胃管内引流出鲜红色的胃液，甚至呕血或黑便持续不止，须警惕胃内大出血，应立即报告医师，做好紧急处理的准备。

2. 术后梗阻

如出现上腹发作性剧烈疼痛、上腹饱胀、频繁呕吐等症状则提示有梗阻发生，应立即给予禁食，持续胃肠减压，输液治疗。如不能自行缓解则应行再次手术。

3. 胃潴留

注意观察术后3～4天肠蠕动的恢复情况，拔除胃管后患者是否出现上腹不适、饱胀，呕吐胆汁和食物，有无排气。处理方法为症状出现后禁食，持续胃肠减压，输液。用温热盐水每天多次洗胃，也可用新斯的明0.5～1 mg，每天1～2次皮下或肌内注射。

4. 倾倒综合征

向患者及其家属详细讲解引起倾倒综合征的机制，告诉其临床表现。指导患者术后早期应少量多餐。避免进食甜的过热流食，进食后平卧30分钟，多数患者在半年到1年内逐渐自愈。

（四）健康教育

（1）保持心情舒畅，注意劳逸结合，胃癌的患者病情得到缓解或相对平稳后，生活要有规律，建立和调节好自己的生物钟，采用适当放松技巧，缓解生活及工作的压力，从而控制病情的发展和促进健康。

（2）与患者一起制订饮食计划，胃癌术后 1 年胃容量受限，应注意少量多餐，避免辛辣刺激性食物摄入。以高蛋白、高热量、高维生素、低脂肪饮食为主，禁止吸烟和饮酒。由于胃肠道消化及吸收功能减弱，应注意定期补充铁剂、钙剂、叶酸、维生素 D 制剂和维生素 B_{12} 等营养素。

（3）定期门诊复查，术后 1 年内，每 3 个月或半年复查 1 次，如正常可改为 1 年检查 1 次。

（4）向患者讲解有关化疗的知识及必要性，告诉患者胃癌联合化疗的基本方案，说明化疗的不良反应有恶心、呕吐、白细胞下降、脱发等，以及处理这些不良反应的对策，使患者有心理准备。腹腔化疗时嘱患者改变体位，使药物在腹腔内均匀分布，增加药液与腹膜的接触面。指导患者做好口腔护理，预防口腔炎等并发症的发生。

（5）做到早发现、早诊断、早治疗是提高胃癌治愈率的关键。应通过健康教育提高大众的自我保健意识。

（万　歆）

第二节　肠梗阻

肠梗阻是指由于各种原因引起的肠内容物通过障碍，从而诱发一系列的病理生理变化和复杂多变的临床症候群。急性肠梗阻是常见的外科急腹症之一。

一、病因和分类

1. 依据肠梗阻发生的基本原因分类

（1）机械性肠梗阻：是各种机械性原因导致的肠腔缩窄、肠内容物通过障碍。临床以此类型最常见。

（2）动力性肠梗阻：肠壁本身无器质性病变，是神经反射或腹腔内毒素刺激引起肠壁肌肉功能紊乱，使肠内容物无法正常通行，此类肠梗阻较机械性肠梗阻少见。可分为麻痹性肠梗阻及痉挛性肠梗阻两类，前者常见于急性弥漫性腹膜炎、低钾血症及某些腹部手术后等；后者较少见，可继发于尿毒症、重金属中毒和肠功能紊乱等。

（3）血运性肠梗阻：是由于肠管局部血供障碍致肠道功能受损、肠内容物通过障碍，如肠系膜血栓形成、栓塞或血管受压等。较少见。

2. 依据肠壁血运有无障碍分类

（1）单纯性肠梗阻：只有肠内容物通过受阻，而无肠管血运障碍。

（2）绞窄性肠梗阻：伴有肠管血运障碍的肠梗阻。

此外，肠梗阻还可根据梗阻部位分为高位（空肠上段）和低位肠梗阻（回肠末端与结肠）；根据梗阻的程度分为完全性和不完全性肠梗阻；根据梗阻的发展过程分为急性和慢性肠梗阻。当发生肠扭转等致病变肠袢两端完全阻塞时称为闭袢性肠梗阻。上述肠梗阻的类型并非固定不变，随着病情的发展，某些类型的肠梗阻在一定条件下可以相互转换。

二、临床表现

不同类型肠梗阻的共性表现有：腹痛、呕吐、腹胀及停止排便及排气。

（一）症状

1. 腹痛

单纯性机械性肠梗阻由于梗阻部位以上肠管剧烈蠕动，患者表现为阵发性腹部绞痛。疼痛发作时，患者自觉腹部内有"气块"窜动，并受阻于某一部位，即梗阻部位；随着病情进一步发展，可演变为绞窄性肠梗阻，表现为腹痛间歇期缩短，呈持续性剧烈腹痛。麻痹性肠梗阻患者的腹痛特点为全腹持续性胀痛；肠扭转所致闭袢性肠梗阻多表现为突发性腹部持续性绞痛伴阵发性加剧；而肠蛔虫堵塞多为不完全性肠梗阻，以阵发性脐周腹痛为主。

2. 呕吐

与肠梗阻发生的部位、类型有关。在肠梗阻早期，呕吐多为反射性，呕吐物以胃液及食物为主。高位肠梗阻早期便发生呕吐且频繁，呕吐物主要为胃及十二指肠内容物、胆汁等；低位肠梗阻呕吐出现较迟而少，呕吐物呈粪样，若吐出蛔虫，多为蛔虫团引起的肠梗阻；麻痹性肠梗阻时呕吐呈溢出性；绞窄性肠梗阻呕吐物为血性或棕褐色液体。

3. 腹胀

程度与肠梗阻部位有关，症状发生时间较腹痛和呕吐为迟。高位肠梗阻由于呕吐频繁，腹胀较轻；低位肠梗阻腹胀明显。闭袢性肠梗阻患者腹胀多不对称，麻痹性肠梗阻则表现为均匀性腹胀。

4. 停止排便、排气

完全性肠梗阻患者多停止排便排气，但在高位肠梗阻早期，由于梗阻以下肠腔内仍残存粪便及气体，可在灌肠后或自行排出，故不应因此而排除肠梗阻。不完全性肠梗阻可有多次少量排便、排气，绞窄性肠梗阻可排血性黏液样便。

（二）体征

1. 局部体征

机械性肠梗阻常可见腹部膨隆、肠型和异常蠕动波；肠扭转时可见不对称性腹胀；麻痹性肠梗阻则腹胀均匀。单纯性肠梗阻时腹壁较软，轻度压痛；绞窄性肠梗阻时有腹膜刺激征、压痛性包块（受绞窄的肠袢）；蛔虫性肠梗阻时常在腹中部扪及条索状团块。

麻痹性肠梗阻全腹呈鼓音；绞窄性肠梗阻腹腔有渗液时，可出现移动性浊音。

机械性肠梗阻者肠鸣音亢进，有气过水音或金属音；麻痹性肠梗阻者肠鸣音减弱或消失。

2. 全身体征

肠梗阻患者由于体液丢失可出现相应的脱水体征，如皮肤弹性差、眼窝凹陷、脉细速、血压下降和心律失常等。

三、治疗

尽快解除梗阻，纠正因肠梗阻引起的全身性生理紊乱。

1. 非手术治疗

（1）禁食、胃肠减压：通过胃肠减压吸引出肠腔内的积气、积液，降低肠腔内压力，改善肠壁血液循环，缓解梗阻症状。

（2）纠正水、电解质及酸碱失衡：补充液体的量与种类取决于病情，包括呕吐情况（包括次数、量及呕吐物的性状等）、皮肤弹性、尿量、尿比重、血液浓缩程度、血清电解质及血气分析结果等。

（3）防治感染和中毒：可应用针对肠道细菌的抗菌药或根据细菌培养和药敏试验结果选择敏感的抗菌药防治感染。

（4）支持治疗：禁食状态下，应提供患者代谢所需的营养物质；绞窄性肠梗阻及肠梗阻晚期，由于部分血液及血浆丢失于第三间隙，应适当输注血浆、全血或血浆代用品。

（5）病因治疗：明确诊断后可在上述治疗的基础上，根据不同病因确定治疗方案。如蛔虫引起的肠梗阻可口服或通过鼻饲管灌注植物油、氧气驱虫、服用驱虫药物等；粪块堵塞引起的肠梗阻可予液体石蜡口服或经鼻肠管注入；动力性肠梗阻可应用针刺疗法、腹部按摩等；由肠套叠所致肠梗阻可予低压灌肠治疗。

2. 手术治疗

在非手术治疗的基础上，加强观察和做好手术前准备。对非手术治疗不能缓解的肠梗阻患者，原则是在最短时间内、运用最简单的方法解除梗阻或恢复肠腔通畅。手术方法包括粘连松解术、肠切开取出异物术、肠切除吻合术、肠扭转或肠套叠复位术、短路术和肠造口术等。

四、护理措施

（一）非手术治疗的护理措施

1. 饮食护理

肠梗阻患者应禁食，若梗阻缓解，如患者排气、排便，腹痛、腹胀消失后，可进流质饮食，忌食产气的甜食和牛奶等。

2. 禁食，胃肠减压

禁食期间给予补液，待肠梗阻缓解、肛门排气后，可开始进少量流食。胃肠减压时，保持胃肠减压通畅，因胃肠减压能有效减轻腹胀，使肠道压力降低，改善肠道血液循环。同时，应观察和记录引流液的颜色、性状和量，若发现有血性液体，应考虑有绞窄性肠梗阻的可能。

3. 体位护理

生命体征稳定者取半卧位，可使膈肌下降，减轻腹胀对呼吸、循环系统的影响。协助患者采取舒适体位，变换体位可促进肠蠕动。重症患者平卧，头转向一侧，以防呕吐物吸入气管，导致窒息和吸入性肺炎。

4. 缓解腹痛和腹胀

若无肠绞窄或肠麻痹，可遵医嘱应用阿托品类抗胆碱药物以解除胃肠道平滑肌痉挛，使腹痛得以缓解，但不可随意应用吗啡类止痛药，以免掩盖病情。若患者为不完全性、痉挛性或单纯蛔虫所致的肠梗阻，可适当顺时针轻柔按摩腹部。此外，还可热敷腹部、针灸双侧足三里穴，促进肠蠕动恢复。如无绞窄性肠梗阻，可让患者口服或从胃管注入液状石蜡或食用色拉油，每次100~200 mL。

5. 呕吐护理

呕吐时嘱患者坐起或头侧向一边，以免误吸引起吸入性肺炎或窒息；及时清除口腔内呕吐物，给予漱口，保持口腔清洁，并观察记录呕吐物的颜色、性状和量。

6. 记录出入量和合理输液

肠梗阻患者的液体丢失量非常显著，注意观察患者脱水情况。观察和记录呕吐量、胃肠减压量和尿量等，结合血清电解质和血气分析结果，合理安排输液种类和调节输液量。输液种类应根据患者的具体情况而定。如果患者血容量不足、血压下降，可先输入部分胶体后再给予电解质溶液；如果患者血流动力学稳定，应以电解质溶液为主。高位肠梗阻患者，氯、氢丢失严重，给予等渗盐水有良好的效果；低位肠梗阻患者，钠和碳酸氢根丢失过多，应输入平衡盐溶液。当尿量正常后，每日还应补充10%氯化钾溶液60 mL，镁缺乏时可以静脉补充10%硫酸镁溶液20~40 mL。

7. 防治感染和中毒

正确、按时应用抗生素可有效防治细菌感染，减少毒素产生，同时观察用药效果和不良反应。

8. 严密观察病情

定时测量及记录体温、脉搏、呼吸、血压，严密观察腹痛、腹胀、呕吐及腹部体征情况；若患者症状与体征不见好转或反有加重，应考虑有肠绞窄的可能。

绞窄性肠梗阻的临床特征如下。

（1）腹痛发作急骤，起始即为持续性剧烈疼痛，或在阵发性加重期间仍有持续性疼痛。肠鸣音可不亢进。呕吐出现早、剧烈而频繁。

（2）病情发展迅速，早期出现休克，抗休克治疗后症状改善不显著。

（3）有明显腹膜刺激征，体温升高，脉率增快，白细胞计数和中性粒细胞比例增高。

（4）不对称性腹胀，腹部有局部隆起或触及有压痛的肿块。

（5）呕吐，胃肠减压抽出血性液体，肛门排出血性液体，或腹腔穿刺抽出血性液体。

（6）经积极非手术治疗后症状、体征无明显改善。

（7）腹部 X 线检查所见符合绞窄性肠梗阻的特点。此类患者因病情危重，多处于休克状态，需紧急手术治疗。应积极做好术前准备。

9. 心理护理

评估患者对肠梗阻的焦虑或恐惧程度。主动关心患者，鼓励患者表达自己的不良情绪和自身感受，并及时告知患者检查结果和治疗计划、进展。

（二）手术治疗护理措施

1. 观察病情

术毕患者回病房后，监测患者的血压、脉搏、呼吸、意识、尿量，每15~30分钟1次，平稳后1~2小时1次，并记录。观察伤口敷料及引流液情况，用腹带包扎腹部，减少腹部切口张力。

2. 体位护理

回病房后，硬膜外麻醉术后平卧6小时或全身麻醉清醒后血压平稳可取半卧位。

3. 饮食护理

禁食，禁食期间给予补液和全肠外营养支持，待肠蠕动恢复并有肛门排气后，可开始进少量流食。食量 50~80 mL/次，第 2 天 100~150 mL/次，缓慢摄入，每天 6~8 次，摄入含高蛋白、高维生素的食物，应避免易产气的食物，以蛋汤、菜汤、藕粉为佳，第 4 天可进粥，1~3 个月内进食易消化食物，忌生硬、油炸、浓茶、酒等辛辣刺激性食物。

4. 肠外营养

不能禁食时，要给予全肠外营养支持，因肠外营养支持能有效地维持水、电解质与酸碱平衡及营养，纠正负氮平衡和内稳态失衡，使机体迅速恢复到良好的营养状态，纠正低蛋白血症及肠壁水肿，促进肠道功能恢复，从而减少并发症的发生率，缩短病程，有利于术后患者的康复。做好全肠外营养的护理，如输注时不可过快，并保证配制后 24 小时内输完，做好导管相关感染的预防。

5. 胃肠减压和腹腔引流管的护理

妥善固定引流管，保持引流通畅，避免受压、扭曲。密切观察和记录各引流液的颜色、性状及量。

6. 早期活动

麻醉清醒后，嘱患者床上翻身活动，24 小时后坐起或下地活动，预防肺部并发症及肠粘连的发生。

7. 口腔护理

对禁食、留置胃管、生活不能自理的患者要做好口腔护理，以防口腔炎和腮腺炎。

8. 留置尿管

要进行会阴部护理。

9. 并发症的观察及护理

（1）预防吸入性肺炎：鼓励、帮助患者深呼吸，有效咳嗽，咳嗽时按压伤口减轻疼痛，常规超声雾化吸入，保持呼吸道湿润，有利于痰液咳出。

（2）出血：手术后 24~48 小时内易发生出血等并发症，出血时患者会出现面色苍白、出冷汗、脉搏细数、血压下降或脉压缩小，伤口有渗血，引流液为血液，每小时出血量 > 200 mL，或同时出现腹胀。一旦出现上述情况，应及时报告医师，积极配合抢救。

（3）肠粘连：肠梗阻患者术后仍可能发生再次肠粘连。鼓励患者术后早期活动，尽早下床活动，以促进肠蠕动恢复，预防粘连。密切观察病情，注意患者有无再次出现腹痛、腹胀、呕吐等肠梗阻症状，一旦出现，应及时报告医生并协助处理，按医嘱给予患者口服液状石蜡、胃肠减压或做好再次手术的准备。

（4）腹腔感染：肠梗阻术后，尤其是绞窄性肠梗阻术后，若出现腹部胀痛、持续发热、白细胞计数增高、腹壁切口处红肿，或腹腔引流管周围流出较多带有粪臭味的液体时，应警惕腹腔感染或切口感染及肠瘘的可能，应及时报告医师，并协助处理。

（5）切口裂开：营养状况差、低蛋白血症及腹胀患者，手术后易发生切口裂开。应给予切口减张缝合，咳嗽时用双手保护伤口，经常调整腹带的松紧度等预防措施。有慢性咳嗽、前列腺肥大排尿困难者，做相应处理，便秘者口服液状石蜡以保持大便通畅。

（三）健康教育

（1）指导患者注意饮食卫生，多食易消化、低渣饮食，避免暴饮暴食，避免饭后剧烈运动。

（2）讲卫生，儿童做到饭前洗手、不吮手指，定期做粪便涂片检查，定期驱虫治疗。

（3）指导患者进食蜂蜜、香蕉等食物，保持排便通畅。

（4）告知患者若出现恶心、呕吐、腹胀、腹痛等不适，应及时就诊。

（李婷婷）

第八章

泌尿外科疾病护理

第一节　肾脏损伤

肾深藏于肾窝，上被膈肌所覆盖，前有腹壁和腹腔内脏器，后有肋骨、脊椎和背部的肌肉，受到较好的保护。正常肾脏有1～2 cm的活动度，通常不易受到损伤。但肾脏是一个实质性器官，质地较脆，包膜薄，加之周围的骨质结构，一旦受到暴力打击也可引起肾损伤。肾损伤多发生于成年男性，常是复合性损伤的一部分。

一、病因

1. 开放性损伤

因刀、枪弹等锐器致伤，常伴有胸、腹等其他脏器的损伤，损伤严重且复杂。

2. 闭合性损伤

因直接暴力（如撞击、跌打、挤压等）、间接暴力（如对冲伤、突然暴力扭转等）所致损伤。临床以闭合性肾损伤较多见。

3. 自发性肾破裂（Wunderlich 综合征）

是指肾本身有病变后更容易发生损伤，如肾积水、肾肿瘤、肾结核或囊性肾疾病等，有时轻微的创伤也可造成严重的"自发性"肾破裂。

4. 医源性损伤

肾穿刺、腔内泌尿外科检查或治疗、开放性手术等情况下可发生肾损伤。

二、临床表现

（一）症状

由于肾损伤程度的不同可表现不同的症状，轻者仅有血尿和疼痛，严重者可合并其他脏器损伤。

1. 血尿

为肾损伤最常见、最重要的症状，90%以上的患者可出现肉眼血尿。肾挫裂伤可出现少量血尿，严重肾裂伤则呈大量肉眼血尿，并有血块阻塞尿路。但血尿与损伤程度不成比例，肾挫伤或轻微肾裂伤会导致肉眼血尿，而严重的肾裂伤，如肾蒂损伤、肾动脉血栓形成等，也可仅有轻微血尿或无血尿。

2. 疼痛

患者患侧腰部、上腹部疼痛，可放射到同侧肩部、背部及下腹部。若腹膜破裂，大量尿液、血液流入腹腔，合并有腹腔脏器损伤时，可出现全腹压痛、肌紧张等腹膜刺激症状。当血块通过输尿管时可有剧烈的肾绞痛。

3. 并发症

（1）休克：休克是严重肾损伤后很重要的表现，常伴有其他脏器损伤，可为创伤性和（或）失血性休克。若短时间内迅速发生休克或快速输血 400 mL 后仍不能及时纠正休克，常提示有严重的内出血，会危及生命，需要立即手术治疗。一般多见于开放性肾损伤。

（2）发热：出血、尿外渗容易继发感染，甚至形成肾周脓肿或化脓性腹膜炎，患者出现发热、寒战等全身中毒症状。

（二）体征

肾破裂时，血液、尿液渗入肾周围组织使局部肿胀，形成肿块，有明显的触痛和肌紧张。从肿块增长的大小可以推测肾损伤的严重程度。

三、辅助检查

1. 实验室检查

（1）尿常规：可为镜下血尿或肉眼血尿。若尿液颜色由浓变浅提示出血在减轻或趋于停止，反之若血尿液颜色逐渐加深则提示有活动性出血，需要采取进一步的治疗措施。

（2）血常规：肾损伤 24 小时内需动态监测红细胞、血红蛋白与血细胞比容，若持续降低提示有活动性出血。白细胞升高提示有感染。

（3）血清碱性磷酸酶：肾创伤后 8 小时血中碱性磷酸酶开始上升，16~24 小时上升最明显，24 小时后下降，对早期肾损伤的诊断有意义。

（4）肾功能：需监测肾功能的改变，早期判断有无肾衰竭发生。

2. 影像学检查

（1）B 超：通过 B 超显示肾周有无液性无回声区域、肾影有无扩大、肾实质有无回声不均匀、集合系统有无移位、肾被膜有无中断等特征性改变，有助于对肾损伤的部位、程度、有无包膜下和肾周血肿及尿外渗情况的判断，还可显示肾蒂、对侧肾、邻近其他脏器的损伤情况。

（2）CT：可清晰显示肾皮质裂伤、尿外渗、肾周血肿范围等，还可了解肾周围脏器情况，作为首选检查。

（3）排泄性尿路造影：可评价肾损伤的范围、程度和健侧肾功能。

（4）动脉造影：在排泄性尿路造影效果不佳时使用。选择性肾动脉造影显示肾动脉及肾实质损伤情况，针对存在肾动静脉瘘和创伤性动脉瘤者可针对损伤处进行超选择性血管栓塞，起到止血作用。因逆行肾盂造影易致感染，故不宜采用。

四、治疗

轻微的肾挫伤经绝对卧床休息即可康复，病情稳定的肾挫裂伤也可采用保守治疗。若有大出血、伴有休克的患者应立即实施抢救措施，同时做好手术的准备。

当闭合性肾损伤存在以下情况时需手术治疗：①经积极抗休克治疗后生命体征仍未改

善，提示有活动性出血；②血尿逐渐加重，血红蛋白与血细胞比容继续降低；③腰部肿块明显增大；④合并有腹腔其他脏器的损伤。手术方法根据肾脏损伤的程度行肾修补术或部分肾切除术、肾切除术、肾动脉栓塞术等。开放性肾损伤均需要手术，手术术式包括肾修补术、肾部分切除术、肾切除术等。

五、护理措施

（一）非手术治疗患者的护理

1. 维持组织灌注

肾创伤大出血合并休克，应迅速配合医生开展抢救工作。建立静脉通路，按照医嘱给予输血、补液、止血、镇静、镇痛等措施。保持足够尿量，观察并记录每小时尿量及尿的性状，监测患者生命体征，同时做好急诊手术的术前准备。即使患者生命体征平稳，也应加以注意，保证输血和输液通畅，必要时可加压输血以维持患者的有效循环血容量。

2. 休息与活动

指导患者绝对卧床2~4周，待患者病情稳定、血尿消失后方可离床活动。由于肾组织比较脆弱，若过早、过多离床活动可诱发再出血。肾挫伤需4~6周才趋于愈合，即使几天内尿色转清、局部症状减轻、尿液检查恢复正常，仍需继续卧床休息到规定时间。若到规定时间后患者血尿仍未消失，则需延长绝对卧床的时间。做好健康教育，增强患者的依从性。

3. 尿液的观察

定时留取尿标本，按顺序比色动态观察尿液颜色变化的趋势，以判断病情进展情况。记录24小时尿量。尿色逐渐加深或尿量减少时应立即通知医生。

4. 腰部肿块的观察

观察患者腰部肿块肿胀的程度，可画出肿块的界线以便观察，若呈进行性增大的趋势，应及时通知医生采取措施。

5. 疼痛的观察与护理

观察患者疼痛的部位与性质，必要时可遵医嘱给予镇痛和镇静药。单纯肾损伤如有腹膜刺激症状需高度警惕腹腔脏器损伤，应及时通知医生。

6. 感染的观察与预防

遵医嘱应用广谱抗生素预防或控制感染，监测体温变化，超过38.5℃应采取降温措施。留置导尿管的患者严格无菌操作，并按照护理常规进行导尿管护理。

（二）手术治疗患者的护理

1. 术前护理

（1）心理护理：患者受伤后情绪较焦虑，希望更多了解自己的病情，当医生通知其手术时更容易产生恐惧心理，因此护士应向患者耐心讲解手术方式与必要性，做好手术前的准备。

（2）术前准备：按照外科常规手术进行准备，同时注意密切观察生命体征，及时发现病情变化，根据医嘱及时给予输血、补液的抗休克治疗，减少搬动危重症患者，以免加重损伤。

2. 术后护理

（1）监测生命体征：闭合性肾损伤约40%合并休克，开放性肾损伤85%合并休克，加之手术创伤失血，患者更容易发生休克，因此手术后应严密监测患者血压、脉搏、呼吸、神志的变化。如患者出现血压下降、脉搏增快、呼吸浅快、神志模糊，应立即通知医生采取有效措施维持患者生命体征的平稳，遵医嘱给予输血、补液、维持水电解质平衡治疗。

（2）活动：肾修补术患者术后需绝对卧床 2～4 周，病情稳定、血尿消失后才可离床活动。肾切除术后生命体征平稳可给予半卧位，术后第 1 天开始逐渐增加活动，引流管拔除后可指导患者离床活动，活动以循序渐进、患者能耐受为宜，切忌突然增加活动量或不活动。

（3）监测尿量：尿量是观察患者有无休克及判断肾功能是否受损的重要指标，应准确记录 24 小时尿量，必要时监测每小时尿量，若患者尿量减少应及时通知医生采取措施。

（4）引流管的护理：观察引流的量、颜色及性状，并详细记录。有效固定，指导患者在翻身活动时加以注意，防止引流管脱落。保持引流通畅，每 2 小时挤压引流管 1 次。防止引流管打折、受压和堵塞，禁止将引流管提到超过引流平面的位置，防止逆行感染。

（5）有效镇痛：创伤及手术使患者感觉疼痛明显，遵医嘱应用镇痛药或使用患者自控镇痛泵（PCA），注意评估镇痛的效果，同时增加与患者的交流以转移其注意力，采用让患者听轻音乐等缓解疼痛的辅助方法，对加强镇痛效果有一定的帮助。镇痛药与 PCA 两种方法不可同时使用，除非有麻醉师医嘱，否则会造成麻醉性镇痛药的不良反应（呼吸抑制），危及患者生命安全。

（6）观察患者术后有无感染的发生：注意监测患者体温的变化及引流液和尿液的情况，每日测 4 次体温；伤口敷料的清洁与干燥，有渗出及时更换。留置导尿管期间每日 2 次会阴护理。引流管及尿管不可高于引流平面，否则会造成逆行感染。

3. 健康教育

指导患者注意休息，2～3 个月内不宜参加体力劳动或竞技运动，防止发生肾脏创伤面再度撕裂出血。多饮水，保持尿路通畅。注意观察尿液的颜色变化、伤侧腰部有无肿胀感觉，出现异常情况及时到医院诊治。肾切除患者注意保护健侧肾脏功能，减少应用对肾功能有损伤的药物。每年复查肾功能，及时发现并发症。

（孙海燕）

第二节　尿道狭窄

尿道狭窄是泌尿外科常见病之一，多见于男性，临床上常见有先天性尿道狭窄（如先天性尿道外口狭窄），炎症性尿道狭窄（常因尿道管腔感染、损伤所致），外伤性尿道狭窄（多因损伤初期处理不当所致）。

一、病因

尿道狭窄的病理改变因病因及病程长短而异，轻者仅呈膜状狭窄，重者尿道管腔可完全闭锁，瘢痕组织及深度也不一样，有的局限于黏膜层，有的则侵及黏膜下、海绵体尿道全层甚至尿道周围组织。可继发尿道结石、前列腺炎、附睾炎等，甚至有些可以并发膀胱炎及上尿路感染。

（1）先天性尿道狭窄：即先天性畸形或发育障碍，如先天性尿道外口狭窄、尿道瓣膜、精阜肥大、尿道管腔先天狭窄等。

（2）炎症性尿道狭窄：如淋病性尿道狭窄，此外留置导尿管也可引起尿道狭窄。

（3）外伤性尿道狭窄：最为常见，由于尿道损伤严重，初期处理不当或不及时所致。

二、临床表现

1. 排尿困难

是尿道狭窄最主要的症状，可轻可重，与狭窄程度有关。

2. 膀胱激惹及膀胱失代偿表现

如尿频、尿急、尿不尽、遗尿等。若膀胱的代偿功能丧失可出现残余尿、尿潴留进而导致充溢性尿失禁。

3. 并发症

可并发尿道周围感染、上尿路感染及生殖系感染。急性期全身寒战、高热，白细胞明显增加。尿道周围蜂窝织炎表现为会阴部红肿压痛，形成脓肿后可自行穿破致尿瘘。

三、辅助检查

尿道狭窄的诊断，应根据病史、体征、尿道器械检查和尿道膀胱造影术而确定。

1. 尿道探子检查

可确定狭窄部位、程度和长度。

2. B超检查

明确尿道狭窄长度、程度及周围瘢痕组织的厚度。

3. 尿道造影检查

确定尿道狭窄部位、程度、长度。

4. 肛门直肠检查

应常规进行，以协助确定尿道狭窄近侧端位置。

5. 其他检查

如内镜检查等。

四、治疗

1. 非手术治疗

主要依赖于尿道扩张，即使手术治疗后的病例也应定期扩张，预防再次狭窄。扩张忌用暴力。

2. 手术治疗

由于尿道狭窄的复杂性，尚无单一治疗方法，只能根据不同病情采用不同手术治疗。

（1）尿道扩张术：适用于狭窄较轻者。

（2）尿道外口切开术：适用于尿道外口狭窄。

（3）腔内手术：目前国内外已广泛开展并被认为是治疗尿道狭窄的首选方法。

（4）尿道对端吻合术：适用于球部尿道狭窄。

（5）尿道套入术：主要用于后尿道狭窄，但儿童不宜采用。

（6）尿道成形术：主要用于复杂性尿道狭窄，如长段狭窄切除瘢痕段。

五、护理措施

（一）术前护理措施

1. 做好术前护理和术前指导

嘱患者保持情绪稳定，避免过度紧张焦虑，备皮后洗澡、更衣，准备好术后需要的各种物品如一次性尿垫等，术前晚 22：00 以后禁食水，术晨取下义齿，贵重物品交由家属保管等。

2. 全面评估患者

包括健康史及其相关因素、身体状况、生命体征，以及神志、精神状态、行动能力等。

3. 心理护理

对患者给予同情、理解、关心、帮助，告诉患者不良的心理状态会降低机体的抵抗力，不利于疾病的康复。解除患者的紧张情绪，更好地配合治疗和护理。

4. 饮食护理

指导患者多进食富有营养、易消化、口味清淡的膳食，以加强营养，增进机体抵抗力，改善一般状态。

5. 协助患者做好术前相关检查工作

如影像学检查、心电图检查、X 线胸片检查、血液检查、尿动力检查、尿便检查等。

（二）术后护理措施

1. 一般护理

严密观察患者生命体征的变化，包括体温、血压、脉搏、呼吸，观察并记录生命体征。

2. 导尿管的护理

术后患者留置导尿管，活动、翻身时要避免导尿管打折、受压、扭曲、脱出等。更换引流袋每周 2 次。

3. 专科护理

（1）术后尿失禁常为暂时性，可能与膀胱和后尿道炎症有关，用较细导尿管引流数日后可恢复。如尿失禁不能恢复，可能与尿道括约肌损伤有关，可指导患者进行肛门括约肌收缩练习。

（2）术后应留置导尿管 1 个月左右，保持导尿管通畅，使导尿管有效阻隔前列腺囊与膀胱，如有小的血块，及时冲洗，拔出导尿管后定期行尿道扩张，防止狭窄复发。

（3）老年人常有便秘，术后卧床休息，肠蠕动减弱，更易引起便秘，要保持大便通畅，必要时灌肠。

（4）术后 2～3 天常有血尿，严密观察血尿转清情况。

（5）每日清洁尿道口外分泌物后涂以软膏，减少尿道感染和分泌物。

4. 心理护理

根据患者的社会背景、个性及不同手术类型，对每个患者提供个体化心理支持，并给予心理疏导和安慰，以增强其战胜疾病的信心。

5. 健康教育

（1）出院前向患者及其家属详细介绍出院后有关事项，术后 1 个月遵医嘱拔除导尿管，观察排尿情况，如有尿线变细、排尿困难，需及时到医院就诊，以确定是否需行尿道扩张或行二次手术。3～6个月复查1次，以了解治疗及恢复情况。

（2）饮食方面宜选择富有营养、易消化、清淡可口、色香味均佳的膳食，以增进食欲，补充营养，增强机体抵抗力。

（3）适当进行户外活动及轻度体育锻炼，以增强体质。

（4）服装方面最好穿着纯棉类的宽松内裤，保持局部温度适宜及会阴部清洁，会阴部皮温不可过高。

（吴丁贺）

第三节　前列腺癌

前列腺癌是男性生殖系统最常见的恶性肿瘤，发病率随年龄增长而增加，我国以前发病率较低，但由于人口老龄化，近年来发病率有所增加，同时由于对前列腺癌的诊断方法不断改进，如酸性磷酸酶的放射免疫测定、前列腺液的乳酸脱氢酶测定、经直肠的超声显像、CT检查以及前列腺穿刺针改进等，使前列腺癌得以早期诊断，也使前列腺癌的发病率有所增加。前列腺癌的病理检出率和临床发病率有很大差异。

病因尚未完全查明，可能与种族、遗传、性激素、食物、环境有关。有前列腺癌家族史的人群有较高的前列腺患病危险性。前列腺癌常由腺体外周带发生，很少单纯发生于中心区域。约95%的前列腺癌为腺癌，其余5%中，90%是移行细胞癌，10%为神经内分泌癌和肉瘤。

一、临床表现

（一）症状

1. 阻塞症状

可以有排尿困难、尿潴留、疼痛、血尿或尿失禁。

2. 局部浸润性症状

膀胱直肠间隙常被最先累及，这个间隙内包括前列腺精囊、输精管、输尿管下端等结构，如肿瘤侵犯并压迫输精管会引起腰痛以及患侧睾丸疼痛，部分患者有射精痛。

3. 其他转移症状

前列腺癌容易发生骨转移，开始可无症状，也可因骨转移引起神经压迫或病理性骨折。

（二）体征

直肠指检可触及前列腺结节。淋巴结转移时，患者可出现下肢水肿。脊髓受压可出现下肢痛及无力。

二、辅助检查

1. 直肠指检

应在抽血检查前列腺特异抗原（PSA）后进行，可触及前列腺结节。

2. 影像学检查

（1）经直肠超声检查（TRUS）：在经直肠超声检查（TRUS）上典型的前列腺癌的征象

是外周带的低回声结节。目前 TRUS 的最主要作用是引导进行前列腺的系统性穿刺活检。

（2）CT 检查：目的主要是协助肿瘤的临床分期。

（3）MRI 检查：可以显示前列腺包膜的完整性、是否侵犯前列腺周围组织及器官，还可以显示盆腔淋巴结受侵犯的情况及骨转移病灶，在临床分期中具有重要作用。

（4）全身核素骨显像检查（ECT）：显示骨转移情况。

3. 实验室检查

PSA 的测定可作为前列腺癌筛选检查方法。

4. 病理检查

前列腺穿刺活检取病理学检查是诊断前列腺癌最可靠的检查。

三、治疗

1. 非手术治疗

即观察等待，指主动监测前列腺癌的进程，在出现肿瘤进展或临床症状明显时给予治疗。

2. 手术治疗

前列腺癌根治性手术治疗，用于可能治愈的前列腺癌。国内推荐开放式耻骨后前列腺癌根治术和腹腔镜前列腺癌根治术，有条件的可开展机器人辅助腹腔镜前列腺癌根治术。

3. 内分泌治疗

内分泌治疗的方法包括去势和抗雄激素治疗。

4. 试验性前列腺癌局部治疗

包括前列腺癌的冷冻治疗、前列腺癌的高能聚焦超声、组织内肿瘤射频消融。

四、护理措施

（一）术前护理措施

1. 术前准备

遵医嘱做好各项术前准备及术前指导。

2. 全面评估患者

包括健康史及其相关因素、身体状况、生命体征，以及神志、精神状态、行动能力等。

3. 心理护理

前列腺癌患者早期多无症状，多数是体检时无意发现，患者多数难以接受现实，要多与患者沟通，解释病情，给予患者同情、理解、关心、帮助，告诉患者前列腺癌恶性程度属中等，经有效治疗后疗效尚可，5 年生存率较高。减轻患者思想压力，稳定情绪，使之更好地配合治疗和护理。

4. 饮食护理

由于前列腺癌患者多年老体弱，且就医时多属中晚期，有不同程度的机体消耗，对这类患者在有效治疗的同时，需给予营养支持，告知患者保持丰富的膳食营养，尤其多食富含多种维生素的食物，多饮绿茶。必要时给予肠外营养支持。

5. 协助患者做好术前相关检查工作

如影像学检查、心电图检查、血液检查、尿便检查等。

（二）术后护理措施

1. 一般护理

严密观察患者生命体征的变化，包括体温、血压、脉搏、呼吸，观察并记录生命体征。

2. 切口引流管的护理

（1）引流期间保持引流通畅，定时挤压引流管，避免因引流不畅而造成感染、积液等并发症。活动、翻身时要避免引流管打折、受压、扭曲、脱出等。

（2）维持引流装置无菌状态，防止污染，每天定时更换引流袋。

（3）每日准确记录和观察引流液的颜色、性质和量，如在短时间内引流出大量血性液体（一般 >200 mL/h），应警惕发生继发性大出血的可能，同时密切观察血压和脉搏的变化，发现异常及时报告医师给予处理。前列腺癌根治术后患者会出现漏尿现象，表现为引流液突然增多，颜色为清亮的尿液颜色，此为正常现象，随术后恢复会逐渐消失。

3. 导尿管的护理

（1）术后患者留置导尿管时间较长，留置导尿管期间每日用 0.05% 复合碘消毒尿道外口，保持会阴部清洁，更换尿袋每周 2 次。

（2）妥善固定引流管，活动、翻身时要避免引流管打折、受压、扭曲、脱出等。

（3）及时排空尿液并观察尿液的颜色。行前列腺癌根治术后患者尿色初为淡红色，数日后恢复为清亮。若尿色突然变为鲜红色，应警惕出血，需及时报告医师，并密切观察生命体征。

4. 胃管的护理

行机器人辅助腹腔镜下前列腺癌根治术后患者需胃肠减压 1~3 天，直到胃肠蠕动恢复，持续胃肠减压期间要保持胃管通畅，每日记录胃液的量、颜色、性质。

5. 基础护理

（1）患者术后清醒后，可改为半卧位，以利于伤口引流及减轻腹压，减轻疼痛。

（2）患者卧床期间，应协助其保持床单位整洁和卧位舒适，定时翻身，按摩骨隆突处，防止皮肤发生压疮。

（3）满足患者生活上的合理需求。

（4）晨晚间护理。

6. 并发症预防及护理

（1）下肢静脉血栓：行机器人辅助腹腔镜前列腺癌根治术的患者术后需穿抗血栓压力袜，预防下肢静脉血栓形成。

（2）出血：遵医嘱给予止血药物并密切观察引流液颜色、量、性质。行睾丸切除术患者，遵医嘱给予阴囊部位沙袋压迫。

（3）肺部感染：协助患者翻身、叩背，指导患者床上活动，遵医嘱给予雾化吸入及消炎药物治疗。

7. 术后活动

行腹腔镜前列腺根治术 24~48 小时即可离床活动，行机器人辅助腹腔镜下前列腺癌根治术患者适当延长卧床时间。

8. 心理护理

告知患者术后体温可略升高，属于外科吸收热，2 天后逐渐恢复正常。麻醉作用消失后，患者开始感觉切口疼痛，告知患者 24 小时内疼痛最剧烈，3 天后会逐渐减轻。根据患者的文化程度、个性，给予患者关于疾病恢复的知识，解答患者恢复过程中的疑问，给予心理疏导，增强患者战胜疾病的信心。

9. 健康教育

（1）出院前向患者及其家属详细介绍出院后有关事项，并将有关资料交给患者或其家属，告知患者出院后 1 个月来院复诊。

（2）行前列腺癌根治术后患者每月检测 PSA，预防生化复发，若有骨痛，应立即查骨扫描。患者出院时通常未拔除导尿管，指导患者学会导尿管的护理，每日饮水需超过 2 500 mL，每日至少做盆底肌功能锻炼 30 ~ 45 次，每次持续 10 秒左右，可以由每次 2 ~ 3 秒开始，逐步达到 10 秒。并告知拔导尿管的时间。

（3）嘱患者避免高脂肪饮食，特别是动物脂肪，红色肉类是前列腺癌的危险因素。豆类、谷物、蔬菜、水果、绿茶对预防本病有一定作用。

（4）告知患者术后注意劳逸结合，避免过度劳累，适当进行户外活动及轻度体育锻炼，以增强体质，防止感冒及其他并发症，戒烟、禁酒。

（5）告知患者如有异常情况应及时就诊。

（刘占芬）

第四节　膀胱肿瘤

膀胱肿瘤是泌尿系统最常见的肿瘤，我国膀胱肿瘤的发病率在男性泌尿生殖器肿瘤中居第 1 位。男性发病率为女性的 3 ~ 4 倍，年龄以 50 ~ 70 岁为多，以表浅的乳头状肿瘤最为常见。膀胱肿瘤以上皮性肿瘤为主，占 95% 以上，其中超过 90% 为移行上皮细胞癌，本病恶性度低，复发率高，一旦复发，恶性度增高。

膀胱肿瘤病因尚不完全清楚，研究发现在染料、橡胶塑料、油漆等工业或生活中长期接触苯胺类化学物质，容易诱发膀胱肿瘤。色氨酸和烟酸代谢异常可引起膀胱肿瘤，吸烟也是膀胱肿瘤的致癌因素。其他如膀胱白斑、腺性膀胱炎、尿石等也可能是膀胱肿瘤的诱因。

一、临床表现

1. 血尿

为膀胱肿瘤最常见和最早出现的症状，多数为全程无痛肉眼血尿，偶见终末或镜下血尿，血尿间歇出现，量多少不一。出血量与肿瘤大小、数目、恶性程度并不一致。

2. 尿频、尿痛

膀胱刺激症状常因肿瘤瘤体较大或侵入肌层较深所致，肿瘤坏死、溃疡和合并感染时更明显，属晚期症状。

3. 排尿困难和尿潴留

发生于肿瘤较大或堵塞膀胱出口时。

4. 其他

肿瘤浸润输尿管口可引起肾积水，晚期有贫血、水肿、腹部肿块等表现。

二、辅助检查

1. B超检查

可发现直径 0.5 cm 以上的膀胱肿瘤，经尿道 B 超扫描可了解肿瘤浸润范围及深度。

2. 尿脱落细胞检查

可找到肿瘤细胞，但分化良好者不易检出。

3. 膀胱镜检查

是最重要的检查手段，能直接观察肿瘤位置、大小、数目、形态、浸润范围等，并可取活组织检查，进行病理分级和分期，有助于确定诊断和治疗方案。

4. 静脉肾盂造影检查

可了解肾盂、输尿管有无肿瘤，膀胱是否充盈缺损，肾积水或显影差提示肿瘤浸润输尿管口。

5. CT、MRI

可了解肿瘤浸润深度及局部转移病灶。

三、治疗

1. 手术治疗

膀胱肿瘤以手术治疗为主。根据肿瘤的病理检查并结合患者全身状况，选择合适的手术方法。体积较小或浅表的非浸润性肿瘤多采用经尿道膀胱肿瘤电切或激光切除术；体积较大、浸润较深但较局限的肿瘤可行膀胱部分切除术；肿瘤较大、多发、反复发作及分化不良、浸润较深应行膀胱全切术。

2. 膀胱内灌注

常用卡介苗、丝裂霉素、多柔比星、吡柔比星、表柔比星膀胱内灌注治疗，可以预防或推迟肿瘤复发。

3. 放疗及化疗

对于晚期浸润性癌，采用姑息性放疗或化疗可减轻症状，延长生存时间。膀胱肿瘤复发率较高，可达80%。

四、护理措施

（一）术前护理措施

1. 全面评估患者

包括健康史及其相关因素、身体状况、生命体征，以及神志、精神状态、行动能力等。

2. 心理护理

对患者给予充分的理解、关心、帮助，血尿程度严重的患者，避免过度紧张焦虑。解除患者的紧张情绪，积极地配合治疗和护理。告知患者不良的心理状态会降低身体的抵抗力，不利于疾病的康复。根据患者的社会背景、个性及不同手术方式，为患者提供个体化心理支持，以增强战胜疾病的信心。

3. 膀胱镜检查指导

说明膀胱镜检查的意义、操作程序、注意事项及配合要点。鼓励患者配合检查，检查后告知卧床休息，多饮水，遵医嘱给予抗生素，防止感染。

4. 饮食护理

告知患者宜进食高热量、高蛋白、高纤维素、易消化的饮食，多饮水，保持尿路通畅。纠正贫血，改善一般状态，必要时遵医嘱给予输血、补液治疗。

5. 手术适应行为训练

指导患者练习床上排便、咳嗽、咳痰，教会膀胱全切患者有规律地收缩肛提肌及腹肌，以便术后有规律排尿。

6. 做好术前护理

遵医嘱术前1天中午13：00给予口服50%硫酸镁粉25 g，做好肠道清洁准备。需行膀胱全切手术的患者，术前3天开始给予流质饮食，遵医嘱口服肠道消炎药物如庆大霉素、甲硝唑等，每日分4次口服。术前1天进清流饮食，遵医嘱给予静脉补充营养。术前晚19：00加服硫酸镁粉25 g。术晨清洁灌肠，留置胃管。

（二）术后护理措施

1. 观察生命体征

观察患者血压、脉搏、呼吸、体温及意识的变化，给予持续心电监护，每30分钟测量1次，平稳后每小时测量1次并记录。保证各输液管路的通畅，并按时巡视，观察有无不良反应。

2. 体位护理

患者麻醉清醒后可采用半卧位或侧卧位，利于引流。定时协助翻身、叩背、按摩下肢，防止肺部并发症、压疮及下肢静脉血栓形成。术后患者如会出现疼痛、恶心、呕吐、腹胀等不适，及时通知医师，对症处理，减少患者的不适感。

3. 饮食护理

行经尿道膀胱肿瘤电切术（TURBT）者，术后6小时即可进流质饮食。行膀胱全切者，应严格禁食、水，保证胃管通畅，防止腹胀，肠蠕动恢复前给予静脉补充营养和水分，排气后可逐渐由清流食、流食、半流食向普食过渡，嘱患者多饮水，每日3 000 mL，起到尿道内冲洗的作用。

4. 导尿管与引流管护理

（1）行TURBT术后患者，要妥善固定导尿管，保持通畅，并给予生理盐水持续膀胱冲洗，根据冲洗液的颜色调节膀胱冲洗的速度，定时挤压导尿管，防止血块阻塞导尿管。如膀胱痉挛频繁，可遵医嘱给予解痉镇痛药。

（2）行膀胱部分切除术，如术后尿色颜色较深或为血性，可遵医嘱给予生理盐水间断或持续膀胱冲洗，稀释尿液，保持尿管通畅，防止凝结的血块堵塞尿管造成膀胱充盈出血。

（3）行膀胱全切的患者，术后引流管道较多，应标志清楚，妥善固定，保持通畅，防止管子脱出、打折、扭曲，并分别记录其引流量。严密观察引流管的引流量及性质，定时腹部触诊，倾听患者主诉，判断患者是否有腹胀、尿漏及腹膜炎症状。

（4）观察胃肠功能恢复情况，保持胃肠减压通畅，防止腹胀并观察胃液的性质及量，每日给予生理盐水冲洗胃管，确保胃管通畅。

5. 基础护理

每日做好晨晚间护理。有胃管不能进食者，应给予口腔护理每日2次，保持口腔清洁，预防口腔感染。男患者给予消毒尿道口每日 1~2 次，女患者给予会阴冲洗每日 1 次，确保会阴部清洁，预防泌尿系感染。给予雾化吸入每日 2 次，鼓励咳痰，预防肺部并发症。

6. 心理护理

给予患者心理疏导和安慰，讲解术后注意事项及疾病相关知识，以增强战胜疾病的信心。

（三）健康教育

1. 活动与休息指导

回肠代膀胱的患者告知注意休息，保证充足睡眠。3 个月之内避免重体力劳动或剧烈活动，防止发生继发性出血，3 个月后可从事正常的工作和生活。

2. 饮食指导

鼓励患者多饮水，饮水量每日 3 000 mL 以上。应给予高蛋白、高热量、高维生素、粗纤维、易消化饮食，保持大便通畅，防止因用力排便增加盆腔压力而致出血，同时劝说患者术后坚持戒烟。

3. 用药指导

膀胱肿瘤手术后易复发，因此要向患者告知按时接受膀胱灌注化疗药物的重要性。膀胱灌注化疗方法是每周 1 次，8 次为 1 个疗程，以后改为每月 1 次，灌注化疗的药物应在膀胱内停留 20~50 分钟，每 10 分钟更换体位，即平卧、俯卧、左侧卧、右侧卧，保证药物与组织有最充分接触面。化疗期间定期检查白细胞和血小板，并配合免疫治疗等综合治疗，延缓肿瘤复发时间。

4. 尿路改道术后患者的指导

告知正确使用尿袋和自我护理方法，嘱咐经常更换内衣裤。鼓励患者倾诉内心的烦恼与痛苦，积极参与社会活动，逐渐恢复正常的生活。

5. 复诊指导

告知膀胱肿瘤患者定期做尿常规和尿细胞学检查，如发现肉眼血尿及时就医。定期做膀胱镜、B 超、CT、核素骨扫描等检查，尽早发现复发和转移病灶。

（程　成）

第五节　输尿管肿瘤

输尿管肿瘤临床较为少见，分原发性与继发性两种。发病年龄为 20~90 岁，男性比女性为多，男女发病比例约为 4:1。原发性输尿管肿瘤起源于输尿管组织本身，继发性则来自肾脏、膀胱肿瘤的输尿管种植，以恶性肿瘤居多，其中大多数（90%）为移行细胞癌。

我国上尿路上皮肿瘤多于国外报道。尿路上皮器官肿瘤接触的致癌物质是相同的，尿路上皮肿瘤有多器官发病倾向，常是顺尿流方向发病，逆尿流方向发病仅占 8%。文献报道上尿路肿瘤 30%~50% 易发生膀胱癌，而膀胱癌发生上尿路肿瘤机会为 2%~3%。膀胱在泌尿器官中容量大，尿液停留时间长，水解酶激活致癌成分，因此其发生肿瘤的机会远高于其他器官，在膀胱癌切除的标本中 10% 输尿管末端有原位癌。

一、临床表现

输尿管肿瘤发病率 40~70 岁占 80%，平均发病年龄为 55 岁。血尿为最常见初发症状，肉眼血尿、腰痛及腹部包块是输尿管肿瘤常见的三大症状，但均为非特异性表现，极易与膀胱肿瘤，输尿管结石，肾积水等疾病相混淆。

1. 血尿

多数患者常为无痛性肉眼血尿，间歇发生。

2. 疼痛

疼痛可以是轻微的，少数患者由于血尿通过输尿管而引起严重的肾绞痛或排出条状血块。如扩散至盆腔部或腹部器官，可引起相应部位疼痛，常是广泛而恒定的刀割样痛，这样的疼痛一旦发生，往往是晚期症状。

3. 肿块

输尿管肿瘤可扪及肿块者占 25%~30%，输尿管肿瘤本身能扪及肿块是罕见的，大部分患者扪及的肿块并不是肿瘤本身，而是一个肿大积水的肾脏。

4. 其他

10%~15% 患者被诊断时无任何症状，少见症状有尿频、尿痛、体重减轻、厌食和乏力等。如有反复发作的无痛性肉眼血尿伴有右侧精索静脉曲张，要高度怀疑右侧输尿管肿瘤的可能。

二、辅助检查

1. 影像学检查

（1）静脉肾盂输尿管造影（IVP）：典型表现为肾盂充盈缺损及扩张积水，充盈缺损外形毛糙、不规则。

（2）逆行肾盂输尿管造影：IVP 患侧肾、输尿管未显影或显影质量不佳时，可选用逆行造影，当出现充盈缺损远端继发扩张时（Bergman 征），对诊断有意义，而结石等良性梗阻的远端输尿管不扩张。

（3）CT、MRI 检查：对其他影像学检查可疑的部位进行 3 mm 薄扫，常可发现输尿管肿瘤，并了解肿瘤浸润范围进行分期。在输尿管出现梗阻积水时，MRI 可显示梗阻的部位。

2. 内腔镜检查

（1）膀胱镜检查：可发现患侧输尿管口向外喷血，并可观察到下段输尿管肿瘤向膀胱内突出及伴发的膀胱肿瘤等。

（2）输尿管镜检查：可直接观察肿瘤的形态、位置及大小，并可取活组织进行检查。

三、治疗

1. 术前治疗

输尿管癌浸润周围组织时可行放疗，使病变缩小，有可能切除者再行手术切除。

2. 手术治疗

绝大多数输尿管肿瘤为恶性，即使良性的乳头状瘤，也有较多恶变的机会，所以对于对侧肾功能良好的病例，一般主张根治性手术切除，切除范围包括该侧肾、全长输尿管及输尿管开口周围的一小部分膀胱壁，尤其强调输尿管开口部位膀胱壁的切除。

3. 化疗及放疗

晚期的输尿管肿瘤可采取放疗，效果欠满意也可考虑化疗。

四、护理措施

（一）术前护理措施

1. 全面评估患者

包括健康史及其相关因素、身体状况、生命体征，以及神志、精神状态、行动能力等。

2. 心理护理

给予患者同情、理解、关心、帮助，告诉患者不良的心理状态会降低机体抵抗力，不利于疾病的康复。解除患者的紧张情绪，更好地配合治疗和护理。部分血尿患者可出现紧张和焦虑情绪，应给予疏导。

3. 注意观察患者的血尿程度

可嘱患者多饮水，以起到稀释尿液、防止血块堵塞的目的。当血尿严重，血块堵塞输尿管出现绞痛时，应报告医生给予解痉镇痛处理。

4. 饮食护理

指导患者多进食富有营养、易消化、口味清淡的膳食，以加强营养，增进机体抵抗力，纠正贫血，改善一般状态，必要时输血、补液。

5. 协助患者做好术前相关检查工作

如影像学检查、心电图检查、X线胸片检查、血液检查、尿便检查等。

6. 做好术前护理

备皮，给患者口服泻药，术前1天中午嘱患者口服50%硫酸镁40 mL，30分钟内饮温开水1 000 ~ 1 500 mL。如果在晚7：00前大便尚未排干净，应于睡前进行清洁灌肠。

7. 做好术前指导

嘱患者保持情绪稳定，避免过度紧张焦虑，备皮后洗头、洗澡、更衣，准备好术后需要的各种物品如一次性尿垫、痰杯等，术前晚21：00以后禁食水，术晨取下义齿，贵重物品交由家属保管等。

（二）术后护理措施

（1）心理护理：根据患者的社会背景、个性及不同手术类型，对每个患者提供个体化心理支持，并给予心理疏导和安慰，以增强战胜疾病的信心。

（2）严密观察患者生命体征的变化，观察并记录生命体征，包括体温、血压、脉搏、呼吸。

（3）仔细观察术后伤口有无渗血及漏尿情况，保持切口敷料干燥，若有浸湿，及时报告医生，及时更换。

（4）观察引流液及尿液的颜色、性质、量的变化。保持引流通畅，防止引流管受压、扭曲或堵塞，每天及时倾倒尿液，防止逆行感染。定期更换引流袋，每天1次。

（5）鼓励输尿管结石患者多饮水，每天不少于2 500 mL，均匀饮用，增加利尿，起到冲洗尿路的作用。

（6）男性患者留置导尿时应用聚维酮碘棉签消毒尿道口，每天 2 次。女性患者留置导尿时应给予会阴冲洗，每天 1 次。

（7）鼓励患者进食高蛋白、高维生素、高热量饮食，增强患者抵抗力。

（8）监测血、尿常规及尿培养结果，及时送检尿标本。

（9）出院后留置双 J 形管患者，置管期间注意休息，保持大便通畅，勤排尿，积极治疗内科疾病，减少引起腹压升高的因素，并告知患者双 J 形管脱出的应对措施。对有肾积水及肾功能不良的患者，应定期复查肾功能。

（10）基础护理。患者术后清醒后，可改为半卧位，以利于伤口引流及减轻腹压，减轻疼痛。患者卧床期间，定时翻身，按摩骨隆突处，防止皮肤发生压疮。满足患者生活上的合理需求，给予晨晚间护理，雾化吸入，每天 2 次。

（11）增进患者的舒适。术后会出现疼痛、恶心、呕吐、腹胀等不适，及时通知医生，对症处理，减少患者的不适感。

（12）术后活动。一般术后 24～48 小时即可在床上活动，有利于排气和下肢血液循环，并防止静脉血栓形成。

（三）健康教育

（1）出院前向患者及其家属详细介绍出院后有关事项，并将有关资料交给患者或其家属，告知患者出院后 1 个月来院复诊。

（2）嘱患者遵医嘱继续免疫治疗。

（3）嘱患者术后尽量慎用对肾脏有毒性的药物。

（4）告知患者术后注意劳逸结合，避免过度劳累，适当进行户外活动及轻度体育锻炼，以增强体质，防止感冒及其他并发症，戒烟、禁酒。

（5）保持心情舒畅和充足的睡眠，每晚持续睡眠应达到 6～8 小时。

（6）饮食指导。多吃含有维生素丰富的食品以及新鲜蔬菜与水果，少吃含草酸丰富的食物。

（7）告知患者，如有异常情况应及时就诊。

（张　宁）

第九章

儿科疾病护理

第一节　先天性心脏病

先天性心脏病是胎儿时期心脏血管发育异常而导致的畸形，是小儿最常见的心脏病。发病率为活产婴儿的7‰~8‰，年龄越小，发病率越高。心脏在胚胎发育阶段，受到某些因素影响，导致心脏某个部位的发育停顿或异常，均可造成先天性心脏血管畸形。

致病因素可分为两类，遗传因素和环境因素。①遗传因素，单基因突变在先天性心脏血管畸形中可伴有心脏外畸形，占1%~2%。临床可见Marfan和Noonan染色体畸变，占4%~5%。多伴有心脏外其他畸形。临床可见唐氏综合征，13，15三体综合征。多基因突变多数为心血管畸形不伴有其他畸形。先天性代谢紊乱，体内某种酶的缺乏，如糖原贮积病等。②环境因素很多，重要的原因有宫内感染（风疹、流行性感冒、流行性腮腺炎和柯萨奇病毒感染等），孕母缺乏叶酸、与大剂量放射线接触、药物影响（抗癌药、甲糖宁等）、患有代谢性疾病（糖尿病、高钙血症）或能造成宫内缺氧的慢性疾病。先天性心脏病可能是胎儿周围环境和遗传因素相互作用的结果。

根据左右心腔或大血管间有无分流和临床有无青紫，先天性心脏病可分为3类。

1. 左向右分流型

在左、右心之间或与肺动脉之间具有异常通路。正常情况下，体循环的压力高于肺循环压力，左心压力高于右心压力，血液从左向右侧分流，故平时不出现青紫。当剧烈哭闹或任何原因使肺动脉或右心室压力增高并超过左心室时，血液自右向左分流，可出现暂时性青紫。常见房间隔、室间隔缺损或动脉导管未闭。

2. 右向左分流型

多见复杂性先天性心脏病，因右心系统发育异常，静脉血流入右心后不能全部流入肺循环，达到氧合作用，有一部分或大部分自右心或肺动脉流入左心或主动脉，直接进入体循环，出现持续性青紫。根据肺血流量的多少，将右向左分流分为肺缺血性（法洛四联症、三尖瓣闭锁）和肺充血性（完全性大动脉转位、总动脉干等）。

3. 无分流型

心脏左、右两侧或动、静脉之间无异常通路或分流。通常无青紫，只有在心力衰竭时才发生。梗阻型常见疾病如肺动脉口狭窄和主动脉缩窄等，反流型常见疾病如二尖瓣关闭不全、肺动脉瓣关闭不全等，其他类型的心脏病少见，如主动脉弓畸形、右位心等。

一、常见先天性心脏病临床表现与治疗

(一) 动脉导管未闭

动脉导管未闭 (PDA) 是指出生后动脉导管持续开放，血流从主动脉经导管分流至肺动脉，进入左心，并产生病理生理改变。动脉导管未闭占先天性心脏病发病总数的 9% ~ 12%，女比男多，男女之比 1 : 3。

1. 临床表现

临床症状的轻重，取决于导管管径粗细和分流量的大小。动脉导管较细，症状较轻或无症状；导管粗大者，分流量大，表现为气急、咳嗽、乏力、多汗、生长发育落后等。偶见扩大的肺动脉压迫喉返神经而引起声音嘶哑。严重肺动脉高压时，产生差异性发绀，下肢青紫明显，杵状趾。查体可见胸骨左缘第 1 ~ 2 肋间有响亮的连续性机器样杂音，占据整个收缩期和舒张期，伴震颤，传导广泛。分流量大时心尖部可闻及高流量舒张期杂音。P_2 增强或亢进。周围血管征阳性：脉压增大≥5.3 kPa (40 mmHg)；可见甲床毛细血管搏动；触到水冲脉；可闻及股动脉枪击音等。常见并发症为充血性心力衰竭、感染性心内膜炎、严重肺动脉高压晚期艾森曼格综合征。

2. 辅助检查

包括 X 线、心电图及超声心动图检查。

(1) X 线：分流量小者可正常；分流量大时左心房、左心室增大；肺动脉高压时，右心室也明显增大。

(2) 心电图：导管细者，心电图无改变，分流量大者左心房、左心室增大；双心室增大；肺动脉高压者，以右心室肥厚为主。

(3) 超声心动图：对诊断极有帮助，二维超声心动图可以直接探查到未闭合的动脉导管，常选用胸骨旁肺动脉长轴观或胸骨上主动脉长轴观。脉冲多普勒在动脉导管开口处可探测到典型的收缩期与舒张期连续性湍流频谱。彩色多普勒血流显像可直接见到分流的方向和大小。

3. 治疗

包括药物治疗、导管介入堵闭术及外科手术结扎。

(1) 药物治疗：吲哚美辛 (消炎痛)，强心、利尿、抗感染。

(2) 导管介入堵闭术。

1) 适应证：不并发必须外科手术的其他心脏畸形。年龄通常≥6 个月，体重≥4 kg，动脉导管最窄直径≥2.5 mm。可根据大小及形状选用不同的封堵器。

2) 禁忌证：依赖 PDA 生存的心脏畸形；严重肺动脉高压导致右向左分流；重症感染性疾病等。

(3) 外科手术结扎：手术适宜任何年龄，<1 岁婴儿反复发生呼吸道感染、心力衰竭等，并发其他心脏畸形者应手术治疗。

(二) 房间隔缺损

房间隔缺损 (ASD)，占小儿先天性心脏病的 10% 左右。男女发病比例为 1 : 2 ~ 1 : 3。按缺损部位可分为原发孔型 (Ⅰ孔型)，缺损位于心内膜垫与房间隔交接处，常累及房室瓣等结构，引起二尖瓣前瓣裂、三尖瓣隔瓣裂，也称部分型心内膜垫缺损；继发孔型缺损最为常见，约占所有房间隔缺损的80%，缺损位于房间隔中心卵圆窝部位；静脉窦型房间隔缺损，分上腔型和下腔型，上腔型房间隔缺损，缺损位于上腔静脉入口处，右上肺静脉常经此处异位引流右心房，下腔型房间隔缺损，缺损位于下腔静脉开口处，常伴有肺静脉畸形引流入右心房；冠状静脉窦型房间隔缺损，缺损位于冠状静脉窦上端与左心房间，造成左心房血流经冠状静脉窦缺口分流入右心房。另外，还有心房间隔空气缺失和卵圆孔未闭。

1. 临床表现

房间隔缺损的临床表现随缺损的大小而不同。缺损小者，仅在体检时发现胸骨左缘第2~3肋间有收缩期杂音，婴儿和儿童期多无症状；缺损大者，由于体循环血量减少，表现为气促、乏力和影响生长发育，当哭闹、患肺炎或心力衰竭时，右心房压力可超过左心房，出现暂时性青紫。查体可见生长发育落后、消瘦，心前区较饱满，心尖搏动弥散，心浊音界扩大，胸骨左缘第2~3肋间可闻见3~4级收缩期喷射性杂音，肺动脉瓣区第二心音增强或亢进，并呈固定分裂。

2. 辅助检查

常用的有X线、心电图及超声心动图检查。

（1）X线：心脏外形呈现轻至中度扩大，以右心房、右心室增大为主，肺动脉段突出，肺门血管影增粗，可见肺部"舞蹈"征，肺野充血，主动脉搏影缩小。

（2）心电图：电轴右偏+90°~+180°，不完全性右束支传导阻滞，部分患儿尚有右心房和右心室肥大。

（3）超声心动图：M型超声心电图可显示右心房和右心室内径增大和室间隔矛盾运动。二维超声心动图可见房间隔回声中断，并可显示缺损的位置和大小。多普勒彩色血流显像可观察到分流的位置、方向且能估测分流的大小。

3. 治疗

包括内科治疗、导管介入堵闭术及外科治疗。

（1）内科治疗：强心、利尿、抗感染、扩张血管及对症治疗。

（2）导管介入堵闭术。

1）适应证：年龄≥3岁，直径≥4 mm，不并发必须外科手术的其他心脏畸形。

2）禁忌证：静脉窦型房间隔缺损，活动性感染性心内膜炎；出血性疾病；重度肺动脉高压导致右向左分流，左心房发育差等。

（3）外科治疗：原发孔型及静脉窦型房间隔缺损一般行外科手术治疗。

（三）室间隔缺损

室间隔缺损（VSD）是最常见的先天性心脏病，占先天性心脏病的25%~40%，单独存在约占25%，也可与其他心脏畸形同时存在。按缺损的部位、缺损边缘组织性质，最多见为膜周部缺损，占60%~70%，位于主动脉下，由膜部与之接触的3个区域（流入道、流出道或小梁肌部）延伸而成；肌部缺损，占20%~30%，又分为窦部肌肉缺损（肌部流入道）、漏斗部室间隔肌肉缺损（嵴上型或干下型）及肌部小梁部缺损。其临床表现与缺损的大小有关。

1. 临床表现

见表9-1。

表9-1 室间隔缺损临床表现

缺损程度	缺损直径	临床表现	杂音程度
小型缺损	≤0.5 cm	生长发育基本正常	胸骨左缘第3~4肋间响亮粗糙的全收缩期杂音，肺动脉第二心音稍增强
中型缺损	0.5~1.0 cm	生长发育缓慢，可见乏力、气短、多汗	左缘第3~4肋间可闻3~4级粗糙的全收缩期杂音，肺动脉第二心音增强
大型	>1.0 cm	生长发育迟缓，喂养困难，可见呼吸急促，常出现心力衰竭	左缘第3~4肋间可闻3~5/3~6级全收缩期反流性杂音，伴有收缩期震颤；肺动脉高压患者肺动脉第二心音亢进

2. 辅助检查

包括X线、心电图和超声心动图检查。

（1）X线：小到中型缺损者心影大致正常或轻度左心房、左心室增大。大型缺损者，肺纹理明显增粗增多，左心室、右心室均增大。重度肺动脉高压时，右心室大为主，肺动脉段明显凸出，肺门血管呈"残根状"。

（2）心电图：小型缺损心电图正常。分流量大者左心房大、左心室肥厚或双心室肥厚，重度肺动脉高压时以右心室肥厚为主。流入部隔瓣下缺损者心电图改变常有类似心内膜垫缺损，电轴左偏，aVF导主波向下及I度房室传导阻滞。

（3）超声心动图：二维超声心动图及彩色多普勒血流显像示室间隔连续性中断，可判定室间隔缺损的部位和缺损的直径大小；心室水平有左向右分流束（晚期肺动脉高压可出现右向左分流）；可探测跨隔压差并计算出分流量和肺动脉压力。

3. 治疗

包括内科治疗、导管介入性堵闭术和外科治疗。

（1）内科治疗：强心、利尿、抗感染、扩张血管及对症治疗。用抗生素控制感染，强心苷、利尿药改善心脏功能。对并发肺动脉高压者，应用血管扩张药，合理应用抗生素，控制肺部感染，争取手术时机。

（2）导管介入性堵闭术。

1）适应证：膜部缺损，年龄≥3岁，室间隔缺损距主动脉瓣≥3 mm；肌部室间隔缺损直径≥5 mm或术后残余分流。

2）禁忌证：活动性感染性心内膜炎；心内有赘生物、血栓；重度肺动脉高压伴双向分流。

（3）外科治疗：小型室间隔缺损不需手术治疗，一般不影响寿命。中到大型可手术治疗。

（四）法洛四联症

法洛四联症是一种常见的青紫型先天性心脏病，占先天性心脏病的12%~14%。本病有4种病理改变，为肺动脉狭窄、室间隔缺损、主动脉骑跨和右心室肥厚，其中以肺动脉狭窄为主要畸形。

1. 临床表现

（1）青紫：主要临床表现为青紫，其程度和出现早晚与肺动脉狭窄程度有关。多于生后 3～6 个月逐渐出现青紫，见于毛细血管丰富的部位，如唇、指（趾）、甲床、球结膜等处。因患儿长期处于缺氧状态，可使指、趾端毛细血管扩张增生，局部软组织和骨组织也增生性肥大，出现杵状指。因血液中血氧含量降低，活动耐力差，稍一活动，即可出现气急、青紫加重。

（2）蹲踞症状：是法洛四联症活动后常见的症状。患儿活动后，常主动蹲踞片刻，蹲踞时下肢屈曲，体循环阻力增大，右向左分流减少；下腔静脉回心血量减少，体循环血氧饱和度增加，使缺氧症状暂时得到缓解。

（3）缺氧发作：婴儿期常有缺氧发作史，其机制可能为机动刺激右心室流出道的心肌使之发生痉挛和收缩，右心室流出道阻塞。临床可见患儿呼吸急促、烦躁不安、发绀加重，重者发生晕厥、抽搐、意识丧失，甚至死亡。发作可持续数分钟或数小时。哭闹、排便、感染、贫血或睡眠苏醒后均可诱发。

2. 辅助检查

（1）外周血常规示血红蛋白、红细胞计数、血细胞比容均升高。

（2）动脉血氧分压降低，动脉血氧饱和度低于正常。

（3）X 线检查示心影呈靴形心，肺血减少；2.5% 病例并发右位主动脉弓；约 5% 病例并发永存左上腔静脉畸形。

（4）心电图，典型法洛四联症电轴右偏，右心室肥厚，右心房肥大。

（5）二维超声心动图左心室长轴切面可见主动脉内径增宽，骑跨在室间隔上，室间隔中断，可判断主动脉骑跨程度；大动脉短轴切面可见右心室流出道及肺动脉狭窄。右心室、右心房内径增大，左心室内径缩小。彩色多普勒显示收缩期以蓝色为主的血流束从右心室通过室间隔部位进入左心室及主动脉内。

3. 治疗

（1）缺氧发作：①立即予以膝胸体位；②吸氧、镇静；③吗啡 0.1～0.2 mg/kg，皮下或肌内注射；④β 受体阻滞药普萘洛尔每次 0.05～0.1 mg/kg 加入 10% 葡萄糖注射液稀释后缓慢静脉注射，必要时 15 分钟后再重复 1 次；⑤纠正代谢性酸中毒，给予碳酸氢钠 1 mmol/kg，缓慢静脉注入，10～15 分钟可重复应用。

（2）每天摄入足够水分：出现腹泻、发热时，及时补充液体。对缺氧发作频繁者，应长期口服普萘洛尔预防发作，剂量为 2～6 mg/（kg·d），分 3～4 次口服。

二、先天性心脏病患儿护理措施

（一）休息

是恢复心脏功能的重要条件。因休息可使组织耗氧量减少，心率减慢，心脏负荷变小，心收缩力增强，射血增多，临床表现有所缓解。

1. 学龄前儿童

在接受治疗和护理中，依从性较差，易出现烦躁、剧烈哭闹，导致病情加重。可遵医嘱给镇静药，避免哭闹，减轻心脏负荷，避免病情恶化。

2. 学龄期儿童

能部分服从治疗和护理计划，自我控制能力差，活动量相对较大，不理解休息有利于疾病恢复的原理，护理人员须对患儿耐心讲解疾病知识，使其认识到休息的重要性，自觉地遵守作息时间。

3. 青少年

对疾病有部分了解，思想负担重，护理人员须做认真细致的思想工作，使患儿树立战胜疾病的信心，积极配合医疗、护理。

对心功能不全的重症患儿，如出现呼吸困难、心率加快、烦躁不安、肝肿大、水肿等症状，须立即报告医师，遵医嘱给镇静药，绝对卧床休息，密切观察尿量，严格记录出入量。

（二）病室环境要求

（1）室内温度适宜，20~22℃，湿度55%~60%，空气新鲜，环境安静。

（2）根据患儿病情程度，室内备有抢救设备，如急救车、吸痰器、吸氧设备、心电监护仪等。

（三）体位要求

（1）无心力衰竭时，可采用舒适的任何体位，使身心处于放松环境中，利于疾病恢复。

（2）发生心力衰竭时，可采用半坐位或坐位，使回心血量减少，减轻心脏负荷，减少心肌耗氧量，防止心力衰竭加重。

（四）注意观察病情，防止并发症发生

观察患儿情绪、精神、面色、呼吸、脉率、脉律、血压等。患儿突然烦躁、哭闹，呼吸加快，拒奶，听诊或数脉发现心律不齐，期前收缩，心率加快，立即报告医师，遵医嘱对症处理，详细记录病情变化。

（五）预防并发症

包括缺氧发作、血栓形成及心力衰竭。

（1）注意观察、防止法洛四联症患儿因活动、哭闹、便秘引起缺氧发作，一旦发生应将小儿置于膝胸卧位，给予吸氧，并与医生配合给予吗啡及普萘洛尔抢救治疗。

（2）法洛四联症患儿血液黏稠度高，发热、出汗、吐泻时，体液量减少，加重血液浓缩易形成血栓，因此要注意供给充足液体，必要时可静脉输液。

（3）观察有无心率增快、呼吸困难、端坐呼吸，吐泡沫样痰，水肿，肝肿大等心力衰竭的表现，如出现上述表现，立即置患儿于半卧位，给予吸氧，及时与医生取得联系并按心力衰竭护理。

（六）饮食护理

心功能不全的患儿需准确记录出入量，饮食应摄入高蛋白、高维生素、清淡易消化的食物，对喂养困难的小儿要耐心喂养，以少量多餐为宜。注意控制水及钠盐摄入，学龄儿入量按60~70 mL/（kg·d），婴幼儿按70~80 mL/（kg·d），盐量0.5~1 g/d。每日保证热量摄入。

（七）对症护理

包括呼吸困难、水肿、咳嗽的护理及防止便秘。

1. 呼吸困难的护理

呼吸频率增快，青紫明显或出现三凹征时，让患儿卧床休息，抬高床头，半坐位或坐位，低流量氧气吸入，烦躁者遵医嘱给镇静药。

2. 水肿的护理

（1）给无盐或少盐易消化饮食。

（2）尿少者，遵医嘱给利尿药。

（3）每周测量体重 2 次，严重水肿者每日测体重 1 次。

（4）定时翻身，预防压疮发生；如皮肤有破损应及时处理。

3. 咳嗽的护理

抬高床头，备好吸痰器、痰瓶，必要时协助患儿排痰；详细记录痰量、性质，应送痰培养检查，咳嗽剧烈者，应遵医嘱给止咳药物；严重肺水肿，痰稠不易咳出，超声雾化稀释痰液，协助痰液排出，保持呼吸道通畅；病情发生变化，立即配合医师抢救。

4. 注意大便通畅，防止便秘

多食含纤维素丰富的食物。患儿 3 天无大便，应立即报告医师处理，遵医嘱给缓泻药，防止发生意外。

（八）用药护理

（1）服用洋地黄药物前数脉搏 1 分钟，儿童 <60 次/分或 >100 次/分，婴儿 <80 次/分或 >160 次/分应停药，并通知医生。

（2）口服洋地黄类药物时，剂量一定要准确。如为地高辛水剂药物，可用 1 mL 针管抽取后，直接口服。应避免与其他药物同时服用，如服用维生素 C 时，应间隔 30 分钟以上，以免影响洋地黄类药物的疗效。

（3）应用利尿药时，应熟悉利尿药的药理作用，注意水、电解质平衡，防止低钾引起药物的不良反应。

（4）用药后，应观察药物的作用，如是否有心音有力、脉搏减慢、脉搏搏动增强、呼吸平稳，口唇、指甲发绀好转等。

（5）观察中毒反应，应注意观察以下 3 项指标的变化：①胃肠反应，如食欲缺乏、恶心、呕吐、腹泻；②神经反应，如头晕、嗜睡、黄视、复视；③心血管反应，如房室传导阻滞、房性及室性期前收缩、室性心动过速、心室颤动、心律失常。

（九）预防感染

注意天气变化，及时加减衣服，避免受凉引起呼吸系统感染。

（十）健康教育

指导家长掌握先天性心脏病患儿的日常护理，帮助患儿建立合理的生活习惯，合理用药，预防感染和其他并发症。

（刘雅静）

第二节　肠套叠

肠套叠是指部分肠管及其肠系膜套入邻近肠腔内造成的一种绞窄性肠梗阻，是婴幼儿时期常见的急腹症之一。约 60% 的患儿年龄在 1 岁以内，约 80% 患儿年龄在 2 岁以内，但新生儿罕见；男孩发病率多于女孩，男女发病比例约为 4 : 1，健康肥胖儿多见。

一、病因和发病机制

分为原发性和继发性两种。95% 为原发性，多见于婴幼儿，病因尚未完全明了，有人认为与婴儿回盲部系膜固定未完善、活动度大有关；约 5% 为继发性，多为年长儿，发生肠套叠的肠管可见明显的机械原因，如与肠息肉、肠肿瘤等牵拉有关。此外，饮食改变、腹泻及其病毒感染等导致肠蠕动紊乱，也可诱发肠套叠。

二、临床表现

分急性肠套叠和慢性肠套叠，2 岁以下婴幼儿多为急性发病。

（一）急性肠套叠

1. 腹痛

由于肠系膜受牵拉和外层肠管发生强烈收缩所致。患儿突然发生剧烈的阵发性肠绞痛，哭闹不安，屈膝缩腹，面色苍白，出汗，拒食。持续数分钟后腹痛缓解，可安静或入睡，间歇 10 ~ 20 分钟又发作。

2. 呕吐

在腹痛后数小时发生。早期为反射性呕吐（因肠系膜受牵拉所致），呕吐物为胃内容物，初为乳汁、乳块或食物残渣，后可含胆汁；晚期为梗阻性呕吐，可吐出粪便样液体。

3. 血便

为重要症状，约 85% 病例在发病后 6 ~ 12 小时发生，呈果酱样黏液血便，或作直肠指检时发现血便。

4. 腹部包块

多数病例在右上腹部触及腊肠样肿块，表面光滑，略有弹性，稍可移动。晚期发生肠坏死或腹膜炎时，可出现腹胀、腹腔积液、腹肌紧张及压痛，不易扪及肿块。

5. 全身情况

患儿在早期一般状况尚好，体温正常，无全身中毒症状。随着病程延长，病情加重，并发肠坏死或腹膜炎时，全身情况恶化，常有严重脱水、高热、嗜睡、昏迷及休克等中毒症状。

（二）慢性肠套叠

以阵发性腹痛为主要表现，腹痛时上腹或脐周可触及肿块，缓解期腹部平坦柔软无包块，病程有时长达十余日。由于年长儿肠腔较宽而可无梗阻现象，肠管也不易坏死。呕吐少见，血便发生也较晚。

三、辅助检查

1. 腹部 B 超

在套叠部位横断扫描可见同心圆或靶环状肿块图像，纵断扫描可见"套筒征"。

2. B 超监视下水压灌肠

可见靶环状肿块影退至回盲部，"半岛征"由大到小，最后消失，诊断与治疗同时完成。

3. 空气灌肠

可见杯口阴影，能清楚看见套叠头的块影，并可同时进行复位治疗。

4. 钡剂灌肠

可见套叠部位充盈缺损和钡剂前端的杯口影，以及钡剂进入鞘部与套入部之间呈现的线条状或弹簧状阴影。只用于慢性肠套叠的疑难病例。

四、治疗

急性肠套叠是急症，复位是紧急的治疗措施，一旦确诊需立即进行。

1. 非手术治疗

灌肠疗法适用于病程在 48 小时以内，全身情况良好，无腹胀、明显脱水及电解质紊乱者。包括 B 超监视下水压灌肠、空气灌肠、钡剂灌肠复位 3 种。首选空气灌肠，钡剂灌肠复位目前已很少用。

2. 手术治疗

用于灌肠不能复位的失败病例、肠套叠超过 48 ~ 72 小时、疑有肠坏死或肠穿孔以及小肠型肠套叠的病例。手术方法包括单纯手法复位、肠切除吻合术或肠造瘘术等。

五、护理措施

（一）密切观察病情

健康婴幼儿突然发生阵发性腹痛、呕吐、便血和腹部扪及腊肠样肿块时可诊断肠套叠，应密切观察腹痛的特点及部位，以助于诊断。

（二）非手术治疗效果观察

密切观察患儿腹痛、呕吐、腹部包块情况。灌肠复位成功的表现：①拔出肛管后排出大量带臭味的黏液血便或黄色粪水；②患儿安静入睡，不再哭闹及呕吐；③腹部平软，触不到原有的包块；④复位后给予口服 0.5 ~ 1 g 活性炭，6 ~ 8 小时后可见大便内炭末排出。如患儿仍然烦躁不安，阵发性哭闹，腹部包块仍存，应怀疑是否套叠还未复位或又重新发生套叠，应立即通知医生作进一步处理。

（三）手术护理

术前密切观察生命体征、意识状态，特别注意有无水电解质紊乱、出血及腹膜炎等征象，做好术前准备；向家长说明选择治疗方法的目的，消除其心理负担，争取其对治疗和护理的支持与配合。对于术后患儿，注意维持胃肠减压，保持胃肠道通畅，预防感染及吻合口瘘。患儿排气、排便后可拔除胃肠引流管，逐渐恢复由口进食。

（张学华）

第三节　先天性胆管疾病

一、临床表现与治疗

（一）先天性胆管闭锁

先天性胆管闭锁是先天性胆管发育障碍导致胆管梗阻，是新生儿胆汁淤积最常见的原因。在亚洲尤其是我国和日本发病率较高，女孩发病率高于男孩，男女发病比例为 2：3。

1. 临床表现

（1）黄疸：为本病特征性表现。一般出生时并无黄疸，1~2 周后出现，呈进行性加重，巩膜、皮肤由黄色转为黯绿色，皮肤瘙痒严重。大便渐成白陶土样，尿色随黄疸加深而呈浓茶样。

（2）肝脾肿大：腹部逐渐膨隆，肝脏随病情发展而呈进行性肿大，质地由软变硬，2~3 个月即可发展为胆汁性肝硬化及门静脉高压。

（3）发育迟缓：未及时治疗者 3 个月后发育渐显迟缓，可维持 8~12 个月，终因营养不良、感染、门静脉高压、出血、肝功能衰竭、肝性脑病而死亡。

2. 辅助检查

（1）实验室检查：①血清直接胆红素持续升高；②谷丙转氨酶、谷草转氨酶、碱性磷酸酶均增高，γ 谷氨酰胺转肽酶也可升高；③血浆低密度脂蛋白 X（LP-X），>5 000 mg/L 则胆管闭锁可能性大。

（2）超声显像检查：若未见胆囊或见有小胆囊（1.5 cm 以下）则疑为胆管闭锁，但如探得胆囊也不能完全排除胆管闭锁。

（3）放射性核素显影：不能显示胆管。

（4）十二指肠引流液分析：胆管闭锁患儿十二指肠液不含胆汁，化验无胆红素或胆酸。

（5）影像学检查：有助于诊断。

3. 治疗

早期诊断、早期治疗者预后较好。

手术治疗是唯一有效方法。Kasai 根治术（肝门—空肠吻合术）仍然是胆管闭锁的首选手术方法，而肝移植适用于晚期病例和 Kasai 根治术失败的患儿。Kasai 根治术强调早期诊断和治疗，手术争取在出生后 2 个月进行，最迟不超过 3 个月，以避免发展为不可逆性肝硬化。

（二）先天性胆管扩张症

先天性胆管扩张症（CBD）是胆总管和胰管连接部发育异常导致的先天性胆管畸形。一般认为亚洲人发病率较欧美高，女孩发病率高于男孩，女与男发病比例约为（3~4）：1，约 80% 病例在儿童期发病。

1. 临床表现

典型临床表现为腹痛、黄疸和腹部包块，呈间歇性发作。

（1）腹痛：以右上腹多见，多为钝痛，严重者出现绞痛，间歇性发作，患儿常呈屈膝俯卧位。

（2）黄疸：轻者临床上可无黄疸，腹痛、发热后出现黄疸，多呈间歇性发生，严重者粪便变灰白，小便赤黄。

（3）腹部肿块：约80%年长患儿的右上腹可触及表面光滑的囊性肿块。腹痛发作并发感染、黄疸时，肿块可增大可有压痛；症状缓解后肿块可缩小。

（4）其他：并发急性感染时可有畏寒、发热等表现。晚期可出现胆汁性肝硬化和门静脉高压的临床表现。

2. 辅助检查

生化检查肝脏、胰脏功能，有助于对黄疸的监测和鉴别；B超或放射性核素扫描可检出绝大多数囊肿；经皮肝穿刺胆管造影（PTC）、纤维内镜下逆行胰胆管造影（ERCP）等检查均对确诊有帮助。

3. 治疗

本病一经确诊应及早手术，完全囊肿切除术和胆肠 Roux-en-Y 吻合术是治疗本病的主要手段，疗效好。对于并发严重感染或穿孔等病情危重者，可先行囊肿造瘘外引流术，待感染控制、全身情况改善后再行胆管重建术。如肝内胆管扩张病变累及全肝或已并发肝硬化，考虑施行肝移植手术。

二、先天性胆管疾病患儿的护理措施

（一）术前护理措施

1. 改善营养状况

由于肝功能受损，术前应积极纠正贫血、低蛋白血症、电解质及酸碱平衡紊乱。按医嘱静脉输注白蛋白、全血、血浆、脂肪乳或氨基酸以改善营养状况及贫血。

2. 肠道准备

做好肠道术前准备。

3. 心理护理

向患儿家长介绍预后及手术的必要性，使其对患儿的疾病及病情有所了解，增强对手术的信心，并能积极配合疾病的治疗和病情观察。

（二）术后护理措施

1. 常规护理

监测生命体征，麻醉清醒后即取头高位或半卧位。

2. 保持引流通畅

（1）适当约束患儿，妥善固定导管，严防脱出。

（2）妥善连接导管与各型引流收集器具，维持其重力引流或负压引流状态。

（3）观察并记录引流液量和性状，若有异常，应立即联系医生。

（4）保持导管通畅，必要时按无菌原则疏通管腔。

（5）如果发生导管脱出，应立即报告医生，不可试行重新置入，防止损伤吻合口或脏器，导致出血、感染或吻合口瘘。

（6）加强导管周围皮肤护理，可涂氧化锌软膏，及时更换敷料。

（7）拔除导管时间须待组织愈合，或在体腔内导管周围形成纤维包绕，或经造影检查确定。

3. 饮食护理

术后应尽早恢复母乳喂养。指导产妇定时哺乳或挤出奶汁喂养婴儿，是保证妇婴健康的最佳选择。对贫血、低蛋白血症或术后并发胆瘘、肠瘘等患儿，应给予静脉补液，或短期实施胃肠外营养支持。

4. 并发症护理

胆瘘及腹部切口裂开是术后主要的并发症，术后腹胀导致腹内压过高是切口裂开的直接原因，多发生在术后3～7天。患儿突然哭闹不安，腹肌紧张并有压痛，切口有胃肠液、胆汁样液溢出，应警惕胆瘘、肠瘘，立即报告医生。持续胃管、肛管减压，能促进肠蠕动尽早恢复；腹带保护等是减轻腹胀，防止切口裂开的有效方法。

5. 心理护理

给患儿家长以心理上的支持，鼓励家长参与护理过程。治疗和护理按计划按时集中进行，保证患儿充分的睡眠。

（戚晓华）

第十章

耳鼻喉科疾病护理

第一节　急性化脓性中耳炎

急性化脓性中耳炎是中耳黏膜的急性化脓性炎症，病变主要位于鼓室。好发于儿童，冬春季多见，常继发于上呼吸道感染。

一、临床表现

1. 耳痛

多数患者鼓膜穿孔前疼痛剧烈，表现为搏动性跳痛或刺痛，可向同侧头部或牙齿放射，鼓膜穿孔流脓后症状减轻。少数患者可无明显耳痛症状。

2. 听力减退、耳鸣及耳流脓

初期患者常感明显耳闷、低调耳鸣和听力减退。当鼓膜穿孔后，影响鼓膜及听骨链活动的脓液流出，初为脓血样，后为脓性分泌物，此时耳聋反而减轻。

3. 全身症状

可有畏寒、发热、纳差等。小儿症状较重，常伴呕吐、腹泻等症状。一旦鼓膜穿孔，全身症状明显减轻，体温恢复正常。

二、检查

1. 耳部触诊

乳突部可有轻微压痛，小儿乳突区皮肤轻度红肿。

2. 耳镜检查

鼓膜弥漫性充血、肿胀、向外膨出，正常标志难以辨别。

3. 听力检查

多为传导性聋，少数患者可因耳蜗受累出现感音神经性聋或混合性聋。

4. 血液检查

白细胞总数增多，中性粒细胞占比增加，鼓膜穿孔后血象逐渐正常。

5. X 线检查

乳突部呈云雾状模糊，但无骨质破坏。

三、治疗

及早应用足量抗生素以控制感染，建立良好引流，鼓膜穿孔长期不愈者可行鼓膜修补术。

四、护理措施

（一）一般护理

（1）指导患者注意休息，高热者应卧床休息。

（2）摄入营养丰富、易消化饮食，保持大便通畅。

（二）病情观察

观察体温变化，以及耳道分泌物的量、性质、气味等。如出现恶心、呕吐、剧烈头痛等症状，应及时通知医生，警惕耳源性颅内并发症的发生。

（三）治疗配合

（1）及早应用足量抗生素，一般可用青霉素、头孢菌素类药物，抗生素一般需使用10天左右，或外耳道、中耳干燥后继续用药1周，力求彻底治愈。全身症状重者给予补液等支持疗法。

（2）用1%麻黄碱液滴鼻，以利咽鼓管引流，减轻局部炎症。如症状较重，鼓膜膨出明显，经一般治疗无明显改善或穿孔太小引流不畅者，应在无菌操作下行鼓膜切开术，以利引流。

（3）鼓膜穿孔后先用3%过氧化氢溶液彻底清洗外耳道脓液并拭干，再用水剂滴耳液滴耳，如0.3%氧氟沙星滴耳液等。禁止使用粉剂，以免与脓液结块，影响引流。

（4）炎症完全消退后，部分患者鼓膜穿孔可自愈，长期不愈者可行鼓膜修补术。

（四）心理护理

讲解疾病相关知识及自我护理知识，以消除其焦虑心理。多关心、安慰患者，鼓励其积极配合治疗、护理，力求彻底治愈。

（五）健康教育

（1）指导患者正确滴鼻、滴耳，及时彻底治疗，防止迁延为慢性化脓性中耳炎。

（2）行鼓膜修补术者避免用力擤鼻、咳嗽等，以免修补穿孔鼓膜的筋膜脱落，导致手术失败。

（3）加强锻炼，增强机体抵抗力，防止感冒。

（4）宣传有关积极防治传染病、正确擤鼻及哺乳的卫生知识。

（孙　冠）

第二节　耳源性并发症

急慢性中耳乳突炎极易向邻近或远处扩散，由此引起的各种并发症，称为耳源性并发症。根据并发症出现的部位分为颅内和颅外两类，最危险的是颅内并发症，常危及患者生命，是耳鼻咽喉科急危重症之一。

一、临床表现

常见颅内并发症有：乙状窦血栓性静脉炎、耳源性脑膜炎、耳源性脑脓肿等。常见颅外并发症有：耳后骨膜下脓肿、迷路炎、耳源性面瘫等。各类并发症临床特点如下。

1. 乙状窦血栓性静脉炎

典型病例出现明显的脓毒血症，表现为寒战后高热，体温可达40℃，剧烈头痛、恶心和全身不适，2～3小时后体温骤退。出现病侧耳痛、枕后及颈部疼痛。检查可出现病侧视神经盘水肿。

2. 耳源性脑膜炎

表现为高热，体温可达39～40℃。剧烈头痛，喷射状呕吐，烦躁不安、抽搐。重症者嗜睡、谵妄、昏迷。可因脑疝导致呼吸循环衰竭而死亡。检查脑膜刺激征阳性，脑脊液压力增高。

3. 耳源性脑脓肿

为化脓性中耳炎的严重并发症。脓肿多位于大脑颞叶，小脑次之，也可两者同时存在。典型病例临床表现可分为4期：初期历时数天，有轻度脑膜刺激征；潜伏期历时10天至数周，可有轻度不规则头痛、乏力、反应迟钝等；显症期历时长短不一，此期为脑脓肿扩大期，颅内压随之增高，表现为持续性头痛，喷射状呕吐，脉搏迟缓，与体温不一致等；终末期患者突然或逐渐陷入深度昏迷，出现呼吸、心跳停止而死亡。

4. 耳后骨膜下脓肿

患者除中耳炎表现外，有高热、全身不适和耳痛等症状，儿童尤为明显。检查见耳后红肿，明显隆起，触之有波动。脓肿诊断性穿刺，可抽出脓液。

5. 迷路炎

表现为阵发性或继发性眩晕，偶伴恶心呕吐。听力减退初期为传导性聋，病程长及瘘管位于鼓岬者可呈混合性聋。病变侧前庭功能亢进或减弱。瘘管试验阳性。

6. 耳源性面瘫

表现为患侧面部表情运动丧失，额纹消失，不能皱眉与闭目，鼻唇沟变浅，鼓腮漏气等。

二、检查

1. 实验室检查

血白细胞明显增多。寒战、高热时抽血可培养出致病菌。

2. 眼底检查

可出现病侧视神经盘水肿。

3. 颅脑CT或MRI检查

可显示脓肿的大小、位置等情况。

三、治疗

使用足量抗生素，行支持、对症治疗。颅内压增高者行脱水、降颅内压治疗。必要时行乳突探察术。

四、护理措施

（一）一般护理

（1）将患者安置在单人房间，环境安静、舒适。嘱其绝对卧床休息，由专人陪护。

（2）备好抢救药品及器械。

（3）根据病情给予高热量、高蛋白、富含维生素、易消化的流质、半流质饮食。

（二）病情观察

严密观察生命体征、神志、瞳孔变化及头痛的部位、性质，并做好记录。若出现表情淡漠、嗜睡等症状，应及时通知医生，加强巡视，根据病情变化对症处理。

（三）治疗配合

（1）遵医嘱给予足量、有效的抗生素，必要时行脱水、降颅内压治疗。需急诊手术者做好术前准备。

（2）疑有颅内并发症时，禁用镇静、止痛剂，以免掩盖症状，延误诊断。

（3）发热者按发热常规治疗护理，昏迷者按昏迷常规治疗及护理。

（四）心理护理

讲解疾病相关知识及手术治疗的目的、意义，消除患者的焦虑、恐惧心理，鼓励其积极配合治疗、护理。

（五）健康教育

（1）积极治疗急、慢性化脓性中耳炎。

（2）慢性化脓性中耳炎患者若出现耳流脓突然增多或减少，伴耳痛、发热、头痛等症状，应及时到医院就诊，警惕耳源性并发症的发生。

（3）加强锻炼，增强体质，防治并发症。

（唐　婧）

第三节　梅尼埃病

梅尼埃病是以膜迷路积水为基本病理基础，反复发作性眩晕、听觉障碍、耳鸣和耳胀满感为典型特征的特发性内耳疾病。首次发病年龄以 30～50 岁居多。单耳患病者约占 85%，累及双耳者常在 3 年内先后患病。

一、临床表现

1. 眩晕

患者常感自身或周围物体沿一定方向与平面旋转，持续数分钟至数小时，长者可达数日甚至数周，常伴恶心、呕吐、出冷汗、面色苍白及血压下降等自主神经反射症状。发作间歇期长短不一。

2. 耳鸣

多与眩晕同时出现。发作过后，耳鸣逐渐减轻或消失。多次发作可使耳鸣转为永久性，并于眩晕发作时加重。

3. 耳聋

初次眩晕发作即可伴有单侧或双侧耳聋，发作间歇期听力常能部分或完全恢复。随发作次数增多，听力损失逐渐加重，并可转化为不可逆的永久性感音神经性聋。

4. 其他症状

发作时有患耳闷胀感、头胀满感或头重脚轻感，发作期可见自发性眼球震颤，发作过后，眼震逐渐消失。

二、辅助检查

1. 耳镜检查

鼓膜多无异常发现。

2. 音叉测试

Rinne 试验阳性。

3. 前庭功能检查

在初次发作间歇期，眼震电图检查可能正常，多次发作者可能出现前庭功能减退或丧失。

4. 影像学检查

内耳道及桥小脑角 CT 或 MRI 检查有助于本病的鉴别诊断。

三、治疗

发作期可使用脱水剂、镇静剂或自主神经调整药物，间歇期可使用血管扩张剂、维生素类、钙离子拮抗剂等。对于症状较重，病程较长，频繁发作，对工作、生活有明显影响者，可考虑手术治疗。

四、护理措施

（一）一般护理

（1）指导患者安静休息。发作期严格卧床，专人看护。

（2）起卧及体位改变时应缓慢，并注意搀扶，防止意外跌倒。

（3）低盐饮食，适当限制水分的摄入，忌烟、酒及辛辣刺激性食物。

（二）病情观察

观察眩晕发作的频次、持续的时间及伴随症状，若出现恶心、呕吐、出冷汗、面色苍白及血压下降等情况，应及时通知医生，并配合处理。注意观察耳鸣及听力改善情况。

（三）治疗配合

（1）发作期可遵医嘱使用脱水剂、镇静剂、抗组胺药或自主神经调整药物，间歇期可使用血管扩张剂、维生素类、钙离子拮抗剂等。

（2）对于症状较重，病程较长，频繁发作，对工作、生活有明显影响者，可考虑手术治疗。如内淋巴囊减压术、前庭神经切断术等。

（四）心理护理

关心、安慰患者，讲解疾病相关知识，解释本病经安静休息和治疗后症状可得到控制，应放松心情，积极配合治疗及护理。

（五）健康教育

（1）曾反复发作眩晕者，勿骑车、驾车、登高等，以免发生危险。
（2）日常生活有规律，睡眠充足，注意劳逸结合。
（3）加强锻炼，增强体质。

（李欣璐）

第四节　突发性耳聋

突发性耳聋是指突然发生的原因不明的感音神经性聋，多在 3 天内听力急剧下降。单耳发病居多，也可双侧同时或先后受累，双侧耳聋多以一侧为重。约有 2% 的患者可在发病后 2 周内出现听力自然、显著或部分恢复。

一、临床表现

表现为突然发生的，原因不明的感音神经性听力损失，常为中度或重度。可伴耳鸣，也可伴眩晕、恶心呕吐，但不反复发作。

二、辅助检查

（1）听力检查属感音神经性耳聋。常规检查包括音叉试验、纯音测听、声阻抗、耳声发射等。
（2）行内耳道及颅脑 MRI 检查，以排除听神经瘤。

三、治疗

使用血管扩张剂、降低血液黏稠度药物、营养神经药物等，眩晕、呕吐者给予对症治疗，配合高压氧疗。经规范治疗，听力不能恢复者可选配助听器。

四、护理措施

（一）一般护理

（1）指导患者安静休息，睡眠充足，情绪稳定。
（2）摄入营养丰富、易消化的饮食，忌烟酒、辛辣刺激性食物。

（二）病情观察

观察患者听力改善情况，以及是否伴有眩晕、恶心呕吐等。眩晕者应有专人陪护，防止意外跌倒。

（三）治疗配合

（1）遵医嘱使用血管扩张剂，降低血液黏稠度和血栓溶解药物，营养神经药物及能量制剂等。禁用各种耳毒性药物。眩晕、呕吐者给予对症治疗。

（2）根据患者的情况给予鼻导管吸氧或行高压氧疗。

（3）经规范治疗，听力不能恢复者可选配助听器。

（四）心理护理

讲解疾病相关知识，让患者了解在心境良好的情况下接受治疗，有利于提高疗效，应放松心情，积极配合治疗、护理。

（五）健康教育

（1）本病应尽可能早诊断、早治疗，切忌延误治疗时机。

（2）讲解本病有自愈的可能性，保持良好心境，积极配合治疗。

（3）眩晕者应加强防护，防止意外跌倒。

（4）日常生活有规律，注意劳逸结合，加强锻炼，增强体质。

（胡佳鹤）

第五节 慢性鼻炎

慢性鼻炎是鼻腔黏膜和黏膜下层的慢性炎症性疾病。临床表现以鼻腔黏膜肿胀、分泌物增多、无明确致病微生物感染、病程持续数月以上或反复发作为特点。可分为慢性单纯性鼻炎和慢性肥厚性鼻炎两型，后者多由前者发展、转化而来。

一、临床表现

1. 慢性单纯性鼻炎

（1）鼻塞：表现为间隙性，白天、运动或夏季减轻，夜间、静坐或寒冷时加重；交替性，变换侧卧方位时，两侧鼻腔阻塞随之交替。

（2）多涕：一般为黏液涕，继发感染时可有脓涕，可有头痛、头昏、咽干、咽痛等症状。

2. 慢性肥厚性鼻炎

鼻塞，表现为持续性，无交替。鼻涕不多，黏液性或黏脓性，不易擤出。常有闭塞性鼻音、耳鸣和耳闭塞感以及头昏、头痛、咽干、咽痛等症状。少数患者可有嗅觉减退。

二、辅助检查

慢性鼻炎主要进行鼻镜检查。

（1）慢性单纯性鼻炎：鼻腔黏膜充血，下鼻甲肿胀，表面光滑、柔软、富有弹性，对血管收缩剂敏感。

（2）慢性肥厚性鼻炎：下鼻甲黏膜肥厚，鼻甲骨肥大，黏膜表面不平，呈结节状或桑葚样，对血管收缩剂不敏感。

三、治疗

用生理盐水清洗鼻腔，鼻内使用糖皮质激素、血管收缩剂，慢性肥厚性鼻炎黏膜肥厚或对血管收缩剂不敏感者，可根据情况选择手术治疗。

四、护理措施

（一）一般护理

（1）指导患者注意休息。

（2）局部麻醉术后取半卧位，全身麻醉患者去枕平卧，清醒后改为半卧位。

（3）协助患者漱口，行超声雾化吸入，以保持口腔清洁湿润。

（4）鼓励患者多饮水，进营养丰富、易消化饮食，忌辛辣、硬、热等刺激性食物。

（二）病情观察

术后注意观察鼻腔渗血及前、后鼻孔纱条松动情况，若有异常，及时通知医生处理。观察头痛情况，术后24小时内可用冰袋冷敷额部，以减轻疼痛。

（三）治疗配合

（1）用生理盐水清洗鼻腔，以清除鼻内分泌物，改善通气。

（2）鼻内使用糖皮质激素，抗炎、减轻充血。使用血管收缩剂，如麻黄碱，应注意连续使用不宜超过7天，禁用萘甲唑啉。

（3）慢性肥厚性鼻炎黏膜肥厚、对血管收缩剂不敏感者，可行下鼻甲黏膜下部分切除术（切除范围以不超过下鼻甲的1/3为宜）、下鼻甲黏骨膜下切除术或下鼻甲骨折外移术等。

（4）术后遵医嘱使用抗生素及止血剂。

（四）心理护理

需手术者，介绍手术的目的、意义及术中配合，使其有充分的心理准备，以减轻焦虑感。讲解疾病相关知识及自我护理知识，鼓励患者积极配合治疗及护理。

（五）健康教育

（1）指导患者正确滴鼻、擤鼻，遵医嘱合理选择、使用滴鼻剂，防止药物性鼻炎。

（2）生活有规律，注意劳逸结合，忌烟、酒及辛辣刺激性食物。

（3）加强锻炼，增强机体抵抗力，防止感冒。注意改善工作和生活环境。

（4）急性鼻炎需彻底治愈，及时去除全身和局部病因。

（丁　晔）

第六节　喉咽癌

原发于喉咽部的恶性肿瘤少见，根据发生部位，分梨状窝癌、环状软骨后区癌（以下简称环后癌）及喉咽后壁癌，梨状窝癌较为多见，其次为喉咽后壁癌，环后癌最少。梨状窝癌和喉咽后壁癌多发生于男性，其病因不明，可能与过量烟酒及营养因素有关。环后癌多发生在女性。喉咽癌的好发年龄为50~70岁。

一、临床表现

（一）症状

1. 喉咽部异物感

是最常见的初发症状，常在进食后有食物残留感。此症状可单独存在达数月之久，易被忽视而误诊或误治。

2. 吞咽疼痛

初起疼痛较轻，以后逐渐加重。梨状窝癌或喉咽侧壁癌多为单侧咽痛，且多能指出疼痛部位。癌肿侵犯软骨或软组织，或肿瘤合并感染时，则疼痛加剧，且可向耳部放射。

3. 吞咽不畅或进行性吞咽困难

肿瘤增大到一定体积，阻塞喉咽腔或侵犯食管入口时常出现吞咽不畅感或进行性吞咽困难，合并颈段食管癌时更明显。

4. 声嘶

肿瘤侵犯喉部，累及声带，或侵犯喉返神经时可出现声嘶，常伴有不同程度的呼吸困难。

5. 咳嗽或呛咳

因声带麻痹、喉咽组织水肿或肿瘤阻塞咽腔，在吞咽时唾液或食物可误入气管而引起呛咳，严重时可发生吸入性肺炎。肿瘤组织坏死或溃疡时常出现痰中带血。

6. 颈部肿块

约 1/3 的患者以颈部肿块作为首发症状而就诊。

（二）体征

喉咽癌时喉体可增大或不对称，喉摩擦音消失，常出现一侧或两侧中、下颈深淋巴结肿大，且质硬、固定。

二、检查

1. 喉咽部检查

间接喉镜检查可见喉咽及喉部、梨状窝、环后、喉咽后壁等处有菜花样或溃疡型新生物；梨状窝可有积液或食物滞留；喉咽黏膜可有水肿，早期环后癌或梨状窝癌间接喉镜检查不易发现，对可疑病例应行内镜检查。

2. 颈部触诊

颈上深部可触及质硬、活动度差或不活动、无痛性肿大淋巴结。

3. 影像学检查

CT 和 MRI 能显示肿瘤侵犯的程度及范围，并能发现临床上难以发现的早期颈淋巴结转移。喉咽、食管 X 线造影能发现梨状窝、环后相关病变，了解肿瘤的范围。

4. 活检

病理检查是肿瘤确诊的依据，因此一旦发现喉咽病变应及时活检。有反复出血或呼吸困难者在取活检时应慎重。

三、治疗

早期喉咽癌可行单纯放疗或手术治疗，单纯手术治疗的疗效优于单纯放疗。目前普遍认为，在综合治疗中，手术加放疗是最有效的治疗方法，其疗效明显优于单纯放疗和单纯手术治疗。

1. 放疗

单纯放疗仅适用于肿瘤局限的 T_1 病变。对于因手术禁忌证而不能手术者，放疗可作为一种姑息性治疗。喉咽癌常规放疗经典照射野见图 10-1 所示。喉咽癌单纯放疗 5 年生存率为 10%～20%。

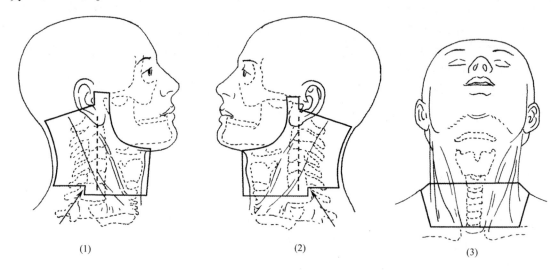

(1)　　　　　(2)　　　　　(3)

图 10-1　常规放疗经典照射野示意图

2. 手术治疗

单纯手术治疗效果差，为保存全部或部分喉及喉咽的生理功能，近年来对各种术式作了大量的改进，有效地提高了患者的生存率和生存质量。手术方式主要有：①喉咽部分切除术；②喉全切及喉咽部分切除术；③喉全切、喉咽全切及食管全切除术。

3. 化疗

姑息性化疗对晚期及复发性肿瘤有一定的效果，但作用时间短暂。近年来有些学者主张诱导化疗，即在手术或放疗之前给予冲击量化学药物，以缩小或消灭肿瘤，然后行手术或放疗，以期达到既能有利于手术切除，防止术中肿瘤种植，又可减少肿瘤复发、转移，提高患者生存率的目的。

四、护理措施

（一）术前护理

1. 饮食护理

宜进食清淡、易消化、高营养食物，忌辛辣食物；戒烟酒；有吞咽困难者静脉补充营养。

2. 术前检查

完善血、尿、大便常规检查及胸片、心电图检查，合理安排电子喉镜、胃镜、食管造影、肺功能及 CT、MRI 及全身骨扫描等特殊检查。

3. 加强病情观察

观察患者声嘶、呼吸困难及吞咽困难的情况；呼吸困难者于床边备好气管切开包及吸氧、吸痰等急救用物（已行气管切开者按气管切开常规护理）。

4. 呼吸道准备

禁烟，保暖，预防感冒。

5. 术前准备

（1）根据手术范围和医嘱，术前日做好皮肤准备（剃胡须，颈淋巴结清扫者剃头发至少至耳后三横指处，取皮区避免刮损皮肤）。

（2）配血，进行药物过敏试验。

（3）指导患者准备大毛巾、镜子、纸巾、书写的笔和纸，用于术后肩部保暖，自我查看造瘘口，与他人沟通等。

（4）消化道准备。予漱口液漱口，术前禁食、禁水 8 小时。结肠代食管者术前日按医嘱口服肠道不吸收抗生素，并进行肠道清洁准备。

6. 术前宣教

（1）教会患者有效咳嗽，咳痰。

（2）练习颈过伸位及床上翻身、床上大小便。

（3）掌握术后失语沟通方法。

（4）术后环境及病情介绍。

（二）术后护理

1. 体位护理

术后当天平卧位，头部垫高 2 ~ 3 cm，避免颈部过伸悬空及头部过度活动；术后第 1 天，如生命体征平稳，可予半卧位或适当离床活动。

2. 饮食护理

术后禁食，胃肠减压 24 ~ 48 小时，停胃肠减压后鼻饲流食，10 ~ 14 天后试经口进食，全喉切除者先进食流食，如无反流不适可拔除胃管，从流食、半流食逐步过渡到普食；部分喉咽切除者宜先进食团块状食物，如馒头、面包，再进流食，如无呛咳可拔除胃管，逐步过渡到普食。

3. 呼吸道管理

（1）术后适当给予吸痰，次日起鼓励患者自行咳嗽、咳痰，无力咳痰者给予负压吸引。

（2）保持病房适宜的温湿度，室温以患者自觉舒适为宜，湿度 70% 以上（气候干燥时可予空气湿化机进行空气湿化）。

（3）鼓励患者深呼吸和咳嗽，排除气道分泌物。

4. 管道护理

伤口引流管及胃管接负压瓶，尿管接尿袋，观察并记录引流液性质、量；各管道妥善固定，标识清楚，防止意外脱管。

5. 病情观察

（1）手术当天视情况予床边心电监护，密切观察生命体征及血氧饱和度，尤其是呼吸、血压情况。

（2）麻醉未清醒或病情不稳定者，15～30分钟巡视一次；清醒后病情稳定者改为1小时巡视一次；护理级别更改后按护理级别要求巡视。

6. 结肠代食管术后患者护理要点

（1）腹部伤口护理：保持腹腔有效引流（引流管接持续低负压吸引器），观察伤口敷料情况。嘱患者咳嗽时用手保护伤口。

（2）评估胃肠道功能的恢复情况：观察胃肠减压装置引出液的颜色、气味及量；是否有呕吐现象，以及呕吐物的性状。

（3）观察是否有腹胀、腹痛表现，肛门排气的时间。

（4）指导患者床上活动，以促进胃肠功能的恢复。

（孙丽娜）

第十一章

影像科检查护理

第一节　CT检查护理要点

一、头颈部与五官CT检查护理要点

头颈部与五官CT包括颅脑、鞍区、眼眶、鼻和鼻窦、颞骨及内听道、鼻咽口咽、喉部、口腔颌面部等部位肿瘤、炎症、外伤等病变的检查和头部及颈部血管成像等。

（一）检查前的准备

（1）评估核对：核对患者信息，阅读检查单，确定检查方式（平扫、增强）。

（2）心理护理与健康教育：护士主动与患者沟通，组织患者观看健康教育视频和健康教育手册。

（3）患者适当进食、饮水。

（4）去除头颈部所有金属异物（包括活动性义齿）。

（5）女性患者检查前将发结打开，指导扫描时头部保持不动。

（6）鼻咽部及颈部检查时训练患者屏气，不能做吞咽动作。

（7）进行增强CT者指导患者或其家属签署碘对比剂使用知情同意书，筛查高危因素，建立静脉留置针等。

（二）检查中的护理

（1）体位设计：患者仰卧于检查床，头先进，头部置于头架上，保持正中位，人体长轴与床面长轴一致，双手置于身体两旁或胸前。

（2）眼部扫描时要求闭眼，并保持眼球固定不动，因故不能闭眼者，可指导患者盯住一目标保持不动。小儿做眼部CT需要自然睡眠或遵医嘱口服水合氯醛，安睡后方可检查。

（3）鼻咽部及颈部检查时按技师口令进行屏气，不做吞咽动作。

（4）进行增强CT检查患者需观察注射对比剂后有无局部和全身异常反应。

二、胸部及食管纵隔CT检查护理要点

（一）检查前的准备

（1）评估核对：核对患者信息，阅读检查单，确定检查方式（平扫、增强）。

（2）心理护理与健康教育：主动与患者沟通，组织患者观看健康教育视频和健康教育手册。

（3）患者适当进食、饮水。

（4）去除胸部所有的金属异物（包括文胸、带有拉链的衣服）。

（5）指导训练患者屏气。

（6）婴幼儿或不配合者检查前采取药物镇静。

（7）进行增强 CT 检查者指导患者或其家属签署碘对比剂使用知情同意书，筛查高危因素，建立静脉留置针等。

（8）食管纵隔 CT 检查前准备碘水，碘水配制：100 mL 温开水 + 2 mL 碘对比剂，浓度 0.02%。

（二）检查中的护理

（1）体位设计：患者仰卧于检查床上，可以取头部先进或足先进，保持正中位，人体长轴与床面长轴一致，双手置于头上方。

（2）食管纵隔检查体位设计前需指导患者喝两口碘水，再含一口碘水在口腔内。检查时技师通过话筒指示患者将口腔里的碘水慢慢咽下即刻扫描。通过碘对比剂缓慢下咽的过程扫描查看检查部位的充盈缺损像，提高周围组织的分辨率和对比度。

（3）扫描时配合技师的口令进行屏气，叮嘱患者尽量避免咳嗽，并保持肢体不动。

（4）进行增强 CT 检查患者需观察注射对比剂后有无局部和全身的异常反应。

三、冠状动脉 CT 检查护理要点

多层螺旋 CT 冠状动脉造影（MSCTCA）作为一种无创、安全性高的新技术已广泛应用于临床。冠状动脉造影检查是评价冠状动脉变异和病变，以及各种介入治疗后复查随访的重要诊断方法，具有微创、简便、安全等优点。但是冠状动脉 CTA 检查受多种因素的影响，如心率、呼吸配合、心理、环境等因素的影响，检查前护理准备质量是决定检查是否成功的关键。

（一）检查前的准备

1. 环境及物品准备

为患者提供安静、清洁、舒适的环境，安排患者到专用心脏检查准备室或候诊区域；挂心脏检查识别牌。物品准备：脉搏血氧饱和度仪（Prince-100B）、心电监护仪、氧气、计时器或手表等。药品准备：美托洛尔（倍他乐克）药片。

2. 评估核对

阅读申请单，核对患者信息，明确检查目的和要求，评估患者病情、配合能力、沟通能力（听力）、心理状态，详细询问病史（既往史、检查史、用药史、现病史、过敏史等），筛查高危人群，必要时查阅心电图和超声心动图检查结果，重点掌握患者基础血压、心率和心电图情况，并记录在申请单上。

3. 健康教育和心理护理

护士集中对患者进行健康教育，讲解检查目的、心率准备和呼吸配合的重要性，以及检查中快速注射对比剂时全身发热的现象，让患者对检查过程和可能出现的问题有较全面的了解，尽量减少由于紧张、恐惧心理而导致的心率加快。告诉患者检查当日可适当进食、不禁水，避免空腹或饱餐状态下检查；空腹时间过久易导致低血糖，引起心率加快或心率不稳（特别是糖尿病患者）；过饱出现不良反应时易发生呕吐。

4. 心率准备

（1）患者到达检查室先静息 10～15 分钟再测心率。

（2）测心率，按心率情况分组，60～80 次/分为第 1 组；80～90 次/分为第 2 组；90 次/分以上或心律波动 >3 次、心律失常、老年人、配合能力差、屏气后心率上升明显的为第 3 组。64 排 CT 心率控制在 75 次/分以内，双源 CT 或其他高端 CT 可适当放宽。

（3）对静息心率 >90 次/分、心律波动 >3 次或心律失常，对 β 受体阻滞药无禁忌证者，在医师指导下服 β 受体阻滞药，以降低心率和（或）稳定心律；必要时服药后再面罩吸氧 5～10 分钟，采用指脉仪或心电监护仪持续心电监护，观察服药及吸氧前后心率或心律变化情况，训练吸气、屏气，心率稳定后可检查。对于心律失常的患者，了解心电图检查结果，通过心电监护观察心率或心律变化规律，与技师沟通，确认此患者是否进行检查；对于心率 >100 次/分或无规律心律者可以放弃检查。

5. 呼吸训练

重点强调如何吸气、屏气，什么时候出气的要领。训练方式分 4 种：①用鼻子慢慢吸气后屏气；②深吸气后屏气；③直接屏气；④直接捏鼻子辅助。根据患者不同情况采取不同训练方式，重点强调呼气幅度保持一致，防止呼吸过深或过浅，屏气时胸、腹部保持静止状态，避免产生呼吸运动伪影，屏气期间全身保持松弛状态，观察屏气期间心率和心律变化；第 1 组患者心律相对平稳（波动在 1～3 次/分），训练吸气、屏气后，心率呈下降趋势且稳定可直接检查；第 2 组反复进行呼吸训练，必要时吸氧（浓度为 40%～50%）后继续训练，心率稳定可安排检查，检查时针对性选择吸氧。

6. 肘前静脉穿刺

选择 18G 静脉留置针进行肘前静脉穿刺。

（二）检查中的护理

（1）设计体位：仰卧位，足先进，身体置于检查床面中间，两臂上举，体位舒适。

（2）心电监测：安放电极片，将电极片、导线及双臂置于心脏扫描野外。连接心电门控，观察心电图情况，确认 R 波信号清晰，心率控制理想，心律正常，心电图波形不受呼吸运动和床板移动影响。

（3）呼吸训练：再次训练患者呼吸和屏气，观察患者可稳定大约 5 秒屏气的时间及屏气后心率和心律变化规律。

（4）必要时指导患者舌下含服硝酸甘油片。

（5）连接高压注射器管道，试注水，做到"一看二摸三感觉四询问"，确保高压注射器、血管通畅。

（6）再次告知检查注意事项，以及推药时的身体感受，缓解患者紧张情绪，对高度紧张的患者在检查过程中护士通过话筒给予安慰，鼓励患者配合完成检查。

（7）动态观察增强图像对比剂进入情况，及时发现渗漏。

四、主动脉夹层患者 CT 检查护理要点

主动脉夹层是指动脉腔内的血液从主动脉内膜撕裂口进入主动脉壁内，使主动脉壁中层形成夹层血肿，并沿主动脉纵轴扩张的一种较少见的心血管系统的急性致命性疾病，早期正确诊断是取得良好治疗效果的关键。

（一）检查前的准备

（1）开设绿色通道：对怀疑有主动脉夹层的患者应提前电话预约，按绿色通道安排检查。告知患者家属检查相关事宜和注意事项，要求临床医师陪同检查，通知 CT 室医师和技师做好检查准备。

（2）护士准备好急救器材、药品、物品，随时启动急救程序。

（3）病情评估：包括意识、面色、血压、心率、呼吸、肢体活动、肾功能以及发病时间与发病过程，快速查看检查申请单，核对信息，详细询问病史，筛查高危因素。

（4）呼吸训练：检查前指导患者正确呼吸及屏气，屏气一定要自我掌握强度，以能耐受为准，切忌过度屏气，以防引起强烈疼痛不适及夹层破裂。

（5）指导患者家属签署碘对比剂使用知情同意书，快速建立静脉通道。

（二）检查中的护理

（1）正确转运，搬运患者时动作要轻稳，避免大动作引发夹层破裂。

（2）体位设计，患者取仰卧位，足先进，身体置于检查床面中间，两臂上举（无法上举的患者也可以放于身体的两侧）。

（3）注意保暖：避免受凉引起咳嗽而导致夹层破裂。

（4）技师扫描时注意控制注射对比剂的量和速度。

（5）患者监测：严密观察病情和监测生命体征，出现脉搏细速、呼吸困难、面色苍白、皮肤发冷、意识模糊等症状，提示可能因动脉瘤破裂出现失血性休克，应立即停止扫描，通知医师抢救，必要时行急诊手术，做好记录。

（6）疼痛性质的观察：如突发前胸、后背、腹部剧烈疼痛，多为撕裂样或刀割样，呈持续性，患者烦躁不安、大汗淋漓，有濒死感，疼痛放射范围广泛，可向腰部或下腹部传导，甚至达大腿部，提示动脉瘤破裂，应启动急救应急预案。

（三）检查后的护理

（1）扫描中发现有主动脉夹层应按放射科危急症处理，禁止患者自行离开检查室，并立即电话告之临床医师检查结果，由专人或在医师陪同，用平车将患者立即护送回病房或急诊科，勿在 CT 室停留过久。

（2）告知患者家属 30 分钟内取片及报告。

五、肺栓塞 CT 检查护理要点

肺栓塞是指以各种栓子阻塞肺动脉系统为发病原因的一组临床病理生理综合征，其发病率高、误诊率高和死亡率高。多层螺旋 CT 肺动脉造影是对急性肺动脉栓塞的一种无创、安全、有效的诊断方法。

（一）检查前的准备

（1）开设绿色通道：对怀疑有肺栓塞的患者应提前电话预约，对病情急、重、危者应立即按绿色通道安排检查。告知患者家属相关检查事宜和注意事项，要求临床医师陪同检查，通知 CT 室内医师和技师做好检查准备。

（2）护士准备好急救器材、药品、物品，随时启动急救程序。

（3）病情评估：查看检查申请单，核对信息，严密观察其有无口唇发绀、呼吸急促、胸闷、气短、胸痛、咯血等表现；心电监护，测量生命体征及血氧饱和度的变化；评估心、肺、肾功能情况。重点了解胸痛程度，必要时提前使用镇痛药。

（4）吸氧：给予高浓度氧气吸入，以改善缺氧症状，缓解患者恐惧心理。

（5）呼吸训练：检查前指导患者正确呼吸及屏气，屏气一定要自我掌握强度，以能耐受为准，切忌过度屏气，以防引起强烈疼痛、不适及栓子脱落。

（6）去掉胸部所有金属物品及高密度衣物，防止产生伪影，影响图像质量。

（二）检查中的护理

（1）正确转运患者，摆好体位，避免大动作导致静脉血栓脱落，发生意外。

（2）患者取仰卧位，足先进，身体置于检查床面中间，两臂上举（无法上举的患者也可以放于身体的两侧）。

（3）注意保暖，避免受凉，防止咳嗽引起栓子脱落。

（4）技师扫描时注意控制注射对比剂的量和速度。

（5）严密观察患者病情和监测生命体征，重点观察呼吸频率和血氧饱和度的变化，并做好记录。

（三）检查后的护理

（1）扫描中发现有肺栓塞应按放射科危急症处理，禁止患者自行离开检查室，告诉患者及其家属制动，并立即电话告之临床医师检查结果，由专人或在医师陪同下用平车将患者立即护送回病房或急诊科，勿在 CT 室停留过久。

（2）告知患者家属 30 分钟内取片及报告。

六、腹部 CT 检查护理要点

CT 腹部检查分上腹、中腹、盆腔、全腹，包括肝、胆、脾、胰、胃、肾、肾上腺、肠、膀胱、子宫和附件等。腹部脏器复杂，相互重叠，空腔脏器（胃、肠、膀胱）因含气体、液体及食物残渣，位置、形态、大小变化较大，可影响图像质量和检查效果，因此做好腹部 CT 检查前各环节的准备至关重要。

（一）检查前的准备

1. 患者评估

仔细询问病史、检查史、过敏史，注重患者其他检查的阳性体征和结果，如 B 超、肝功能、胃镜、肠镜、消化道钡剂及甲胎蛋白等，确定患者能否饮水以及饮水量和时间，确认是否进行增强 CT 检查。

2. 胃肠道准备

（1）检查前 1 天晚餐进清淡饮食，晚饭后禁食 4~8 小时，不禁饮（急诊除外）。

（2）检查前1周禁止胃肠钡剂造影，必要时对胃肠钡剂造影者可先行腹部透视，以了解钡剂的排泄情况。

（3）年老体弱者胃肠道蠕动减慢，必要时给予清洁灌肠或口服缓泻药帮助排空。

3. 心理护理

护理人员可针对不同文化层次患者的心理状态，分别进行解释和疏导，用通俗易懂的语言讲解与患者病情有关的医学知识，使患者对疾病的发展和转归有较明确的认识，缓解患者紧张情绪，使其积极配合检查。

4. 患者准备

防止金属伪影，患者需取下身上所有带金属的衣裤、物品、饰品，解除腹带及外敷药物，提供检查服。

5. 呼吸训练

呼吸运动是影响CT检查质量的重要因素，扫描时呼吸运动不仅会引起病灶遗漏和误诊，而且对于判断胃肠道走行和分析病变结构都有很大影响。因此检查前需对患者进行屏气训练，保持呼吸平稳、均匀一致，直至患者能够准确接收口令。

6. 对比剂准备

（1）常用对比剂种类。

1）高密度对比剂：常用的有1%～2%有机碘溶液，800～1 000 mL温开水加10～20 mL碘对比剂，这种对比剂在CT上显影良好，能满意地标记被检器官，便于观察胃肠道的走行。但浓度过高、剂量较大时常能遮蔽部分胃壁组织，对胃黏膜改变不能较好显示，限制了对癌肿的检出和浸润深度的判断。

2）等密度对比剂：纯水作为对比剂方便、价廉，无不良反应，不会产生高密度的伪影。CT平扫时可与胃壁构成良好的对比，有利于病变的诊断和分期，是胃部CT检查最理想的对比剂。

3）低密度对比剂：气体是CT仿真结肠内镜检查中理想的肠道内对比剂，气体能较好地充盈扩张肠管，气体的弥散性好，比液体对比剂更容易到达盲肠和升结肠；气体扩张肠管均匀，使用气体作为对比剂，可以通过定位片来判断肠道内气量是否充足，可随时补充气量。

（2）对比剂的应用。

1）水可用于上、中腹的胃肠充盈。

2）1.2%的口服对比剂适宜于胃部平扫患者的充盈准备。

3）1.5%的口服对比剂较适宜于胃部直接增强CT检查的对比剂充盈准备。

4）0.8%的口服对比剂适宜于中消化道的肠道充盈准备。

5）0.6%的口服对比剂适宜于下消化道的肠道充盈准备。

（3）饮用对比剂的量和时间。

1）上腹检查前0.5小时饮水200～300 mL，检查前10分钟饮水200～300 mL。

2）上中腹部：患者于检查前1小时、30分钟各服用300 mL，检查时加服200～300 mL。

3）下腹部检查前4小时、3小时、2小时分别服用300 mL，检查前1小时排空膀胱1次，加服300 mL，患者自觉膀胱充盈即行CT检查。膀胱造瘘者应夹闭引流管，待膀胱充盈后再做检查。

4）全腹检查前 4 小时、3 小时、2 小时分别服用 300 mL，检查前 1 小时排空膀胱 1 次，再服 300 mL，患者自觉膀胱充盈后加服 300 mL 口服对比剂即行 CT 检查。

5）胰腺 CT 扫描时，往往出现胰头、胰体、胰尾与胃、十二指肠及空肠部位分辨不清的情况，从而导致诊断困难。为了使胰腺与胃肠道影像区分开来，衬托出胰腺的轮廓与形态，提高诊断正确性，选择最优良对比剂浓度及吞服时间帮助医师判断及区分病变与生理解剖部位，提高诊断率。扫描前 30 分钟口服 2% 的对比剂 300 mL，空肠部分得到充盈满意，达到衬托目的，扫描前加服 2% 的对比剂 200 mL，以达到胃体部及十二指肠空肠完全显示。

（4）饮用对比剂的目的。

1）使胃及十二指肠充盈与邻近组织形成对比，便于观察胃壁、黏膜及胃腔情况。胃充盈使肠道下移，充分暴露肝、胆、脾、胰。

2）充盈膀胱与邻近组织形成对比，便于观察膀胱壁、黏膜及腔内情况，尤其是膀胱腔内充盈缺损性病变的显示。

3）子宫、附件与邻近组织形成对比。

4）胃肠道充分扩张，获得腹盆腔各段肠道的良好充盈相，有助于胃肠道病变的早期发现、病变的定位和定性，同时因伪影的减少或消除，图像质量明显提高，更有利于实质脏器的显示与观察。

（5）饮用对比剂的注意事项：筛查患者无碘过敏、结石、胰腺炎、出血、严重腹水、排尿困难、重大急诊外伤及禁食、禁水等情况后再指导患者喝碘水。重症胰腺炎，急性消化道出血、穿孔，肠梗阻等患者禁食禁水，对体质较弱、心肺功能不全的患者禁止大量饮水。

7. 检查前用药

必要时扫描前 10 分钟肌内注射山莨菪碱注射液 20 mg，山莨菪碱针为胆碱能神经阻滞药，能对抗乙酰胆碱所致的平滑肌痉挛，使消化道的平滑肌松弛，使胃和肠管充分扩张，以减少胃肠蠕动。青光眼、前列腺肥大、尿潴留等患者禁用。

（二）检查中的护理

1. 体位设计

患者仰卧，足先进，双臂上举伸直，身体尽量置于床面正中间，侧面定位线对准人体正中冠状面。特殊情况可根据观察部位的需要采用侧卧位或俯卧位。

2. 女性盆腔检查

必要时用 2% ~3% 的碘水 300 ~600 mL 保留灌肠，使盆腔内的小肠、乙状结肠、直肠显影。

3. 已婚女性患者护理

推荐检查时置入阴道气囊或填塞含碘水的纱条，以显示阴道和宫颈的位置。

4. 特殊患者的护理

（1）严重腹水的患者因横膈受压迫而平卧困难，可垫高胸部高度以不影响扫描床进出为准。

（2）神志不清者，需家属陪同（陪护人员进行合理的 X 线安全防护）。

（3）幼儿检查时护士将室内灯光调暗，家属陪同，防止患儿坠床，同时注意保暖。

（4）CT 尿路成像患者进行延迟扫描时，技师可根据肾盂积水情况决定延迟扫描时间，一般 15 ~ 30 分钟进行第一次延迟扫描，中、重度积水患者 3 小时左右再进行第二次扫描，护士要告知患者延迟扫描时间。

（5）为诊断或鉴别肝血管瘤可于注射对比剂后 5 ~ 7 分钟再做病灶层面扫描，护士注意提示患者扫描时间。

（三）检查后的护理

（1）腹部检查前禁食，检查完毕需协助患者下检查床，防止发生低血糖、体位性低血压。

（2）膀胱过度充盈者小便时排泄不易过快、过多，防止发生虚脱和低血压。

（3）检查后可进食。

七、CT 仿真肠镜检查护理要点

CT 仿真肠镜指将螺旋 CT 扫描所获得的原始数据进行后处理，对空腔器官内表面进行三维重建，再利用计算机的模拟导航技术进行腔内观察，并赋予人工伪色彩和不同的光照强度，最后连续回放，即可获得类似纤维肠镜行进和转向直视观察效果的动态重建图像。目前 CT 仿真肠镜检查技术临床应用的可靠性和实用性日趋成熟，在结肠癌定位、定量和定性诊断中发挥着重要的作用，但是检查前肠道的准备和检查中配合的好坏是决定检查成功与否的关键因素。

（一）检查前的护理

1. 患者评估

排除检查禁忌证（月经期、妊娠期、肠道出血等）。检查前 1 周是否做过钡剂检查，评估患者肠道准备及排便情况，判断是否可以进行检查。

2. 饮食准备

患者检查前 1 天吃清淡、无渣饮食（稀饭、面条等），晚餐后禁食，20：00 至 24：00 可饮糖盐水，以减轻患者饥饿感，24：00 后禁水。

3. 肠道准备

（1）蓖麻油：取蓖麻油 30 mL，在检查前晚餐后服用，然后饮温开水 800 mL，蓖麻油服后 3 ~ 4 小时排便，2 ~ 3 次排便后肠道清洁。

（2）番泻叶：番泻叶作用慢，因此要求患者在检查前 1 天午餐后以番泻叶 30 g 用沸开水 500 mL 浸泡 0.5 小时后饮服，番泻叶服后 7 ~ 8 小时排便，3 ~ 5 次排便后肠道清洁。晚餐后再用 20 g 番泻叶泡水 100 mL 服用，效果更佳。由于导泻作用非肠内所致，故患者常有腹痛、腹胀甚至血便。因腹泻持续时间较长，因此年龄大、体弱者应慎用。

（3）和爽：规格为 1 包 68.56 g，检查前晚餐后禁食，晚餐后 1 小时给药，1 ~ 2 包溶水 2 ~ 4 L，以 1 L/h 的速度口服，排出物为透明液体时结束给药，或遵医嘱。

（4）清洁灌肠：对于便秘患者，服用蓖麻油、番泻叶效果不好者，可提前 1 天清洁灌肠再服泻药。

4. 健康教育

检查前要耐心、细致地向患者讲解 CT 仿真肠镜检查的必要性和过程，告诉患者此检查无痛苦、无创伤，消除患者紧张心理，取得患者信任与配合，完成检查。

5. 呼吸训练

指导患者扫描时正确屏气，避免产生呼吸伪影，影响图像质量。

6. 检查前用药

扫描前 30 分钟肌内注射山莨菪碱注射液 10～20 mg，以抑制肠道痉挛，降低管壁张力，充分扩张肠管，减少因肠蠕动而造成的伪影，注射前询问患者有无禁忌证。

（二）检查中的护理

1. 物品准备

双腔止血导尿管（18～20 号）1 根，20 mL 空针 1 副，血压计球囊 1 个，止血钳子 1 把，液状石蜡（石蜡油），棉签 1 包，纱布 2 张，手纸，治疗巾 1 张。

2. 检查体位

患者取左侧卧位，双下肢弯曲，臀部垫治疗巾。选择双腔止血导尿管（18～20 号），充分润滑导管前端及肛门口，呈螺旋式插入肛门 6～10 cm，气囊内注入 10 mL 气体。

3. 充气体位

取左侧、右侧、俯卧位经肛门注入空气（1 000～1 200 mL）充盈肠道，总注气量因人而异，以结肠充分扩张、患者感觉轻微腹胀为宜，嘱患者尽量控制排气。保留肛管，在定位片上观察结肠管充气情况，以基本显示各段结肠（八段法：直肠、乙状结肠、降结肠、脾曲、横结肠、肝曲、升结肠、盲肠）作为充盈良好的参照；如果结肠充气不理想，可继续追加一次，当患者诉腹胀明显时停止打气，夹闭导管，嘱患者平卧，立即行 CT 扫描，扫描时嘱患者平静吸气后屏气。

4. 观察病情

肠道充气时根据患者具体情况，注意打气的速度、压力和插管深度，打气时主动与患者交流，询问患者的感觉，注意有无头晕、恶心、腹痛，观察患者面色等。扫描时发现肠腔内有液平面时立即俯卧位扫描。

5. 扫描后护理

扫描完毕图像质量符合要求后通过尿管抽出肠腔内气体，抽出气囊内气体，观察有无腹胀、腹痛、呃逆等症状。拔出尿管，清洁肛门。

（三）检查后的护理

（1）扫描结束后留观 30 分钟，密切观察腹部体征。

（2）肌内注射山莨菪碱注射液的患者检查结束待肠蠕动恢复、肛门排气后方可进食。

（3）腹部胀气时可按顺时针方向按摩，加速气体排出，减轻腹胀。对检查结束后出现腹痛、腹胀明显者，应严密观察病情变化，并指导适当走动。交代患者如腹部异常、不适立即就诊。

（4）为避免发生低血糖反应，必要时可静脉补液。

八、CT 仿真胃镜检查护理要点

胃溃疡和胃癌是消化科常见的疾病，以往主要依赖于胃镜或 X 线钡剂检查。胃镜检查仅能观察病灶的腔内改变，在有食管狭窄的患者，胃镜无法顺利通过，无法明确病灶下端的情况。胃镜和 X 线钡剂对于病灶的浸润程度和病灶与周围脏器的关系以及远处转移的情况都无法明确。CT 仿真胃镜检查可以弥补上述缺陷。

（一）检查前的准备

1. 饮食准备

检查前 1 天晚上吃少渣、易消化的食物，20：00 后禁食，24：00 后禁饮。

2. 消化道准备

如遇幽门梗阻患者，在检查前 1 天晚上洗胃，彻底洗净胃内容物，直到冲洗液清晰为止。幽门梗阻患者不能在当天洗胃，因洗胃后可导致胃黏膜颜色改变，影响诊断。

3. 患者评估

排除检查禁忌证（胃出血、穿孔等）。评估患者消化道准备情况，判断是否可以进行检查。

4. 健康教育

向患者讲解整个检查过程及身体感受，缓解患者紧张情绪，使其主动配合检查。

5. 呼吸训练

指导患者扫描时正确屏气，避免产生呼吸伪影而影响图像质量。

6. 检查前用药

扫描前 30 分钟肌肉注射山莨菪碱注射液 10～20 mg。注射前询问患者有无前列腺疾病、青光眼等禁忌证。

（二）检查中的护理

1. 体位设计

患者取仰卧位，足先进，双臂上举伸直，身体尽量置于床面正中间，侧位定位线对准人体正中冠状面。特殊情况可根据观察部位的需要采用侧卧位或俯卧位。

2. 口服产气剂

检查时先设计好体位，嘱患者口服产气剂 1～2 包后快速仰卧位扫描。发现液平面时再俯卧位扫描。

3. 呼吸配合

扫描时在技师的口令下配合吸气与屏气，扫描时勿打嗝。

（三）检查后的护理

（1）检查后指导患者休息 15～30 分钟，无不适后方可离开。

（2）肌内注射山莨菪碱注射液的患者检查后待肠蠕动恢复、肛门排气后方可进食。

（3）为了避免引起低血糖反应，必要时可静脉补充液体。

（桑玉华）

第二节　特殊患者 CT 检查护理要点

一、气管切开患者 CT 检查护理要点

气管切开患者由于意识障碍，气道内分泌物多，检查时平卧位导致分泌物不易排出，而引起呛咳、呼吸不畅、缺氧等症状，使患者无法顺利完成检查，因此做好气管切开患者 CT

检查前的气道管理非常重要。

（一）检查前的准备

1. 患者预约

开设绿色通道，临床医师确定患者是否能完成 CT 检查，提前将检查信息传至 CT 室，提前电话通知并送入检查单。迅速阅读检查单，提前录入患者信息。

2. 医师沟通

电话通知检查时间，患者由其家属、护士或医师陪同，检查气管导管是否为金属材质，必要时请医师进行更换后再检查，以免影响扫描产生金属伪影。

3. 患者评估

到达 CT 室后护士阅读检查申请单、核对信息、评估病情，重点评估患者呼吸道是否通畅，患者有无痰鸣音，是否需要吸痰。

4. 患者沟通

可采用笔、纸、写字板等工具，让患者将自己的感受、想法写出来进行交流。对于文化层次比较低的患者，仔细观察患者的表情、手势，并鼓励其重复表达，与其家属配合能起到很好的交流与配合作用。

5. 清理呼吸道

护士准备好吸痰装置和吸痰盘，进入 CT 检查室前充分吸氧、吸痰，保持呼吸道通畅，防止检查时患者呛咳导致检查失败。

6. 吸氧

备好氧气袋给氧，维持有效的血氧饱和度。

（二）检查中的护理

1. 体位设计

调整检查床高度与平车平行，由医师、技师与护士共同将患者转移到检查床，动作要轻，将头放于舒适的位置，避免咳嗽。妥善固定患者身体所有通路管道，防止脱落、移位。

2. 患者监测

检查中监测生命体征的变化，发现异常立即处理。必要时用氧气枕低流量吸氧，保持呼吸道通畅。

3. 注意保暖

由于扫描房间温度较低，注意保暖，防止受凉诱发咳嗽。

4. 躁动不配合患者护理

患者遵医嘱提前使用镇静药，检查时由其家属陪同，注意安全，防止坠床。

（三）检查后的护理

检查结束后将患者安全转移至平车上，再次评估患者情况，必要时清理呼吸道，在医师或护士的陪同下将患者安全送回病房。

二、多发伤患者 CT 检查护理要点

多发伤是指多系统、多脏器损伤，其具有病情急、重，伤情复杂、变化快，失血量大，易发生休克，生理功能紊乱，处理难、易漏诊、病死率高等特点。CT 在多发伤检查中的应用是一种革命性进步，能在极短时间内，以单一检查方法、单一检查体位完成多部位多系统检查，已逐渐广泛用于创伤患者的伤情评估，被公认为是目前评估多发伤的首选检查方法。

（一）检查前的准备

1. 开设绿色通道

急诊科医师评估患者是否能配合完成 CT 检查，提前将检查信息传至 CT 室，电话通知并送入检查单，告知检查相关事宜和注意事项。迅速阅读检查单，录入患者信息。并向医师确认检查方式（平扫或增强），预先建立静脉留置针，告知检查相关事宜和注意事项。

2. 医师沟通

电话通知检查时间，要求临床医师陪同患者检查，放射科医师和技师做好检查准备。

3. 急救准备

护士准备好急救器材、药品、物品，随时启动急救程序。

4. 环境准备

调节好室内温度（22～24℃），检查床上铺上一次性床单、尿垫保护设备，防止血液、呕吐物、分泌物渗漏，影响设备的性能。

5. 患者评估

到达 CT 室后护士阅读检查申请单、核对信息、评估病情、询问病史。严密观察患者瞳孔、意识、SpO_2、皮肤颜色、生命体征的变化，保持呼吸道通畅，及时清除口腔、鼻腔、气管内的血凝块、呕吐物、分泌物，充分吸氧。检查静脉通道及各类引流管是否通畅。

6. 心理护理

针对多发伤清醒的患者处于极度恐惧状态，护士应给予安慰和鼓励。

7. 自身防护

医务人员戴好口罩、帽子、手套，防止被患者的血液、体液污染，接触患者后及时洗手。

8. 患者镇静

对于躁动不配合的患者必要时在医师指导下使用镇静药，防止运动伪影产生。

9. 多发伤患者护理

一般无家属陪同，需要增强 CT 检查的患者由经管医师代为签署碘对比剂使用知情同意书。

（二）检查中的护理

1. 体位设计

多发伤患者一般为多部位扫描，常规取仰卧位，头先进，双臂放于身体的两侧，身体尽量置于床面正中间，侧位定位线对准人体正中冠状面。

2. 患者转运

指挥和协助搬运患者，调整检查床高度与平车平行，利用平车上的床单轻、稳、平移动患者于检查床上。对怀疑有骨折的部位应重点保护，避免拖拉而造成骨折断端移位，刺伤周围的神经、血管、组织而造成患者不必要的痛苦。妥善保护好各种管道，防止牵拉、脱落以及引流液倒流。妥善放置监护设备，便于检查中观察患者生命体征的变化。

3. 防止坠床

对于躁动、神志不清的患者检查时注意安全，妥善固定，留人陪伴，防止坠床。

4. 注意保暖

多发伤患者由于失血性休克，救治中输入大量冷的液体或血液，而导致低体温综合征，检查时要注意保暖。

5. 维持血容量

保持静脉补液的通畅，维持有效的血容量。

6. 持续吸氧

便携式氧气瓶或氧气袋持续吸氧。

7. 严密观察

检查中严密观察患者生命体征的变化。对于病情严重、意识障碍、休克等患者，病情容易掩盖对比剂不良反应的症状，重点观察对比剂注射前后生命体征的细微变化及皮肤症状。

（三）检查后的护理

（1）检查结束严密观察患者情况，在医师或护士的陪同下将患者快速转移到病房或急诊科，多发伤患者多处于脱水状态，检查后告知陪同医师合理水化，进行肾功能监测，记录尿量，预防对比剂肾病的发生。

（2）检查后及时将危及生命的阳性体征通知临床医师，便于医师制订治疗方案。

（3）告知医师或家属30分钟取片及报告。

三、机械通气患者CT检查护理要点

机械通气患者一般病情危重，外出检查存在风险。近年来临床医师为了尽快查明疾病的原因，给患者提供最佳的治疗方案，而选择CT检查来满足临床及患者的需求。如何保证机械通气患者CT检查的安全性，是CT室护士需解决的难题。

（一）检查前的准备

1. 风险评估

由医师与患者家属详谈CT检查的必要性与危险性，家属签字同意后方可安排检查。主管医师认真评估及权衡检查的必要性与转送风险，制订检查计划。

2. 开设绿色通道

临床医师评估患者是否能配合完成CT检查，提前将检查信息传至CT室，提前电话通知并送入检查单。迅速阅读检查单，确认患者到达时间。并向医师确认检查方式（平扫或增强），预先建立静脉留置针，告知检查相关事宜和注意事项。

3. 急救准备

护士准备好急救器材、药品、物品，如小型呼吸机、简易人工呼吸器、足够的氧源、微量泵、便携式监护仪等，随时启动急救程序。

4. 检查前准备

遵医嘱查血气分析，待血氧饱和度及生命体征较稳定情况下由护士和医师陪同患者检查，更换专用便携式小型呼吸机或简易呼吸器。

5. 患者评估

按照预约时间到达CT室，护士快速查看检查申请单、核对信息、询问病史，评估患者意识、生命体征、呼吸道及静脉输液是否通畅以及配合程度，确保患者检查安全。并填写危重症患者检查记录单。

6. 清洁呼吸道

检查前评估气道有无痰液，吸痰前给予高流量吸氧，再清理呼吸道，提高患者血氧饱和度。

（二）检查中的护理

1. 体位设计

由医师、技师与护士共同将患者安全转移到检查床，动作要轻，将头部放于舒适位置；妥善放置呼吸机、监护设备，固定所有管道通路，防止脱落、移位以及引流瓶倒流等情况发生。

2. 专人陪同

必要时由家属陪同患者完成检查。

3. 患者监测

检查时持续心电监护、血氧饱和度监测，严密观察呼吸机运行情况，并做好记录。

4. 注意保暖

由于扫描房间温度较低，注意保暖，防止受凉诱发咳嗽。

5. 清醒患者的护理

告知检查时一定要保持不动，防止移动体位和咳嗽等动作。

6. 维持血容量

保持静脉补液的通畅，维持有效的血容量。

（三）检查后的护理

（1）检查结束将患者安全移下检查床，观察呼吸机运行情况，再次评估患者气道是否通畅、生命体征是否平稳，在护士和医师陪同下立即返回病房。

（2）检查后整理及消毒呼吸机，及时充氧备用，做好使用记录。

四、躁动患者 CT 检查护理要点

躁动是颅脑功能区损伤或病变后出现的精神与运动兴奋的一种暂时状态。CT 检查是颅脑损伤术前诊断和术后评估的首选检查方法。如何保证躁动患者顺利完成检查是 CT 室护士一项非常重要的工作。

（一）检查前的准备

1. 开设绿色通道

临床医师评估患者是否能配合完成 CT 检查，提前将检查信息传至 CT 室，电话通知并送入检查单，确认患者到达时间。向医师确认检查方式（平扫或增强），预先建立好静脉留置针，告知检查相关事宜和注意事项。

2. 医师沟通

对于躁动的患者，CT 室护士应与临床医师沟通，提前使用镇静药、镇痛药，提供护理干预，待患者安静后立即安排检查，最好由医师陪同检查。

3. 患者评估

阅读检查申请单、核对信息、询问病史，评估病情及配合程度。了解患者躁动的原因：

如颅脑外伤（额叶或颞叶脑挫伤、蛛网膜下隙出血）、术后疼痛等。

4. 环境准备

声、光、冷的刺激可诱发患者躁动的发生，检查前将检查室光线调暗、调节室温，尽量减少刺激。

5. 镇静的监护

重点观察使用镇静药后患者呼吸是否平稳，血氧饱和度的变化。必要时给予持续吸氧。

（二）检查中的护理

1. 体位设计

技师与护士转运患者时动作要轻、快、稳，肢体制动。妥善固定所有管道通路，防止脱落、移位以及引流液倒流等情况发生。

2. 专人陪同

必要时由患者家属陪同，适当固定患者肢体，指导家属正确按压的方法。

3. 患者监测

技师与护士通过防护窗严密观察患者的情况，防止坠床。监测血氧饱和度变化，注射对比剂时观察患者有无局部和全身不良反应发生，并做好记录。

4. 快速扫描

由经验丰富的技师实施扫描，动态观察 CT 图像，及时发现异常征象，并上报值班医师。

（三）检查后的护理

（1）检查结束后将患者安全转移至平车，评估患者病情，住院患者由医师陪同立即返回病房。

（2）门诊患者在观察室留观，待生命体征平稳后方可离开。

五、CT 引导下^{125}I 粒子置入术护理要点

CT 引导下^{125}I 粒子置入近距离放射治疗肿瘤是根据三维内放射治疗系统计划，通过 CT 引导下将微型放射源^{125}I 按肿瘤形状精确置入肿瘤组织中，通过其发出的低能量射线持续照射、杀伤或抑制肿瘤细胞的增殖，从而控制肿瘤的发展及消除肿瘤。

（一）术前准备

1. 环境准备

调节检查室温度（22～24℃），防止患者受凉。CT 检查间采用紫外线消毒 30 分钟，光线充足。

2. 资料准备

查看相关检查是否完善，如术前三大常规、肝肾功能、凝血酶原时间，以及 B 超、CT、X 线、心电图等检查。

3. 心理护理及健康教育

针对患者存在疑虑、焦虑、恐惧不安的心理变化，主动与患者进行沟通，耐心、细致地向患者及其家属解释，说明置入完全封闭的放射源^{125}I 能有效持续杀伤肿瘤细胞，^{125}I 辐射直径只有 1.7 cm，经系统规划治疗，可使正常组织不受到辐射，是目前治疗肿瘤较好的方法，

并讲解检查中配合的方法及重要性。

4. 严格查对制度

评估患者基本情况，签署 CT 引导下^{125}I 粒子置入术知情同意书。

（二）术中护理

（1）体位摆放：通常采用仰卧位、俯卧位、侧卧位，将患者固定于最舒适的体位，以便能更好地配合手术。需要俯卧位的患者，胸腹部垫一小枕，足背垫一软枕，头侧向一边，侧卧位的患者身体两侧用软枕固定，患者制动以免置入针移位。

（2）固定穿刺针：根据穿刺部位深浅的不同选择不同长度的穿刺针，固定好穿刺针尾端不受污染。

（3）指导患者在操作过程中若出现疼痛、皮肤发麻、寒冷、体位不舒服时及时报告，做好术中沟通工作。

（4）对于表浅部位如咽部肿瘤患者，在置入过程中严密注意是否有粒子随着唾液的下咽而进入胃肠道，如有发生，嘱患者注意观察术后第 1 次大便。

（5）粒子置入前、中、后均应清点粒子的颗数，并做好登记工作，怀疑有粒子丢失立即用粒子监测仪监测，直至找到为止。术毕立即监测扫描床、地面及丢弃的废物，甚至操作者鞋底，防止粒子遗漏。

（6）术中严密观察患者的病情变化，认真听取患者主诉，必要时行心电监护，及时发现并发症。

（7）检查中做好患者与医护人员安全防护。

（三）术后护理

1. 交代注意事项

放射性粒子置入治疗后可能出现粒子移位，肺栓塞，腹腔内出血，局部组织液化、感染，胆管狭窄、胆漏，放射性肠胃炎，腹部切口延迟愈合等并发症。出院后应定期回医院复查血象、X 线检查放射源在体内的数量及位置。

2. 注意防护

儿童、孕妇不宜接触患者，6 个月后通常无须特别防护。

六、CT 引导下经皮肺穿刺活检术护理要点

在 CT 引导下经皮肺穿刺活检获得病变组织进行病理学检查，检查的准确率可达 86%～95%，极大地提高了病变诊断和鉴别诊断的准确性，对疾病治疗方案制订、病情预后评估具有重要的参考价值。

（一）术前准备

1. 环境准备

调节检查室温度（22～24℃），防止患者受凉。CT 检查间采用紫外线消毒 30 分钟，光线充足。

2. 物品、药品及器械准备

准备无菌穿刺包、小容器、穿刺活检针和活检枪，10% 的甲醛，95% 乙醇，2% 利多卡因。

3. 资料准备

检查相关检查是否完善，如术前三大常规、肝肾功能、凝血酶原时间、B 超、CT、X 线、心电图等检查资料。

4. 心理护理与健康教育

护士应耐心讲解该项检查的过程和穿刺的必要性，以及对治疗的指导意义。增强患者的信心和勇气，取得患者及其家属的理解及配合，使患者保持良好的心理状态，从而保证穿刺的顺利进行。

5. 其他

严格查对制度，评估患者基本情况，履行告知义务并签署穿刺同意书。

（二）术中护理

（1）体位摆放：根据穿刺的位置设计体位，以患者感觉舒适为准。

（2）呼吸训练：训练患者穿刺或扫描中吸气、屏气和配合方法。

（3）操作者准备：洗手、戴口罩，严格无菌技术操作，防止交叉感染。

（4）配合医师进行消毒和铺无菌单，协助取活检，10% 的甲醛进行标本固定。

（5）观察病情：术中认真听取患者的主诉，严密观察患者面色及生命体征的变化，必要时行心电监护。

（6）做好患者与医护人员的安全防护。

（7）穿刺结束后评估病情，注意有无出血、气胸及其他并发症发生。穿刺点局部加压包扎，防止出血。

（三）术后护理

（1）交代注意事项。嘱患者卧床休息 6～12 小时，避免剧烈运动。可能会出现疼痛、出血、气胸等并发症，如有不适请及时告诉医师或护士。

（2）将病理标本及时交给穿刺医师，标贴患者信息。

（3）观察 30 分钟无异常情况由护士或医师陪同患者返回病房。

七、颈外静脉高压注射碘对比剂护理要点

（一）检查前的准备

1. 检查前的评估

（1）适应证：为穿刺特别困难者提供一条安全的增强检查途径。主要用于上肢血管条件特别差，长期放疗、化疗，肥胖，糖尿病，穿刺失败两次以上的患者。

（2）禁忌证：颈部粗短、呼吸困难、颈部有淋巴结肿大、颈部有肿块、颈部损伤、气管切开或其他颈部手术、穿刺侧静脉回流障碍、心功能差、不配合者。

（3）心肺功能评价：严重心肺功能不全的患者禁止行颈外静脉高压注射对比剂。

2. 物品准备

常规消毒物品 1 套，静脉留置针 1 副，一次性无菌透明敷贴 1 张，无菌注射用水 1 支。

3. 穿刺方法

（1）选择美国 BD 公司生产的 20G 浅静脉留置针，针尾接 0.9% NaCl 注射液空针，排尽空气。

（2）患者取平卧位，头后仰偏向一侧，暴露颈部，选择颈外静脉直且充盈一侧。

（3）操作者站在患者头侧，助手在穿刺侧。

（4）穿刺部位常规消毒，消毒范围为 8～10 cm，待干。

（5）助手按压锁骨上方颈外及胸锁乳突肌上下缘，使穿刺区域相对平坦易于穿刺，同时便于颈外静脉充盈。必要时嘱患者屏气，颈外静脉充盈会更加明显。

（6）操作者左手按压颈外静脉上段并绷紧皮肤，右手持静脉留置针，选择颈外静脉上 1/3～2/3 进针，进针角度以 15°～30°为宜，见回血或落空感，回抽空针，见回血后抽出针芯少许，降低穿刺角度送软管，使针与血管平行再潜行 2～3 mm，拔出针芯，推注生理盐水 5～10 mL，用 3M 敷贴固定。

4. 健康教育

嘱患者头部制动，避免剧烈咳嗽。

5. 立即检查

立即安排检查，避免等待过久。

（二）高压注射操作方法

（1）体位设计：双人扶患者上检查床，妥善放置患者头部，保持静脉留置针通畅。

（2）更换高压注射连接管、排气。

（3）用带生理盐水的空针回抽颈外静脉留置针，见回血后推注生理盐水，询问患者有无疼痛及发胀感。

（4）连接高压注射管路，试着注射水，观察穿刺部位有无疼痛、肿胀及皮肤发红。

（5）推注对比剂时严密观察患者反应和生命体征变化，发现异常立刻停止注射。

（6）检查完毕，分离高压注射管道。

（三）检查后的观察

检查后嘱患者休息 15～30 分钟，无任何不适方可拔除留置针，按压 5～10 分钟。

（李　佳）

第三节　MRI 常见部位检查护理要点

一、头部 MRI 检查护理要点

头部 MRI 检查包括颅脑、鞍区、内听道、眼部、鼻旁窦、鼻咽、颅底、腮腺、内耳等部位。

1. 线圈选择

头部专用线圈。

2. 体位设计

患者仰卧在检查床上，头先进，头置于线圈内，人体长轴与床面长轴一致，双手置于身体两旁或胸前。头颅正中矢状面尽可能与线圈纵轴保持一致，并垂直于床面。

3. 成像中心

颅脑、鞍区以眉间线位于线圈横轴中心；内听道、鼻旁窦、鼻咽、颅底、腮腺、内耳以鼻根部位于线圈横轴中心；眼部以眶间线位于线圈横轴中心。即以线圈中心为采集中心，锁定位置，并送至磁场中心。

4. 制动并保护眼部

嘱患者保持头部不动，平静呼吸，眼球检查时嘱患者闭眼，双眼球不能转动，避免产生运动伪影。对于眼睑闭合不全的患者，可用纱布遮盖双眼。

二、颈部 MRI 检查护理要点

1. 线圈选择

颈部专用线圈。

2. 检查体位

患者仰卧在检查床上，头先进，颈部置于线圈内，人体长轴与床面长轴一致，双手置于身体两旁或胸前。头颅正中矢状面尽可能与线圈纵轴保持一致，并垂直于床面。

3. 成像中心

线圈中心对准甲状软骨，移动床面位置，使十字定位灯的纵横交点对准线圈纵横轴中点。即以线圈中心为采集中心，锁定位置，并送至磁场中心。

4. 其他

嘱患者保持安静，平静呼吸，叮嘱患者尽量避免咳嗽或吞咽，以免产生伪影影响图像质量。确实无法控制咳嗽时，可在扫描间隙期进行（即机器没声音时）。

三、胸部 MRI 检查护理要点

1. 呼吸训练

正确指导患者呼吸训练，耐心解释说明屏气重要性，使患者在实际检查过程中适应憋气扫描。

2. 线圈选择

选择体表线圈或者专用心脏线圈。

3. 体位设计

患者仰卧在检查床上，头先进，人体长轴与床面长轴一致，双手置于身体两旁。

4. 成像中心

线圈中心对准胸部中点（胸骨柄切迹与剑突连线中点和正中矢状面），移动床面位置，使十字定位灯的纵横交点对准线圈纵横轴交点对准胸部中点，即以线圈中心为采集中心，锁定位置，并送至磁场中心。

5. 呼吸控制

呼吸门控放置于呼吸动度最大处，如呼吸动度过大，可加用腹带捆绑以限制患者的呼吸。

6. 患者注意事项

在检查过程中，叮嘱患者尽量避免咳嗽或吞咽。

四、冠状动脉 MRI 检查护理要点

冠状动脉 MRI 受到心跳、呼吸等各种生理运动的影响，其成像质量与这些生理参数的

控制密切相关，而患者在检查中的配合也至关重要。

（一）检查前准备

1. 指导呼吸训练

呼吸运动是影响呼吸导航采集率的关键因素，直接影响图像的采集速度和质量。告知患者浅慢、均匀呼吸，避免深呼吸是冠状动脉检查成功的关键环节。耐心解释说明屏气重要性，使患者在实际检查过程中适应憋气扫描。

2. 控制心率

心率过快引起伪影是影响磁共振冠状动脉成像的主要因素之一，适当控制心率 <75 次/分有助于减轻或消除冠状动脉的运动伪影。必要时给予 β 受体阻滞药（美托洛尔）口服，适当降低心率。

（二）检查中护理

1. 线圈选择

选择体表线圈或者专用心脏线圈。

2. 体位设计

患者仰卧在检查床上，头先进，人体长轴与床面长轴一致，双手置于身体两旁。

3. 成像中心

线圈中心对准胸部中点（胸骨柄切迹与剑突连线中点和正中矢状面），移动床面位置，使十字定位灯的纵横交点对准线圈纵横轴交点对准胸部中点。即以线圈中心为采集中心，锁定位置，并送至磁场中心。

4. 安放电极

嘱患者保持体位不动，心脏检查者正确安放电极，右上电极（黄色）放在右锁骨中线，左上电极（绿色）放在左侧第 2 肋间，左下电极（红色）放在心尖处。告知患者在扫描过程中体表线圈和身体下矩阵线圈有发热感属正常现象。

5. 呼吸控制

呼吸门控放置于呼吸动度最大处。如呼吸动度过大，可加用腹带捆绑以限制患者呼吸。

五、乳腺 MRI 检查护理要点

MRI 是目前诊断乳腺疾病的重要检查手段，但是由于其检查环境的特殊性、检查时间长、俯卧位，以及检查中需动态增强等因素导致患者不舒适，而影响图像质量。因此检查前护士准备、检查中患者配合是检查成功与否的关键因素。

（一）检查前准备

1. 服装准备

给患者更换开式检查服或病员服。

2. 建立静脉通道

选择适宜的注射部位，建立静脉留置针，保持畅通。

3. 心理护理和健康教育

重点向患者说明乳腺检查时间，俯卧位可能导致体位不舒适、胸部及面部皮肤的压迹，如有其他特殊不适，请及时告诉检查医师。

4. 乳管内乳头状瘤的患者

此类患者有乳头溢液的现象，溢液通常是血性、黯棕色或者黄色液体，会污染内衣，在检查前协助患者用温水拭去外溢的分泌物，避免污染检查线圈，必要时在线圈内铺上治疗巾。

5. 乳腺囊性增生病

此病主要是由于女性体内雌、孕激素比例失调，临床突出表现是乳房胀痛和肿块，疼痛与月经周期有关，在月经前疼痛加重。可以采用预约检查，也就是错过周期性疼痛的时间进行检查。

（二）检查中护理

1. 线圈选择

选择乳腺专用线圈。

2. 体位设计

取俯卧位，将头置于专用海绵圈内，双乳自然悬垂入线圈内。双手上举或放身体两旁，膝部、足部垫上软枕以起到支撑作用。乳腺癌及乳腺纤维腺瘤患者如疼痛感明显，采用俯卧位，同时把乳腺线圈的头侧垫高15°~30°，以防止乳腺过度受压引起疼痛，尽量让患者保持舒适的体位，嘱患者保持体位不动。

3. 成像中心

线圈中心对准双乳头连线，移动床面位置，即以线圈中心为采集中心，锁定位置，并送至磁场中心。

4. 检查中注意保护患者的隐私

可以使用屏风遮挡。

5. 乳腺癌术后体质虚弱的患者

技师与护士重点观察患者呼吸情况，发现异常应及时处理。

六、腹部 MRI 检查护理要点

腹部 MRI 检查包括肝、胰腺、肾、前列腺、女性盆腔、尿路造影。

（一）检查前准备

1. 消化道准备

腹部检查前需禁食水6~8小时，尿路造影检查前12小时禁食、禁水，排便，禁服促进肠液分泌药物，如泻药等。

2. 正确指导呼吸训练

向患者耐心解释屏气的重要性，训练方式为：深吸气—屏气—呼气，告知患者在扫描时需数次屏气，每次吸气幅度保持一致。另外，训练患者屏气最长时间达22秒，使患者在实际检查过程中适应憋气扫描。对一些屏气较差的患者，可采取加腹带及捏鼻的方法，使其被动屏气，也能获得很好的效果。

3. 盆腔检查注意事项

需要憋小便使膀胱充盈以便更好地显示盆腔脏器，女性在盆腔 MRI 检查前需取掉节育环。

（二）检查中护理

1. 线圈选择

选择体表线圈。

2. 体位设计

患者仰卧在检查床上，头先进，体线圈置于腹部并固定于床缘，人体长轴与床面长轴一致，双手置于身体两旁或双手上举。

3. 成像中心

肝、胰腺线圈中心对准脐与剑突连线中点，肾、肾上腺线圈中心对准脐中心，盆腔线圈中心对准脐和耻骨联合连线中点，前列腺线圈中心对准脐和耻骨联合连线下 1/3 处前列腺中点。移动床面位置，开十字定位灯，使十字定位灯的纵横交点对准脐与剑突连线中点。即以线圈中心为采集中心，锁定位置，并送至磁场中心。

七、胰胆管水成像（MRCP）护理要点

（一）检查前准备

1. 消化道准备

禁食、禁水 6 小时，可使胆胰管充分扩张，管壁显示清晰。

2. 对比剂准备

检查前 15 分钟左右饮温开水 300 mL 加枸橼酸铁铵泡腾颗粒铁剂 3 g（0.6 g 一包），或 100 mL 温开水中加入 1～2 mL 静脉用钆喷酸葡胺口服，目的在于抑制周围肠道水信号，使十二指肠充盈良好，从而使十二指肠壶腹及乳头显示清晰，能更准确地判断该处是否存在梗阻占位病变。

3. 减少胃肠道蠕动

必要时检查前 10～15 分钟肌内注射山莨菪碱注射液 10 mg，以减少胃肠道蠕动，避免出现运动性伪影。

4. 呼吸训练

于检查前训练患者屏气（深吸气—屏气—呼气），告知患者在扫描时需数次屏气，每次吸气幅度保持一致。另外，训练患者屏气最长时间达 22 秒，使患者在实际检查过程中适应屏气扫描，清晰显示胰胆管的结构及十二指肠的形态。耐心说明屏气的重要性，如屏气不成功，会影响图像质量与诊断。

5. 必要时镇静或镇痛

胆胰疾病的患者伴有不同程度的疼痛，对于耐受力差的患者，必要时按医嘱给予镇痛药或镇静药，以解除疼痛，防止过度疼痛影响检查质量。

（二）检查中护理

1. 线圈选择

选择体表线圈。

2. 体位设计

患者仰卧在检查床上，头先进，体线圈置于腹部并固定于床缘，人体长轴与床面长轴一致，双手置于身体两旁或双手上举。

3. 成像中心

线圈中心对准脐与剑突连线中点，移动床面位置，开十字定位灯，使十字定位灯的纵横交点对准脐与剑突连线中点。即以线圈中心为采集中心，锁定位置，并送至磁场中心。

4. 患者制动

嘱患者在检查中避免咳嗽及身体运动，以免造成运动伪影。对于精神紧张的患者，此时再次耐心指导患者检查时如何配合，允许患者家属陪同，并采取腹部加压，盖上软垫或床单，以减少伪影的产生。

5. 一些屏气较差的患者

采取加腹带及捏鼻的方法，使其被动屏气，也能获得很好的效果。

八、脊柱及四肢关节 MRI 检查护理

脊柱 MRI 检查包括颈椎、胸椎、腰椎、骶椎、髋关节、肩关节，四肢关节包括肘关节、腕关节、膝关节、踝关节等。

1. 线圈选择

根据不同的部位选择相应的线圈。颈椎选用颈线圈，胸椎、腰椎、骶椎、髋关节选用体表线圈，肩关节选用专用肩关节线圈，四肢关节选用专用四肢关节线圈。

2. 体位设计

行脊柱 MRI 检查患者仰卧在检查床上，头先进，人体长轴与床面长轴一致，双手置于身体两旁。四肢关节 MRI 检查根据相应线圈和机器选择合适的检查体位。患者取仰卧位，用海绵垫垫平被查肢体并用沙袋固定，使患者舒适易于配合。单侧肢体检查时，尽量把被检侧部位放在床中心。可用体线圈行两侧肢体同时扫描，以便对照观察，或用特殊骨关节体表线圈。

3. 成像中心

颈椎成像中心在喉结处，胸椎对准双锁骨连线处，腰椎对准脐上两横指；肩关节对准喙突，下肢以踝关节为中心，膝关节以髌骨为中心，四肢关节成像中心应根据不同的关节部位而定。

（孙　晨）

第四节　X 线造影检查护理要点

一、食管吞钡（碘水）检查患者护理要点

食管吞钡（碘水）造影检查是诊断食管病变的基本方法，检查是以透视为先导，摄取适当的点片，以显示病变的细节，结合形态及运动功能变化做出诊断。

（一）适应证

（1）有吞咽困难或咽部不适需明确诊断。

（2）怀疑食管肿瘤、异物，贲门痉挛，食管静脉曲张及食管先天性疾病。

（3）了解纵隔肿瘤、甲状腺肿快、心血管疾病所致的食管外压性或牵拉性改变。

（4）怀疑食管肿瘤或经食管镜及拉网检查发现而常规检查未发现者，食管癌普查或常

规检查怀疑有食管肿瘤及食管病变，但不能确诊者，应做双对比检查。

（5）怀疑有食管穿孔、食管气管瘘、吞咽动作失调、腐蚀性食管炎，用食管碘水检查。

（二）禁忌证

（1）腐蚀性食管炎的急性炎症期。

（2）食管穿孔、食管静脉曲张大出血时。大出血后，检查时服用稀钡。

（3）食管气管瘘、食管纵隔瘘者，但此时确需检查，可用水溶性碘剂或碘油。

（4）完全肠梗阻者禁用钡剂检查。

（5）先天性婴幼儿食管闭锁、气管食管瘘或球麻痹（延髓性麻痹）。

（6）对碘过敏者禁用碘水检查。

（7）心肺功能不全、重度衰竭的患者。

（8）抗胆碱药物禁忌者，不宜做双对比检查。

（三）护理要点

1. 检查前

（1）患者的评估：护士仔细阅读检查申请单，核对患者信息（姓名、性别、年龄、检查部位等），详细询问病史，评估患者病情，确认患者信息、检查部位、检查方式的正确。

（2）消化道准备：检查前一般不需禁食，但进食后不宜立即进行食管检查，以免因食物残渣黏附在黏膜上影响检查结果。贲门痉挛、食管裂孔疝、食管下端贲门部肿瘤者需禁食空腹；食管内食物潴留多时，造影前要尽量抽出。

（3）环境准备：调节室内温度为 22～24℃，湿度 40%～60%，保持环境清洁、整齐，冬天注意保暖。

（4）心理准备与健康教育：加强与患者的沟通，给患者讲解食管吞钡（碘水）检查的目的、过程、注意事项及配合技巧。钡剂色白、气香、无味，碘剂无色透明、味略苦涩，检查时先让患者含一大口钡，在医师的指令下嘱咐患者一口咽下，同时进行摄片，含在口腔里的钡剂量不宜过多，避免吞下时呛咳；过少不能充分充盈食道黏膜；尽量全部吞下，避免喷出污染屏幕或衣物，造成照射伪影；吞下过程中，头尽量后仰，保持头部不动，以保证检查质量。

（5）对比剂准备：稠钡剂钡水比为（3～4）：1，调成糊状，约 40 mL；碘剂 40～50 mL。配制钡剂浓度应适宜，太浓导致患者吞咽困难，头部的摆动不便于食管的透视观察及摄片；太稀的钡剂使食管黏膜显影不充分，有可能导致小病灶的遗漏，造成漏诊；若为观察食管异物，可吞服钡棉，观察钡棉搁置和挂住在异物上的特征。有梗阻者，用 40%～50% 稀钡。

（6）急救物品、药品、器材的准备：配备急救车、各种抢救药品、氧气筒、氧气枕、血压计、心电监护仪、吸痰器、平车、急救包等，定期检查，保持 100% 完好无损。

（7）碘水造影的患者检查前签署碘对比剂使用知情同意书。

（8）指导或协助患者去除被检部位的金属物件及高密度伪影的衣物，以防止伪影的产生。

2. 检查中

（1）再次核对患者信息。

（2）协助患者进机房，让其取站立位，后背紧贴检查床，必要时用约束带固定患者于检查床上，避免检查床转动时患者跌倒。有引流管的应妥善固定，防止牵拉、脱落。

（3）将准备好的钡剂放置在固定架上，便于患者取放。

（4）再次交代检查中的注意事项及配合事宜。

（5）先行胸腹常规透视，再根据病情采用不同的体位，在医师的指令下吞服钡剂（碘剂）检查。

（6）检查中注意观察患者的反应。

3. 检查后

检查完毕后协助患者清洁口腔，根据病情嘱其多饮水，多食含粗纤维的食物，加速钡剂的排泄；同时告知患者次日解大便为白色，不用紧张；如排便困难者可使用缓泻剂和灌肠促进排便。碘水造影的患者需观察有无不良反应的发生。

二、上消化道钡剂（碘剂）检查患者护理要点

上消化道造影是指从口咽至十二指肠水平部，包括食管、胃、十二指肠的造影检查。

（一）适应证

（1）食管：见食管吞钡（碘水）检查。

（2）胃：慢性胃炎、胃下垂、胃黏膜脱垂、胃排空延迟、胃癌、胃溃疡、贲门失弛缓症、胃食管反流、胃和十二指肠反流、胃空肠吻合狭窄。

（3）十二指肠：十二指肠壶腹炎、十二指肠球部溃疡、十二指肠憩室、肠系膜上动脉综合征、十二指肠手术后复查。

（4）先天性胃肠道异常者。

（5）腹上区肿块需明确与胃肠道的关系。

（二）禁忌证

（1）见食管吞钡（碘水）检查的禁忌证。

（2）急性胃肠道穿孔、急性胃肠炎。

（3）急性胃肠道出血，一般在出血停止后 2 周，大便隐血试验阴性后方可检查。如临床急需检查，可在准备应急手术的条件下进行。

（4）肠梗阻，尤其是结肠梗阻者；但对单纯不全性或高位小肠梗阻，为明确原因可酌情用稀钡或碘剂检查。

（三）护理要点

1. 检查前

（1）患者的评估：护士仔细阅读检查申请单，核对患者信息（姓名、性别、年龄、检查部位等），详细询问病史，评估患者病情，确认患者信息、检查部位、检查方式的正确。

（2）消化道准备：造影前 1 天不要服用含铁、碘、钠、铋、银等药物；造影前 1 天不宜多吃纤维类和不易消化的食物。造影前 1 天晚餐吃少渣、不易产气饮食，如粥等。禁食水 6~8 小时。

（3）环境准备：调节室内温度为 20~24℃，湿度 40%~60%，保持环境清洁、整齐，关闭门窗。冬季注意保暖。

（4）心理护理与健康教育：向患者讲解上消化道钡剂检查的目的、过程和注意事项，训练配合技巧。说明钡剂色白、气香、无味，碘剂无色透明、味略苦涩，检查时在医师的口令下吞服钡剂，可能会出现恶心、呕吐症状，深呼吸可以缓解；检查中体位会出现改变，如有不适及时告诉医务人员；检查后嘱患者多饮水，加速钡剂的排泄，同时告之患者次日所排大便为白色，不用紧张。

（5）对比剂准备：钡水比例为 1 ∶ 1.5，总量 60～100 mL 或碘水 60～100 mL。

（6）急救物品、药品、器材的准备：配备急救车、各种抢救药品、氧气筒、氧气枕、血压计、心电监护仪、吸痰器、平车、急救包等，定期检查，保持 100% 完好无损。

（7）碘水造影的患者检查前签署碘对比剂使用知情同意书。

（8）指导或协助患者去除被检部位的金属物件及高密度伪影的衣物，以防止伪影的产生。

2. 检查中

（1）再次核对患者信息。

（2）协助患者进机房，让患者背靠于检查床上，双手交叉上举拉住头顶固定环，用约束带固定患者。有引流管的应妥善固定，防止牵拉、脱落。

（3）将准备好的钡剂放置在固定架上，便于患者取放。

（4）再次交代检查中的注意事项及配合事宜。

（5）按照医师指令吞服造影剂，依次进行各部位的摄片检查。

（6）检查过程中密切观察患者的病情变化，发现异常及时处理等。

（7）加强安全管理，防止体位改变引起不适或坠床。

3. 检查后

同食管吞钡（碘水）检查。

三、全消化道钡剂（碘剂）检查患者护理要点

全消化道造影检查是从口咽至结肠，当对比剂到达回盲部时进行最后的摄片，检查结束，观察有无肠道梗阻，回盲部结核、肿瘤等。

（一）适应证

（1）同食管吞钡（碘水）检查适应证。

（2）同上消化道钡剂（碘水）检查适应证。

（3）怀疑小肠炎症和肿瘤。

（4）不明原因的腹痛、腹胀、腹泻。

（5）胃肠道出血经胃、十二指肠及结肠检查阴性而怀疑出血来自小肠。

（二）禁忌证

（1）同食管吞钡（碘水）检查禁忌证。

（2）同上消化道钡剂（碘水）检查禁忌证。

（三）护理要点

1. 检查前

（1）对比剂准备：钡水比为 1 ∶ 1.2，量约 100 mL，加入甲氧氯普胺粉剂 20～30 mg，

或碘剂 100 ~ 120 mL。

（2）其他同上消化道钡剂检查。

2. 检查中

（1）检查后告知患者下次摄片的时间，嘱患者多走动或取右侧卧位，以促进对比剂尽快到达回盲部。

（2）其他同上消化道钡剂检查。

3. 检查后

同食管吞钡（碘水）检查。

四、钡灌肠检查护理要点

钡灌肠即从肛门插入一根肛管，利用灌肠机灌入钡剂，再通过 X 线检查，可用于诊断结肠占位、肠息肉、炎症、溃疡、梗阻、先天性巨结肠等病变，也可作为下消化道内镜检查的补充检查。

（一）适应证

（1）结肠肿瘤、息肉、溃疡、憩室、结核等器质性病变及腹腔肿瘤。

（2）肠梗阻：鉴别低位小肠梗阻与结肠梗阻。

（3）肠套叠：有一定的治疗作用，但要注意套叠的时间，避免肠道因长时间缺血而坏死，灌肠时压力过大而穿孔。

（4）结肠先天性异常如巨结肠等。

（二）禁忌证

（1）结肠活动性大出血、穿孔、坏死。

（2）急性阑尾炎、急性肠炎或憩室炎。

（3）妊娠期妇女。

（4）结肠病理活检后（24 小时内）。

（5）心力衰竭、呼吸衰等全身情况差。

（6）高龄患者（相对禁忌）。

（三）护理要点

1. 检查前

（1）患者的评估：护士仔细阅读检查申请单，核对患者信息（姓名、性别、年龄等），详细询问病史、过敏史，评估患者病情，确认患者信息的正确。同时了解患者有无其他检查，如同时进行 CT 腹部检查，应安排患者先做 CT，再做钡灌肠。

（2）消化道准备：造影前 2 天不要服用含铁、碘、钠、铋、银等药物；造影前 1 天不宜多吃纤维类和不易消化的食物；造影前 1 天晚上，吃少渣饮食，如豆浆、面条、稀饭等。禁食水 6 ~ 8 小时。检查前排空大便，清洁灌肠后 2 ~ 3 小时行钡灌肠（若查巨结肠则无须灌肠）。

（3）环境准备：调节室内温度为 22 ~ 24℃，湿度 40% ~ 60%，保持环境清洁、整齐，备好屏风和窗帘，保护患者的隐私，关闭门窗，注意保暖。

（4）心理护理与健康教育：为患者及其家属讲解钡灌肠的目的、过程和注意事项。告知患者在灌钡肠的过程中，感到腹胀有便意时，尽量憋住，深呼吸可缓解，如不能耐受，请及时告知。检查中床会转动，不要紧张。

（5）灌肠溶液准备：常用 1 ∶ 4 的钡水悬浊液（800～1 000 mL 水中加入 150～200 g 的硫酸钡）。成人每次用量 800～1 000 mL，小儿 200～500 mL。溶液温度为 39～41℃。

（6）灌肠物品准备：灌肠机、肛管、血管钳、液状石蜡、棉签、卫生纸、纱布、手套、一次性中单、治疗巾、便盆、温度计。

（7）急救物品、药品、器材的准备：配备急救车、各种抢救药品、氧气筒、氧气枕、血压计、心电监护仪、吸痰器、平车、急救包等，定期检查，保持 100% 完好无损。

（8）指导或协助患者去除被检部位的金属物件及高密度伪影的衣物，以防止伪影的产生。

2. 检查中

（1）再次核对患者信息，询问是否行清洁灌肠，评估患者的情况，有无高危因素。

（2）携用物至检查床旁，解释操作目的、灌肠时的反应、配合要点及注意事项。

（3）洗手、戴口罩，关闭门窗，打开屏风。

（4）扶患者上检查床取左侧卧位，臀下垫一次性尿布，脱裤至膝部，将臀部移至床沿，双膝屈曲。用棉被遮盖患者胸、背、腹部及下肢，给患者保暖，注意保护患者隐私。

（5）戴手套，将准备好的灌肠液充分搅拌后倒入灌肠机水封瓶内，连接好管道和肛管。用棉签蘸液状石蜡润滑肛管前端 8～10 cm。

（6）左手暴露肛门，用液状石蜡润滑肛门，右手持肛管轻轻插入肛门 7～10 cm，嘱患者张口呼吸。

（7）协助患者取平卧位，改变体位时注意防止肛管脱落（将肛管用钳子固定在床沿），嘱患者双手交叉抓住检查床上的铁环，用约束带固定好患者，防止坠床。

（8）先行腹部透视，再行钡剂灌入及适当充气。正确使用灌肠机遥控器，设置灌肠压力为 7～8 kPa；按压顺序，气泵→充气→压力→充钡→关充钡→关充气。

（9）当钡剂充盈至回盲部时根据医师指示停止灌钡。

（10）停止摄片后，解开约束带，用止血钳夹闭橡胶管，弯盘置于肛门前，左手暴露肛门，右手用纱布包住肛管并将其拔出，放入弯盘内，用纸巾擦净肛门，协助患者穿好衣裤，搀扶患者下检查床，嘱患者自行排便。

（11）操作中的注意事项如下。

1）插管时动作应轻柔，避免损伤直肠黏膜而引起出血与疼痛。

2）妥善固定患者，避免床转动时患者从检查床上坠落或肢体撞伤。

3）灌肠过程中严密观察患者神态、面色、呼吸，询问有无腹痛、腹胀等异常情况，及时发现、及时处理。

4）观察钡剂灌入是否通畅，肛管有无打折、脱落等。

5）严格掌握灌肠液的温度、量与灌肠的压力，温度过低易引起肠痉挛，过高易烫伤，量太少达不到回盲部，量太多会使腹内压过度增高。

3. 检查后

（1）整理用物。

（2）告知患者因钡剂不吸收，排出的大便为白色属正常现象，检查后 2～7 天大便仍可为白色。

（3）检查后嘱患者立即上厕所，尽量排出注入直肠内的钡剂。为老年、体质虚弱、行动不便的患者提供移动的坐便器。

（4）嘱患者多饮水，食粗纤维食物，促进钡剂的排出。若为长期便秘者，可使用缓泻剂或灌肠帮助排便，避免钡剂长时间遗留于肠道内形成钡石。

五、排粪造影检查护理要点

排粪造影是一种检查肛门直肠部功能性疾病的新兴检查方法。是将一定量的钡糊注入被检者直肠内，在符合生理状态下对肛门直肠及盆底行静态和动态观察，如直肠黏膜脱垂、直肠套叠、直肠前突、会阴下降综合征、盆底痉挛综合征、子宫后倾、直肠癌术后和肛门成形术后功能观察等，也是决定治疗方式的可靠依据。

（一）适应证

（1）临床上有排便困难、便秘、黏液血便、肛门坠胀、排便时会阴及腰骶部疼痛，而经临床指肛、钡灌肠和内镜检查未见异常者。

（2）大便失禁、直肠癌术后及肛门成形术后了解肛门直肠功能。

（二）禁忌证

（1）病重、体质弱、心肺功能衰竭。

（2）肛门手术或外伤未痊愈。

（三）护理要点

1. 检查前

（1）患者的评估：护士仔细阅读检查申请单，核对患者信息（姓名、性别、年龄等），详细询问病史、过敏史，评估患者病情，确认患者信息的正确。同时了解患者有无其他检查，如同时进行 CT 腹部检查，应安排患者先做 CT，再做排粪造影。

（2）环境准备：调节室内温度为 $22 \sim 24\,^{\circ}\text{C}$，湿度 $40\% \sim 60\%$，保持环境清洁、整齐，备好屏风和窗帘，保护患者的隐私，关闭门窗，注意保暖。

（3）心理护理：讲解检查程序，帮助患者了解检查相关内容，消除紧张心理；了解患者在自制便桶上，X 线透视下进行排便有胆怯、羞愧、紧张的心理，不能正确用劲排便，钡糊排出不符合排粪要求，影响检查结果和诊断，多用激励性语言鼓励、肯定，避免用生硬、埋怨、责怪的语气。

（4）健康教育。

1）检查前嘱患者排空小便，避免膀胱过度充盈压迫直肠，影响钡糊保留。检查前不需要做肠道准备，因为直肠通常处于空虚状态，对检查无影响。清洁灌肠后，直肠内残留液体将冲淡对比剂，使对比剂和直肠黏膜的黏附性降低，影响检查结果，因此不主张清洁灌肠。

2）注入钡糊时，嘱患者收紧肛门，有便意时深呼吸，在医师的指导下排出钡糊，否则影响检查结果；在排钡糊时教会患者正确使用腹压。

3）女性患者在检查结束后，要及时取出阴道内的标记物。

4）对于排便困难的患者，可使用缓泻剂或灌肠促进钡剂排出，以免钡剂遗留于肠道，加重排便困难。

（5）对比剂配制标准：250 mL 水 +35 g 医用淀粉 +1 袋（250 g）钡剂，先将医用淀粉加入冷水搅拌均匀，水沸腾后将搅拌均匀的医用淀粉缓慢倒入，加入过程中不断搅拌以免成块，直至形成均匀稠厚的糊状物再加入钡剂，加热至沸腾后冷却备用。

（6）肛门和阴道标记物的制作：为使肛管显示清楚，用市售鸡肠线，缝制成约 3.5 cm 长有一定硬度的小条浸泡钡剂，放入肛管内以显示其轮廓，便于准确画出排便前的肛管轴线。女性患者，用一浸钡纱条放入已婚女性患者阴道内，以显示直肠阴道隔。

（7）其他物品准备：注钡器、镊子、止血钳、肛管、液状石蜡、自制阴道标记物送入钢条、一次性手套、自制便桶、橡胶单、治疗巾、卫生纸、纱布等。

（8）指导或协助患者去除被检部位的金属物件及高密度伪影的衣物，以防止伪影的产生。

2. 检查中

（1）再次核对患者信息，评估患者的情况，有无高危因素。

（2）携用物至检查床旁，解释操作目的、配合要点及注意事项。

（3）洗手、戴口罩，关闭门窗，打开屏风。

（4）扶患者上检查床取左侧卧位，臀下垫橡胶单和治疗巾，脱裤至膝部，将臀部移至床沿，双膝屈曲。用棉被遮盖患者胸、背、腹部及下肢，给患者保暖，注意保护患者隐私。

（5）戴手套，润滑肛管前端。

（6）左手暴露肛门，用液状石蜡润滑肛门，右手将肛管轻轻插入直肠 2~3 cm，嘱患者张口呼吸。

（7）右手用止血钳固定肛管位置，避免脱出，医师抽吸钡糊后经肛管注入直肠。

（8）注射完毕右手持止血钳夹闭肛管，用纱布包裹住肛管轻轻拔出。

（9）肛门内放入标记物，女性患者放入阴道标记物（未婚、未育女性除外）。

（10）协助患者标准侧位端坐于排便桶上，两足踏平，双腿并拢，双手放于膝盖处、两股骨平行，与身体纵轴成直角，以显示耻骨联合下缘，照片要包括尾骨尖，否则测量不准，甚至无法测量。

（11）在透视下分别摄片。

（12）操作中的注意事项如下。

1）钡糊配制时要有一定的浓稠度和可塑性，与正常粪便相似：太稀排泄太快不能很好显示直肠黏膜的情况，影响检查结果和准确性；太浓影响操作。对于排便极其困难的患者，钡糊可相对稀薄些。

2）详细询问女性患者有无婚史，未婚女性阴道内不能放置浸钡标记物。

3）由于检查床过窄，患者转换体位时保护好患者，避免坠床。

4）注射钡糊时，严密观察患者神志、面色、呼吸等，有便意时嘱患者深呼吸，收紧肛门，避免钡糊溢出，影响检查结果。

5）插入肛管时，动作应轻柔，避免损伤直肠黏膜。若患者肛周有痔（疮）或直肠脱出于肛门口，左手分开组织露出肛门口，再插入肛管。

3. 检查后

（1）整理用物。

（2）检查后嘱患者立即上厕所，尽量排出注入直肠内的钡剂。为老年、体质虚弱、行动不便的患者提供移动的坐便器。

（3）嘱患者多饮水，食粗纤维食物，促进钡剂的排泄。

六、盆腔造影检查护理要点

盆腔造影是在 X 线透视下，经右下腹穿刺点穿刺注射碘对比剂入盆腔内，以观察盆腔的解剖形态、轮廓，或结合排粪造影以诊断盆底功能性疾病。

（一）适应证

（1）有排粪造影检查的适应证。

（2）做过肛门直肠功能性疾病手术后症状仍不改善或没有改善。

（3）有盆底沉重感、直立时背痛、卧位症状缓解。

（4）直肠腹膜疝、间隔腹膜疝、阴道腹膜疝、网膜腹膜疝等。

（二）禁忌证

（1）碘对比剂过敏。

（2）腹膜炎、腹壁感染、腹膜粘连。

（3）尿潴留、肠道胀气、胃腹腔引流。

（4）出血体质。

（5）病重、体质弱、心肺功能衰竭。

（6）肛门手术或外伤未痊愈。

（三）护理要点

1. 检查前

（1）患者的评估：护士仔细阅读检查申请单，核对患者信息（姓名、性别、年龄等），详细询问病史、过敏史，评估患者病情，确认患者信息的正确。

（2）环境准备：调节室内温度为 22～24℃，湿度 40%～60%，保持环境清洁、整齐，备好屏风和窗帘。

（3）心理护理与健康教育：护士主动与患者交流、沟通，关心、爱护患者。为患者及其家属讲解盆腔造影检查的目的、过程和注意事项。告知患者碘对比剂应用的安全性及相关不良反应，碘对比剂具有一定的浓度和黏度，注入腹腔易刺激腹膜，可能会引起腹痛。

（4）对比剂的准备：碘对比剂 20～30 mL，检查前详细询问相关用药史及过敏史，签署碘对比剂使用知情同意书。

（5）检查前嘱患者排尽大小便。

（6）急救物品、药品、器材的准备。

2. 检查中

（1）再次核对患者信息，评估患者的情况，有无高危因素。

（2）携用物至检查床旁，解释操作目的、配合要点及注意事项。

（3）洗手、戴口罩，打开屏风，保护患者的隐私。

（4）穿刺的护理：检查床倾斜45°，患者斜靠于其上，穿刺部位选择在右下腹或肚脐下两横指处，严格无菌操作，以防腹腔感染。穿刺针头选择 9 号针头，穿刺不能过深或过浅，过深对比剂会进入肠腔；过浅则注入腹腔，使对比剂刺激腹膜引起疼痛。盆腔造影穿刺时应用无痛注射技术,解除患者的思想顾虑,分散其注意力,取合适体位,便于进针。注射时做到"二快一慢",即进针快、拔针快、推药速度缓慢并均匀,在 X 线的透视下注射对比剂20～30 mL。

(5)病情的观察:由于注射体位及穿刺部位的特殊性,患者有恐惧害怕的心理,在穿刺注射时,应严密观察患者的神志、面色、呼吸等,注意患者有无面色苍白、大汗淋漓等表现;与患者交流,鼓励患者表达,从患者的语言中进行病情的观察;在摄片过程中,患者若感觉不适可及时告诉医师。

3. 检查后

(1)让患者在候诊室休息 30 分钟,观察有无腹痛、恶心、呕吐等症状。发现病情变化及时处理,并做好记录。

(2)嘱患者多饮水,以促进对比剂的排泄。

七、膀胱造影检查护理要点

膀胱造影是运用导尿术注 100～150 mL 对比剂入膀胱内,以观察排尿形态动力学变化,主要用于排尿困难或尿失禁的患者查找病因。

(一)适应证

(1)膀胱肿瘤、憩室、结石、结核、慢性炎症及其所伴随的挛缩。

(2)瘘管。

(3)膀胱功能性病变。

(4)脐尿管未闭、囊肿、输尿管反流,输尿管囊肿等先天性畸形。

(5)膀胱外压性病变。

(二)禁忌证

(1)严重血尿。

(2)泌尿系统感染。

(3)尿路狭窄。

(4)碘对比剂过敏。

(5)严重的心、肝、肾功能不全及其他严重的全身性疾患。

(三)护理要点

1. 检查前

(1)患者的评估:护士仔细阅读检查申请单,核对患者信息(姓名、性别、年龄等),详细询问病史、过敏史,评估患者病情,确认患者信息的正确与否。

(2)环境准备:调节室内温度为 22～24℃,湿度 40%～60%,保持环境清洁、整齐,备好屏风和窗帘,以保护患者隐私。

(3)签署碘对比剂使用知情同意书。

(4)配制对比剂:碘剂:0.9%氯化钠注射液=1:1,配制量 100～150 mL。

(5)用物的准备:一次性导尿包、消毒剂、急救药品及物品。

(6)心理护理与健康教育:护士主动与患者交流、沟通,关心、爱护患者。为患者及其家属讲解膀胱造影检查的目的、过程和注意事项。

2. 检查中

（1）再次核对患者信息，评估患者的情况，有无高危因素。

（2）携用物至检查床旁，解释操作目的、配合要点及注意事项。

（3）医师洗手、戴口罩，打开屏风，保护患者的隐私。

（4）体位的摆放：患者平卧于检查床上，臀下垫橡胶单及中单，脱下右裤腿，两腿分开放于检查床两侧，充分暴露会阴部；患者双手上举，握住头顶固定环。

（5）插管的护理：插管时按照导尿术进行消毒，严格遵守无菌技术操作原则，动作轻柔；插管成功后，排空膀胱内的尿液，避免对比剂浓度的稀释造成膀胱及尿路显影的清晰度不够。

（6）注入配制好的对比剂后先摄一张保留尿管的影像片，再摄患者排尿形态的动力学变化。患者因紧张或自身疾病的原因排不出尿而无法观察时，应多鼓励患者。

（7）病情的观察：注射碘对比剂时严密观察患者病情的变化，注意有无不良反应的发生。

3. 检查后

检查结束后再次询问患者有无不适的异常感受，要求患者在候诊处休息15～30分钟，严密观察血压、心率、呼吸，防止迟发反应的发生。

八、四重造影检查护理要点

四重造影即排粪造影、盆腔造影、膀胱造影和女性阴道内放置浸钡标记物四者结合同时造影。先行盆腔造影，再行膀胱造影（不摄排尿动力学变化），最后结合排粪造影观察排便及排尿形态动力学变化。

（一）适应证

除有排粪造影和盆腔造影适应证者外，同时伴有泌尿系症状，如压力性尿失禁。

（二）禁忌证

同盆腔造影禁忌证，同时有膀胱、尿道炎。

（三）护理要点

1. 检查前

（1）患者的评估：护士仔细阅读检查申请单，核对患者信息（姓名、性别、年龄、检查部位等），详细询问病史、过敏史，评估患者病情，确认患者信息、检查部位、检查方式的正确。

（2）环境准备：调节室内温度为22～24℃，湿度50%～60%，保持环境清洁、整齐，备好屏风和窗帘。

（3）心理护理与健康教育：护士主动与患者交流、沟通，关心、爱护患者。为患者及其家属讲解四重造影检查的目的、过程和注意事项。告知患者碘对比剂应用的安全性及相关不良反应；碘对比剂具有一定的浓度和黏度，注入腹腔易刺激腹膜，可能会引起腹痛。

（4）对比剂的准备：碘对比剂20～30 mL；碘剂∶生理盐水＝1∶1比例配制200 mL备用。检查前详细询问相关用药史及过敏史，签署碘对比剂使用知情同意书。

（5）检查前嘱患者排尽大小便。

（6）急救物品、药品、器材的准备。

（7）备一次性导尿包1个。

2. 检查中

（1）再次核对患者信息，评估患者的情况，有无高危因素。

（2）携用物至检查床旁，解释操作目的、配合要点及注意事项。

（3）洗手、戴口罩，打开屏风，保护患者的隐私。

（4）穿刺的护理：检查床倾斜45°，患者斜靠于其上，穿刺部位选择在右下腹或肚脐下两横指处，严格无菌操作，以防腹腔感染。穿刺针头选择9号针头，穿刺不能过深或过浅，过深对比剂会进入肠腔；过浅则注入腹腔，使对比剂刺激腹膜引起疼痛。盆腔造影穿刺时应用无痛注射技术，解除患者的思想顾虑，分散其注意力，取合适体位，便于进针。注射时做到"二快一慢"，即进针快、拔针快、推药速度缓慢并均匀，在X线透视下注射对比剂20～30 mL后行盆腔造影。

（5）按导尿术放置尿管，排净尿液，从尿管注入配制好的对比剂200 mL，拔出尿管。

（6）按排粪造影的操作步骤注入钡糊，在肛门和阴道放置标记物。

（7）协助患者标准侧位端坐于排便桶上，左侧靠近荧光屏，双腿并拢，双手放于膝盖处。

（8）在X线的透视下，同时进行尿路造影、排粪造影和阴道造影检查。

（9）检查完毕，协助患者穿好裤子，再次查对患者。

3. 检查后

（1）让患者在候诊室休息30分钟，观察有无腹痛、恶心、呕吐等不良反应。发现病情变化及时处理，并做好记录。

（2）嘱患者多饮水，以促进对比剂的排泄。

（3）嘱患者多食粗纤维食物，以便钡剂排出，若为长期便秘的患者，可口服缓泻剂或灌肠帮助排便，避免钡剂长时间遗留于肠道内形成钡石。

（黄　澜）

第五节　核医学检查护理要点

一、SPECT 和 PET 检查护理

（一）检查前护理

1. 核对受检者基本信息

如姓名、性别、年龄、检查项目等。

2. 健康教育

（1）解释核医学检查的目的、过程、利弊，消除受检者顾虑。

（2）说明PET检查不能进食的原因，进食后血糖增高会影响显像质量。同时，嘱受检者保持安静，避免剧烈运动导致肌肉摄取增高。

（3）交代检查时注意事项：注射完毕后在房间安静休息，减少走动，便于药物被器官吸收；饮水（1 000 mL左右），多排小便，有利于图像质量清晰，加快药物的排泄，降低本

底照射，并避免不必要照射。

（4）取出身上活动性金属物件，防止金属物品干扰图像，形成伪影；告知受检者所注射的药物对身体并无伤害，消除受检者的顾虑。

（5）了解受检者耐受能力，疼痛受检者可使用镇痛药。

（6）告知受检者尿液中含有示踪剂，小便过程中尽量不要污染衣物及皮肤。

（7）记录受检者基本信息，以及联系方式。

3. SPECT、PET 检查时间

见表 11-1。

表 11-1　SPECT、PET 检查时间

检查项目	放射性药物注射后检查时间
PET 肿瘤显像	40～60 分钟
PET 心肌葡萄糖代谢显像	45～50 分钟
PET 脑代谢显像	15 分钟
甲状腺静态显像	15 分钟
全身骨显像	2～4 小时
淋巴显像	盆腔 30 分钟，颈部 60 分钟，特殊部位 120 分钟
心肌灌注显像	60～90 分钟
脑血流灌注显像	立即
肾动态显像	立即
甲状腺动态显像	立即
肾小球滤过率测定	立即

（二）检查中护理

（1）根据检查部位的需要更换体位。

（2）特殊受检者的护理：因平卧较困难或驼背严重者，可适当垫高头颈部，高度以不影响扫描床的进出为准；反应迟钝者，用束缚带固定其体位，必要时留家属陪同（陪护人员必须进行合理的射线安全防护，穿戴好防护用品，铅屏风后陪同受检者）；对于平车推入受检者，家属及工作人员共同配合搬动受检者进行检查，采用合理的搬运方式，避免对受检者造成身体伤害。

（3）观察受检者在检查过程中有无不适。

（4）对进行局部扫描的受检者，应注意对未照射部位的屏蔽（针对 PET/CT）。

（三）检查后护理

（1）须按照规范程序处理受检者体液和大、小便等排出物。

（2）监护注射点是否出现瘀血、血肿、感染、不适和疼痛感。

（3）观察放射性药物的不良反应。

二、注射放射性药物护理

核医学显像检查主要示踪剂有 $^{18}F^-$、^{11}C、$^{99m}TcO_4^-$ 及其标记化合物。

（一）非动态显像

（1）工作人员做好自身防护。

（2）核对受检者姓名、性别、检查项目，记录身高、体重。

（3）核对药品种类，查看相关记录，拟定注射剂量。

（4）消毒已标记好的药瓶瓶塞表面，抽取所需药量，针头套管保护，放入铅套中，准备注射。

（5）受检者取坐位（或卧位），选健侧手背浅表条件好的静脉进行穿刺。

（6）穿刺成功（针头回血明显、顺畅）后，固定针头，松止血带，平稳注入药液，确保无渗漏。

（7）注射完毕后，拔针，压迫穿刺点；并指导受检者按压穿刺点5分钟以上，确定无出血、渗漏。

（8）告知受检者药物注射后注意事项及上机检查时间。

（9）在受检者申请单上登记注射药名、剂量、注射部位，有无渗漏、有无不适等。

（二）动态显像

（1）工作人员做好自身防护。

（2）核对受检者姓名、性别、检查项目，记录身高、体重。

（3）受检者平卧在检查床上，给予弹丸注射。常用的方法有扎止血带法和三通法。扎止血带法是在肘关节上方5~8 cm处扎止血带，不能太紧，经贵要静脉穿刺，确认穿刺成功在扎止血带的状态下，视检查需要，将体积小于1 mL的不同种^{99m}Tc标记化合物推入静脉内，然后迅速释放止血带，抬高上肢，以使药物随静脉血流冲刷到心腔内，形成弹丸注射。三通法首先在受检者贵要静脉安置留置针，连接三通装置，管内充以生理盐水，将要注射的显像剂注入导管内，然后用10~20 mL生理盐水加压推注，冲击导管内的显像剂，以弹丸形式注入血管。三通法注射的弹丸成功率较止血带法高，易于防护，可减少工作人员的照射剂量。

（4）棉签压迫穿刺点5~8分钟，清理操作台面，离开床旁。

（5）在受检者申请单上登记注射药名、剂量、注射部位，有无渗漏、有无不适等。

（三）持续静脉注射

用于双下肢静脉显像，主要是观察血流状态，使静脉显像清晰。穿刺点在足背静脉并且需要持续注入显像剂。

（四）注意事项

（1）操作中如有破损、污染发生要随时更换手套。

（2）放射性废物放入铅质污物桶内，放置10个半衰期后，按普通医疗垃圾处理，并做好登记。

（3）弹丸注射时尽量选择右侧贵要静脉，因为该静脉静脉瓣少，减少了血流阻力，右侧比左侧离心脏近有利于弹丸注射的成功。

（4）注射放射性药物一定要遵循核医学注射原则，不能在病变位置的同侧注射。

三、PET 脑显像检查护理要点

通过^{18}FDG-PET 显像，可反映大脑生理和病理情况下葡萄糖代谢情况，应用动态采集，还可获得糖代谢的各种速率常数、脑组织葡萄糖代谢率等定量参数。另外，PET 可以借助各种生理性刺激或药物介入完成神经活动状态的检测，在判定药物作用、评价药效、预测不良反应等新药研制和开发方面具有重要意义。

（一）检查前护理

（1）向受检者说明检查的目的、方法和注意事项，以充分取得受检者的合作。

（2）熟悉病情、采集相关病史，并了解是否存在影响^{18}FDG 摄取的因素，具体了解内容包括：近期化疗、放疗、手术及其他用药情况（如激素等）；CT 及 MRI 等影像学资料；病理资料；糖尿病病史；癫痫受检者的发作情况、抗癫痫药物治疗情况、脑电图资料等。

（3）注射^{18}FDG 前禁食 4~6 小时。

（4）取出金属异物，要求受检者取下头部佩戴的发夹、头花及其他的金属饰品，防止金属物品干扰图像，形成伪影。

（5）受检者在安静、温暖、光线昏暗的环境中闭目休息 40 分钟左右，避免声、光刺激。

（6）注射放射性药物的护理同 SPECT、PET 检查常规护理。

（二）检查中护理

1. 体位设计

常规为受检者仰卧，头先进，双臂置于胸前或身体两侧。头部尽量置于床面头托部正中间。

2. 特殊受检者的护理

癫痫受检者扫描时将室内的灯光调暗，同时注意保暖。神志异常、反应迟钝者，用束缚带固定其体位，必要时留家属陪同（陪护人员必须进行合理的射线安全防护，穿戴好防护用品，于铅屏风后陪同受检者）。

3. 检查中观察

严密观察受检者在检查过程中有无不适，有无疾病发作等。

（三）检查后护理

同 SPECT、PET 常规护理。

四、^{11}C-CFT 和^{11}C-PIB 检查护理要点

许多神经性的精神性疾病均会出现脑受体的变化，如帕金森病（PD）与多巴胺受体和多巴胺转运蛋白的减少有关，阿尔茨海默病（AD）与毒蕈碱样乙酰胆碱受体的数量变化有关，精神分裂症、抑郁症等与 5-羟色胺受体有关。而脑内受体数量极微，受体的分布、数量和密度出现变化均不能被目前的 CT 和 MRI 显示，核素（^{11}C 等）脑受体显像则可提供这方面变化的信息，从而在分子水平上展现脑内的生理、病理状态。

（一）检查前准备

（1）休息前给受检者安置留置针。

（2）受检者视听封闭（30 分钟）。

（3）注射放射性药物的护理。

1）与药物组保持沟通和联系。

2）接到药物组电话，准备好注射用的物品。

3）药物注射后立即上机采集。

4）因药物半衰期短（半衰期 20.4 分钟），整个流程安排要紧凑。

5）注射药物时速度不能过快（2 分钟），因为药物内含有乙醇，刺激性强。

（二）检查中护理

（1）取下头部的金属物品。

（2）因检查时间长，注意观察受检者情况。

（三）检查后护理

同 SPECT、PET 常规护理。

五、SPECT 骨显像检查护理要点

放射性核素骨显像是一种以骨组织内外和骨组织内放射性浓度的差别为基础的骨骼显像方法，提供病变的血流、功能、代谢等方面的信息，在骨骼疾病的探查上有很高的敏感性，一次成像可以显示全身骨骼的形态和代谢状态，非常有助于临床了解骨骼疾病的全身病变特点和分布特点，发现隐匿病灶，从而为诊断和治疗提供较为系统的影像学依据。

（一）检查前准备

同 SPECT、PET 常规护理。

（二）检查中护理

（1）根据受检者情况显像前给予镇静镇痛，单探头 SPECT 骨显像一般需要 30 分钟左右，要求受检者保持固定体位。许多骨显像受检者常因躯体病痛而不能耐受，而显像过程中体位的变动会影响图像质量，因此对疼痛受检者显像前应给予镇痛药物。

（2）注意保暖并适时安慰受检者。SPECT 机房内温度要求维持在 18℃～24℃，体弱受检者常常不能耐受，所以机房内应备有薄毛毯，随时提供给受检者使用。因单探头 SPECT 行骨扫描所需时间较长，扫描过程中适时安慰受检者，安定受检者情绪，使受检者配合保持不变的体位，这也是保证骨显像质量的重要环节。

（三）检查后护理

同 SPECT、PET 常规护理。

六、SPECT 心肌灌注显像护理要点

正常心肌细胞具有摄取某些显像剂的功能，且其摄取量与心肌血流量成正比，缺血或坏死心肌的摄取功能减低或丧失，表现为心肌节段性放射性分布减低区或缺损区。主要用于冠心病的诊断、治疗方案的抉择、疗效判断及预后评估。

（一）检查前准备

（1）护理人员注重心理护理，对受检者进行耐心细致的解释，消除其思想顾虑。

（2）怀疑有心脏疾患的受检者，期望通过运动负荷心肌灌注显像获得准确的诊断。所以检查前让受检者知道，此检查对冠心病诊断的灵活度超过 90%，特异度达 81%~85%，是评估受检者因运动而诱发心肌灌注缺损的病灶是否具有可逆性的基本方法，也是判断是否需要进行冠状动脉造影的指标，是目前为止评价冠心病心肌灌注功能的可靠方法，但需要受检者的密切配合。

（3）及时了解受检者的病情及服药情况，要求受检者停用相关药物。大多数受检者在行心肌灌注显像之前，已在服用一些治疗性药物，如 β 受体阻断药、硝酸酯类药物及减慢心率的药物，这些药物对负荷心肌灌注显像的结果确实有影响，由于达不到目标心率，心肌耗氧量达不到预期要求，易得到假阴性的诊断。因此，应嘱咐受检者在行此检查前 24~48 小时停服上述类药物，以提高诊断符合率。

（4）注重运动负荷试验过程的护理，运动负荷试验，全过程都要有医护人员在旁指导。

（二）注射放射性药物中的护理

达到运动高峰时，护理人员向受检者静脉注射显像剂元素^{99m}Tc-MIBI，再持续运动 1~2 分钟。所谓运动高峰，也就是说达到了终止运动的指标，具体包括如下项目。

（1）出现进行性的心绞痛。

（2）心电监护仪显示出 ST 段极度降低，血压下降或出现房扑、房颤、房室传导阻滞等。

（3）疲乏式肌肉骨骼疼痛等不能继续试验。

（4）达到最大预定心率（心率 = 190 - 年龄）。

（三）药物负荷试验

用于心脏负荷试验的药物有三磷腺苷（ATP）、腺苷、双嘧达莫（潘生丁）、多巴酚丁胺等。

1. 三磷腺苷（ATP）负荷试验方法及护理配合

（1）再次询问受检查有无支气管哮喘近期发作、COPD 急性发作、严重房室传导阻滞、病态窦房结综合征。

（2）测定受检者基础血压、心率（是否大于 60 岁），观察心电图 ST-T 变化。

（3）建立静脉通道，以 0.14 mg/（kg·min）的速度微泵缓慢均匀注射 ATP，共持续 5 分钟。

（4）于第 3 分钟时静脉注射心肌显像剂^{99m}Tc-MIBI。

（5）继续微泵注射 ATP 2 分钟。

2. 注意事项

（1）注射^{99m}Tc-MIBI 前 2 小时空腹（含糖尿病受检者及老年受检者），可自备油煎鸡蛋 2 枚、盒装牛奶 1 盒。

（2）药物负荷试验应由心内科专科医师或有心脏专业知识的核医学医师负责。

（3）注意观察心率、血压，如果心率 <60/min，血压 >220/120 mmHg，应当提醒医师。

（4）急救车必备氨茶碱、地塞米松、氧气瓶、其他急救药品及设备。

（5）注射^{99m}Tc-MIBI 后 15 分钟吃油煎蛋（以促进肝胆排泄，提高图像质量），60~120 分钟后采集（每个医院固定时间不同，据医院规定时间实行采集）。

3. ATP 不良反应的处理

（1）一过性窦房结阻滞：使用 ATP 过程中，当心率减慢时首先停用 ATP，然后依据情况考虑是否使用氨茶碱。氨茶碱用法：氨茶碱 0.125 mg + 5% 葡萄糖注射液 25 mL，必要时静脉缓推。ATP 使用前氨茶碱必须准备到位，以便随时可以即刻使用（心率 < 50 次/分）。

（2）使用 ATP 过程中，检查者出现鼻痒、喷嚏、哮喘或气紧、皮肤发痒等表现时，提示 ATP 过敏。处理办法：立即停用 ATP，地塞米松 10 mg 静脉缓慢注射，观察。

（四）检查后护理

同 SPECT、PET 护理常规。

（刘俊梅）

参考文献

［1］刁永书，文艳秋，陈林，等.肾脏内科护理手册［M］.2 版．北京：科学出版社，2016.
［2］张铭光，杨小莉，唐承薇，等.消化内科护理手册［M］.2 版．北京：科学出版社，2015.
［3］郎红娟，侯芳.神经外科专科护士实用手册［M］.北京：化学工业出版社，2016.
［4］陈茂君，蒋艳，游潮.神经外科护理手册［M］.北京：科学出版社，2015.
［5］陈金宝，刘强，姜桂春.肿瘤护理学［M］.上海：上海科学技术出版社，2016.
［6］刘梦清，余尚昆.外科护理学［M］.北京：科学出版社，2016.
［7］潘瑞红.专科护理技术操作规范［M］.武汉：华中科技大学出版社，2016.
［8］孟共林，李兵，金立军.内科护理学［M］.北京：北京大学医学出版社，2016.
［9］赵艳伟.呼吸内科护理工作指南［M］.北京：人民卫生出版社，2016.
［10］丁淑贞.心内科护理学［M］.北京：中国协和医科大学出版社，2015.
［11］游桂英，方进博.心血管内科护理手册［M］.北京：科学出版社，2015.
［12］刘玲，何其英，马莉.泌尿外科护理手册［M］.北京：科学出版社，2015.
［13］张欣.妇产科护理［M］.北京：中国中医药出版社，2015.
［14］张静芬，周琦.儿科护理学［M］.北京：科学出版社，2016.
［15］陆一春，刘海燕.内科护理学［M］.北京：科学出版社，2016.
［16］王兰.肾脏内科护理工作指南［M］.北京：人民卫生出版社，2015.
［17］杨海新，郝伟伟，赵素婷.神经内科实用护理［M］.北京：军事医学科学出版社，2015.
［18］翁素贞，叶志霞，皮红英.外科护理［M］.上海：复旦大学出版社，2016.
［19］池晓玲.手术室护理实践指南［M］.北京：人民卫生出版社，2015.
［20］李艳梅.神经内科护理工作指南［M］.北京：人民卫生出版社，2016.